JN218484

看護学生のための薬単

くすりの事典

早引き

ナース・ライセンススクール
WAGON 講師
木元貴祥
著

秀和システム

◦注　意

(1)本書は著者が独自に調査した結果を出版したものです。

(2)本書は内容について万全を期して作成いたしましたが、万一、ご不審な点や誤り、記載漏れなどお気付きの点がありましたら、出版元まで書面にてご連絡ください。

(3)本書の内容に関して運用した結果の影響については、上記(2)項にかかわらず責任を負いかねます。あらかじめご了承ください。

(4)本書の全部または一部について、出版元から文書による承諾を得ずに複製することは禁じられています。

(5)商標

本書に記載されている会社名、商品名などは一般に各社の商標または登録商標です。

本書では®の表示を省略していますが、ご了承ください。

(6)本書の内容は、最新の情報を基に正確を期して作成いたしましたが、薬剤情報すべてを網羅するものではありません。また、薬剤の情報は常に変化しています。薬剤の実際の使用に際しては、添付文書などを十分ご確認のうえお取り扱いください。

(7)商品名については基本的に剤形・規格を省いた形で記載しています。

はじめに

本書を手に取っていただき、誠にありがとうございます。ナース・ライセンススクール WAGON 講師の木元と申します。

日頃、様々な看護学校・大学での講義の中で「薬のことがわからない」「どの副作用が大切なのかわからない」など、薬のことに関する質問は非常に多いように感じています。特に実習の際には苦労をしている印象です。

一方、薬の調べものを行う上での辞書・事典は、

- 医師や薬剤師用も兼ねる、看護学生にとっては難解なもの
- 現場看護師がすぐの確認に使用できる、非常に簡潔なもの

このようなものが多く、看護学生の「薬の理解・アセスメント」への活用はやや厳しいのでは？　という印象を持っていました。そんな中、受講生から「実習に使える医薬品集を作ってほしい」というリクエストを多々いただき、本書の執筆に至りました。

なるべく簡潔に薬のことをまとめ、かつ国家試験への繋がりも記載しています。これまでの執筆経験や日々の講義の経験をこの 1 冊に詰め込みました。本書が試験や実習において、皆さまの学習の一助となりましたら幸いです。

2025 年 2 月　木元貴祥

本書の特長と使い方

医薬品集

次の観点から医薬品をセレクトし、看護学生向けに解説しています。

- 医療現場でよく使われ、よく見かける医薬品
- 看護学生用のテキストでよく取り上げられる医薬品
- 取り扱いに注意が必要な医薬品
- 看護師国家試験で問われることが多い医薬品

※調べたい薬の名前が一般名なのか、商品名なのか、どちらかわからない場合には、P.395 ～の「医薬品一般名·商品名索引」を利用して探してください。

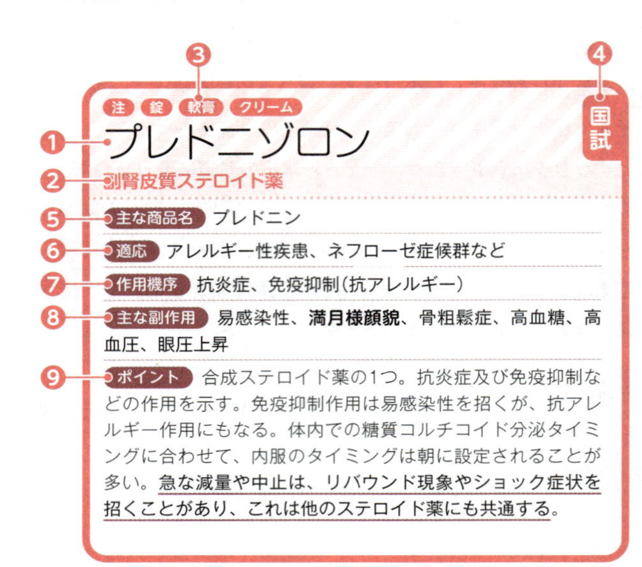

③
④
注
錠
軟膏
クリーム
国試
①
プレドニゾロン
②
副腎皮質ステロイド薬
⑤
主な商品名 プレドニン
⑥
適応 アレルギー性疾患、ネフローゼ症候群など
⑦
作用機序 抗炎症、免疫抑制(抗アレルギー)
⑧
主な副作用 易感染性、満月様顔貌、骨粗鬆症、高血糖、高血圧、眼圧上昇
⑨
ポイント 合成ステロイド薬の1つ。抗炎症及び免疫抑制などの作用を示す。免疫抑制作用は易感染性を招くが、抗アレルギー作用にもなる。体内での糖質コルチコイド分泌タイミングに合わせて、内服のタイミングは朝に設定されることが多い。急な減量や中止は、リバウンド現象やショック症状を招くことがあり、これは他のステロイド薬にも共通する。

❶**見出し語：**○○塩も含めた一般名（塩が複数存在する場合、名称が長くスペースが確保できない場合は含めていない）。
❷**分類：**薬効や作用機序を基にした分類。
❸**剤形：**その成分が使用されている製品（先発品＆後発品）の剤形を掲載。アイコンの意味や主な剤形についての解説は後述。
❹**国試マーク：**看護師国家試験において過去に出題されたもの、今後出題の可能性があるものを示す。
❺**主な商品名：**規格、剤形は省略。
❻**適応：**主な適応症。
❼**作用機序：**看護師国家試験の内容を基とした作用機序。
❽**主な副作用：**重大な副作用や頻度の多いものを抜粋。太字は巻末の資料6「知っておきたい主な副作用」に解説のあるもの。
❾**ポイント：**各薬剤の特徴や主な禁忌など。下線は同効薬との違いや、重要事項を表す。太字は商品名。なお、解説文中の薬剤名は塩を省略している。

主な剤形の解説

主なもの、看護師国家試験で理解が求められるものを解説します。

錠 通常の錠剤に加え、徐放錠やOD錠(口腔内崩壊錠)、腸溶錠も本アイコンに含む。徐放錠は少しずつ吸収され長時間作用が持続するもの、OD錠は水なしで服用が可能なもの、腸溶錠は胃で溶けずに腸で溶けるものである。徐放錠や腸溶錠は、半割や粉砕しての服用ができない(OD錠は半割・粉砕できるものが多い)。また、チュアブル錠は噛み砕いて服用する錠剤である。
カプセル 通常のカプセルに加え、徐放カプセルや腸溶カプセルも本アイコンに含む。徐放カプセルは少しずつ吸収され長時間作用が持続するカプセル、腸溶カプセルは胃で溶けずに腸で溶けるカプセルである。

散 **細粒** **顆粒** 粉末状または粒状の製剤で、一般に粉薬と呼ばれる。粒子の直径によって名称が異なり、**(小)散＜細粒＜顆粒(大)**の関係性である。

原末 医薬品有効成分そのものであり、粉末状で加工が施されていない状態のものを指す。

DS ドライシロップの略。粉末状または粒状の製剤で、水を加えることでシロップ剤となるものを指す。

内用液 液体の飲み薬を指す。「内用」とは、内服する(口から飲む)の意味と理解しておくとよい。

舌下錠 舌下粘膜から吸収させる錠剤。一般に作用発現が速い。

バッカル錠 歯茎と頬の間に挟み、頬の内側の口腔粘膜から吸収させる錠剤。一般に作用発現が速い。

テープ ほぼ水分を含まない貼付剤をテープという。ケトプロフェンテープのような消炎・鎮痛のためのテープは局所的な作用を示す。一方、ニトログリセリンやフェンタニル、ツロブテロールなどのテープは、まるで「内服薬」のように全身の血液を巡り、標的部位へ移った後に作用する。血液を巡った上で薬効を発現する貼付剤は、作用を長時間持続させたい場合に有効である。

パップ 水分を含む貼付剤をパップという。

軟膏 **クリーム** **ローション** 皮膚に塗布する、医薬品有効成分を液体に溶解(もしくは乳化、分散)させた外用剤。**(局所に留まる)軟膏⇄クリーム⇄ローション(広がりやすい)**の関係性である。

吸入 薬を霧状または粉末状で噴出させ、口から吸い込み気管支や肺に作用させるもの。気管支や肺において、内服するよりも少量で薬効を発現でき、副作用が少ない。たとえば、副腎皮質ステロイド薬の吸入では、咽頭部での易感染性といった局所的な副作用はあるものの、血糖上昇・血圧上昇・満月様顔貌・骨粗鬆症などの全身規模の副作用はほとんど現れない。吸入用の器具には「インヘラー」「エリプタ」「タービュヘイラー」「ディスカス」「レスピマット」など、様々なものがある。

注 **静注** **筋注** 注射製剤。注射製剤における吸収速度は、**(速)静脈注射＞筋肉注射＞皮下注射(遅)**の順である。

巻末資料

次の 7 つの資料が付いています。

- 看護師国家試験で押さえておきたいポイント
- 基礎的な薬学用語
- イオンチャネル・酵素・抗体の知識
- 受容体の知識
- 抗癌剤に関する用語
- 知っておきたい主な副作用
- 飲食物・嗜好品と医薬品の主な相互作用

索引

次の 3 種類の索引が付いています。

- 医薬品一般名・商品名索引：医薬品集に掲載している医薬品の一般名(見出し語)と商品名の総合索引です。
- 薬効分類索引：医薬品集に掲載している医薬品を、添付文書に記載されている薬効分類(3桁)で分類した索引です。
- 用語索引：巻末資料1 ～ 6の見出し語索引です。

目次

医薬品集

注

A型ボツリヌス毒素

アセチルコリン放出抑制薬

主な商品名 ボトックス、ボトックスビスタ

適応 眼瞼痙攣、顔面痙攣、痙攣性発声障害、過活動膀胱、表情皺

作用機序 運動神経終末からのアセチルコリン放出抑制

主な副作用 眼瞼下垂、頭痛、嚥下障害、呼吸障害

ポイント 運動神経終末に作用し、アセチルコリンの放出を抑制することで筋弛緩作用を示す。眼瞼痙攣や顔面痙攣の治療薬として使用される一方、近年では筋弛緩作用で「皺(しわ)」が取れることから、美容目的で使用される機会が増加してきている。

注

D-マンニトール

国試

浸透圧性利尿薬

主な商品名 マンニットT、マンニットール

適応 頭蓋内圧亢進、緑内障、急性腎不全

作用機序 浸透圧性利尿

主な副作用 急性腎障害、**高カリウム血症、低ナトリウム血症**

ポイント 血漿浸透圧を増大させ、脳や眼の組織から水分を血中へ移行させることで、脳圧や眼圧を降下させる。また、本薬剤は糸球体で濾過された後、尿細管管腔内の浸透圧も上昇させ、Na^+及び水の再吸収を抑制する。循環血液量や腎血流量の増加、尿細管におけるNa^+及び水の再吸収抑制による利尿作用を示す。

錠

アクタリット

疾患修飾性抗リウマチ薬(DMARD)

主な商品名 オークル、モーバー

適応 関節リウマチ

作用機序 サイトカイン産生抑制

主な副作用 ネフローゼ症候群、**間質性肺炎**

ポイント サイトカインや細胞破壊を招くタンパク分解酵素の産生を抑制できる。その他、血管新生の抑制や、T細胞の滑膜細胞との接着抑制などの作用を示す。疾患修飾性抗リウマチ薬(DMARD)の1つで、効果が発現するまでに半年ほどかかることがある。

錠

アコチアミド塩酸塩

コリンエステラーゼ阻害薬

主な商品名 アコファイド

適応 機能性ディスペプシア

作用機序 コリンエステラーゼ阻害

主な副作用 **下痢**、**便秘**、肝障害

ポイント 胃潰瘍や胃癌ではないにもかかわらず、胃部の不快感が続くものを機能性ディスペプシアという。アコチアミドは消化管においてコリンエステラーゼを阻害し、アセチルコリンの分解を阻害することで副交感神経興奮様の作用を示し、消化管運動を促進させる。**食後投与では最高血中濃度の顕著な低下がみられるため、食前に服用する**。

錠

アザチオプリン

プリン塩基合成阻害薬

主な商品名 アザニン、イムラン

適応 臓器移植での拒絶反応の抑制、アレルギー性疾患

作用機序 プリン塩基合成阻害

主な副作用 **骨髄抑制**、易感染、悪心・嘔吐

ポイント 本薬剤はアデニル酸・グアニル酸の合成を阻害する。それにより、アデニンやグアニンといったプリン塩基の合成系が抑制され、DNAの合成が阻害される。本薬剤はキサンチンオキシダーゼにより代謝されており、キサンチンオキシダーゼを阻害するアロプリノールなどと併用すると血中濃度の上昇がみられる。造血幹細胞の増殖抑制により、白血球は減少し、免疫機能は抑制される。

吸入

亜酸化窒素

吸入麻酔薬

主な商品名 アネスタ、小池笑気

適応 全身麻酔

作用機序 不規則的下行性麻痺

主な副作用 酸素欠乏症、造血機能障害

ポイント 手術時の全身麻酔薬として、吸入にて用いられる。強力な鎮痛作用を示す。酸素欠乏に陥りやすいため、吸気中酸素濃度を20%以上に保たないといけない。

顆粒 錠 内服ゼリー 静注 軟膏 クリーム 眼軟膏

国試

アシクロビル

DNAポリメラーゼ阻害薬

主な商品名 ゾビラックス

適応 単純疱疹、帯状疱疹

作用機序 DNAポリメラーゼ阻害

主な副作用 血液障害、急性腎不全、**間質性肺炎**

ポイント DNAポリメラーゼを阻害し、ウイルスDNA鎖の伸長を停止させる。本薬剤は腎排泄により薬効が消失するため、腎機能障害がある場合では、腎機能の低下に応じて投与量や投与間隔の調節を行う必要がある(外用薬を除く)。

細粒 錠 カプセル DS 点眼 静注

アジスロマイシン

マクロライド系抗生物質

主な商品名 ジスロマック

適応 細菌感染症

作用機序 タンパク質合成阻害

主な副作用 **QT延長**、肝障害、腎不全

ポイント 細菌リボソームに結合して、細菌の生存や増殖に必要なタンパク質の合成を阻害する。他のマクロライド系薬(クラリスロマイシンなど)のような薬物代謝酵素の阻害作用は本薬剤にはなく、副作用の発現頻度も低い。500mg(250mg錠×2錠)を3日間内服することで抗菌作用が1週間持続する。また、クラミジアによる性感染症に用いる場合は、1000mg(250mg錠×4錠)を1回のみ投与する。

ア

錠 顆粒

アジルサルタン

AT_1受容体遮断薬

主な商品名 アジルバ

適応 高血圧症

作用機序 AT_1受容体遮断（ARB）

主な副作用 **ふらつき**、**血管浮腫**、肝障害、腎障害、**高カリウム血症**

ポイント アンジオテンシンⅡ受容体のうち、AT_1受容体を遮断することで、血管収縮及びアルドステロン分泌を抑制する。

錠

アスピリン

国試

COX阻害薬

主な商品名 バイアスピリン、コンプラビン（配合剤）

適応 血栓形成の抑制、解熱・鎮痛・抗炎症など

作用機序 COX阻害

主な副作用 腎障害、**アスピリン喘息**、消化性潰瘍

ポイント シクロオキシゲナーゼ（COX）を阻害することで、トロンボキサンやプロスタグランジン（PG）の産生量を減少させる。これにより血小板凝集や炎症反応を抑制する。抗血小板薬は主に動脈硬化に伴う血栓形成を予防する。手術による大量出血を避けるために休薬する場合は、手術の約7～10日前に投与を中止する。インフルエンザや水痘に罹患中の小児に投与した場合、**ライ症候群**（脳症）を起こすことがある（これらに罹患中の解熱にはアセトアミノフェンを使うとよい）。

錠 末 注

アセタゾラミド

炭酸脱水酵素阻害薬

主な商品名 ダイアモックス

適応 心性浮腫、肝性浮腫、緑内障、てんかん

作用機序 炭酸脱水酵素阻害

主な副作用 代謝性アシドーシス、知覚異常、多尿、電解質異常

ポイント Na^{+}の尿中排泄量の増加は、尿量の増加も引き起こす。本薬剤は、近位尿細管の炭酸脱水酵素(CA)を阻害することでNa^{+}の尿中排泄量を増加させ、それに伴い尿量も増加させる。また、眼組織での炭酸脱水酵素の阻害は、眼房水の減少を起こし、緑内障を改善させる。その他、CA阻害作用は、間接的に呼吸中枢を興奮させるため、呼吸興奮薬として用いられることもある。

内用液 吸入 ゲル

アセチルシステイン

化学結合開裂薬

主な商品名 ムコフィリン、リネイル

適応 去痰、アセトアミノフェンの解毒、巻き爪矯正の補助

作用機序 化学結合の開裂

主な副作用 発疹、気管支閉塞(吸入液)

ポイント 粘液中化学結合の開裂作用を示し、痰の粘性を低下させ、去痰を促す。また、アセチルシステインは、アセトアミノフェンの代謝・排泄を促すため、アセトアミノフェンの解毒薬としても使用される。**リネイル**ゲルは、爪の軟化作用を示し、外用で巻き爪矯正の補助に用いられる。

錠 細粒 散 シロップ DS 末 坐 静注

アセトアミノフェン

解熱鎮痛薬

主な商品名 カロナール、アンヒバ、アルピニー、アセリオ、ピレチノール

適応 解熱・鎮痛

作用機序 中枢性機序

主な副作用 肝障害、**スティーブンス・ジョンソン症候群**

ポイント シクロオキシゲナーゼ(COX)の阻害作用はほとんどなく、視床下部の体温調節中枢に作用し、皮膚血管の拡張による熱の放散などを介して発熱時の体温を降下させる。鎮痛作用は大脳皮質と視床に作用して痛覚を抑制していると推定されている。**アスピリン喘息**のリスクが低く、また、インフルエンザや水痘の際の解熱にも安全に使用できる解熱鎮痛薬である。

錠

アセメタシン

インドメタシンプロドラッグ

主な商品名 ランツジールコーワ

適応 解熱・鎮痛・抗炎症　作用機序 COX阻害

主な副作用 消化性潰瘍、腎障害、**アスピリン喘息**、**スティーブンス・ジョンソン症候群**

ポイント 消化性潰瘍などの副作用が軽減されるように設計されたインドメタシンのプロドラッグ。シクロオキシゲナーゼ(COX)を阻害し、プロスタグランジン(PG)の産生を抑制することで解熱・鎮痛・抗炎症などの作用を示す。PGは胃粘膜保護や腎血流量増加などの身体にとってプラスとなる作用も示すため、PG産生抑制は、消化性潰瘍や腎障害の原因になる。胎児循環への異常や、子宮収縮力の減弱を招くことがあり、妊婦への投与は禁忌である。

錠

アゼラスチン塩酸塩

抗ヒスタミン薬

主な商品名 アゼプチン

適応 アレルギー性疾患・症状

作用機序 H_1受容体遮断

主な副作用 眠気、口渇、悪心・嘔吐、味覚障害

ポイント ヒスタミンH_1受容体遮断及び肥満細胞からの化学伝達物質(ヒスタミン、ロイコトリエンなど)放出抑制作用を示し、アレルギー反応を抑制する。また、リポキシゲナーゼ阻害により、ロイコトリエン合成を阻害する。副作用で眠気が現れる。

錠

アゼルニジピン

Ca拮抗薬

主な商品名 カルブロック、レザルタス(配合剤)

適応 高血圧症

作用機序 Ca^{2+}チャネル遮断

主な副作用 **ふらつき**、頻脈、徐脈、頭痛、**歯肉肥厚**、**便秘**、肝障害、尿酸値上昇

ポイント 血管選択的にCa^{2+}チャネルを遮断し、血管拡張作用を示す。急な血管拡張により、反射性の頻脈を起こすことがある。本薬剤は、薬物代謝酵素CYP3A4にて分解される。CYP3A4を阻害するグレープフルーツジュースは、内服薬の薬効を増強させてしまう。**レザルタス**は、アンジオテンシンII受容体遮断薬のオルメサルタンとの配合剤である。

ゲル　クリーム

アダパレン

尋常性ざ瘡治療薬

主な商品名 ディフェリン、エピデュオ（配合剤）

適応 尋常性ざ瘡

作用機序 レチノイン酸受容体刺激

主な副作用 皮膚乾燥、皮膚不快感、紅斑、そう痒

ポイント レチノイン酸受容体刺激作用により表皮角化細胞分化を阻害し、アクネ菌などによるざ瘡の拡大を抑制する。1日1回、洗顔後に塗布する。副作用の皮膚刺激症状は多くの場合は継続に伴い徐々に軽くなる。**エピデュオ**ゲルは過酸化ベンゾイルと本薬剤との配合剤である。

皮下注

アダリムマブ

モノクローナル抗体製剤

主な商品名 ヒュミラ

適応 関節リウマチ、クローン病、潰瘍性大腸炎

作用機序 抗ヒトTNFαモノクローナル抗体

主な副作用 感染症、発熱、頭痛、脱髄疾患

ポイント 炎症や関節破壊の原因となるTNFαに対するモノクローナル抗体製剤である。TNFαの作用を抑制する。結核やB型肝炎ウイルスの既感染者に本薬剤を投与すると、これらの菌・ウイルスの活発化を招くことがある。既存治療で効果不十分な場合に用いられる。

静注

アテゾリズマブ

免疫チェックポイント阻害薬

主な商品名 テセントリク

適応 乳癌、小細胞肺癌、非小細胞肺癌

作用機序 抗PD-L1モノクローナル抗体

主な副作用 **間質性肺炎**、悪心・嘔吐、肝障害、甲状腺機能低下症、甲状腺機能亢進症、好中球減少、大腸炎、**下痢**

ポイント 癌細胞のPD-L1とT細胞(免疫担当細胞)のPD-1が結合すると、癌細胞は免疫の攻撃対象から除外される。この仕組みを「免疫チェックポイント」といい、本薬剤は抗PD-L1モノクローナル抗体製剤であるため、PD-L1とPD-1の結合を阻害し、癌細胞を免疫の攻撃対象にすることができる。小細胞肺癌や乳癌では、他の抗癌剤と併用して使用される。

錠

アテノロール

交感神経抑制様薬

主な商品名 テノーミン

適応 高血圧症、労作性狭心症、頻脈

作用機序 β_1受容体遮断

主な副作用 徐脈、めまい、低血圧、気管支痙攣

ポイント 選択的にβ_1受容体を遮断し、心機能抑制やレニン分泌抑制などの作用を示す。また、β_2受容体の遮断作用はわずかであるため、気管支収縮作用は弱く、気管支喘息患者へは慎重投与ではあるものの使用することができる。

ア

錠 カプセル 内用液

アトモキセチン

選択的ノルアドレナリン再取り込み阻害薬

主な商品名 ストラテラ

適応 注意欠陥多動性障害（AD/HD）

作用機序 ノルアドレナリン再取り込み阻害

主な副作用 食欲減退、悪心・嘔吐、動悸、頭痛、眠気、不眠、体重減少

ポイント ノルアドレナリンの再取り込みを阻害し、放出状態のノルアドレナリン量を増加させ、神経系の機能を亢進する。

錠

アトルバスタチンカルシウム

国試

HMG-CoA還元酵素阻害薬

主な商品名 リピトール、カデュエット（配合剤）

適応 高コレステロール血症（家族性含む）

作用機序 HMG-CoA還元酵素阻害

主な副作用 **横紋筋融解症**、重症筋無力症、肝障害

ポイント 作用の強いスタチン薬の1つ。HMG-CoA還元酵素を阻害することで、肝臓内のコレステロール合成を抑制する。本薬剤服用中の患者が、筋肉の痛みや褐色尿を訴えた場合、重大な副作用である**横紋筋融解症**の可能性がある。**カデュエット**は、Ca拮抗薬のアムロジピンとの配合剤である。

注 外用液

国試

アドレナリン

交感神経興奮様薬

主な商品名 エピペン、ボスミン

適応 アナフィラキシーショック、気管支喘息、心停止時の補助治療

作用機序 α,β受容体刺激

主な副作用 心悸亢進、高血糖、高血圧症、肺水腫など

ポイント α_1受容体刺激による血管収縮作用により血圧を上昇させ、β_2受容体刺激による気管支拡張作用にて呼吸を回復させる。アナフィラキシーショックに対しては筋注にて使用される。ヒトの体内では、ストレスホルモンとして副腎髄質より分泌されている。

注 末 点眼 眼軟膏

国試

アトロピン硫酸塩

副交感神経抑制様薬

主な商品名 アトロピン、硫酸アトロピン、リュウアト

適応 徐脈、消化管痙攣、診断(眼科領域)

作用機序 ムスカリン受容体遮断(抗コリン作用)

主な副作用 眼圧上昇、排尿困難、口渇、心悸亢進

ポイント ムスカリン受容体を遮断する抗コリン薬である。心拍数増加、平滑筋弛緩、腺分泌抑制、散瞳、遠視性調節麻痺、眼圧上昇など、副交感神経抑制様の反応を起こす。緑内障や前立腺肥大症患者への投与は禁忌である。眼科領域にて診断目的で使用した場合、散瞳による羞明(眩しさに過敏になる)が数日にわたって現れるため注意を要する。

錠

アナストロゾール

アロマターゼ阻害薬

主な商品名 アリミデックス

適応 閉経後乳癌

作用機序 アロマターゼ阻害

主な副作用 肝障害、高血圧、多汗、めまい

ポイント アロマターゼ阻害作用により、脂肪組織におけるアンドロゲンからエストロゲンへの変換を抑制し、エストロゲンを減少させることができる。閉経後乳癌の治療に用いる。閉経前は、卵胞由来のエストロゲンが豊富に存在するため、アンドロゲン由来のエストロゲン合成のみを阻害するアロマターゼ阻害薬は用いられない。

錠

アバカビル硫酸塩

HIV逆転写酵素阻害薬

主な商品名 ザイアジェン

適応 HIV感染症

作用機序 逆転写酵素阻害

主な副作用 致死的な過敏症

ポイント 逆転写酵素を持つRNAウイルスは、ヒトの細胞内へ侵入後、ウイルスRNAからDNAを合成する（逆転写）。このDNAは、インテグラーゼによってヒトDNAに組み込まれ、ヒトの転写翻訳機構を利用して、元のウイルスRNAを増殖させる。本薬剤は、HIVの逆転写酵素を阻害することで、ウイルスの増殖を抑制する。**本薬剤による過敏症、もしくは過敏症が疑われる症状が出現した場合には直ちに投与を中止し、決して再投与しないこととされている。**

皮下注 静注

アバタセプト

T細胞選択的共刺激調節薬

主な商品名 オレンシア

適応 関節リウマチ

作用機序 CD80/86への結合

主な副作用 感染症、過敏症、**間質性肺炎**

ポイント 抗原提示細胞のB7（CD80/86）とT細胞（免疫担当細胞）のCD28が結合すると、免疫や炎症反応が亢進する。本薬剤はCTLA-4部を持つモノクローナル抗体製剤で、CD28よりも強いB7への結合性を示すため、CD28を介した免疫反応や炎症の惹起を抑制することができる。生物学的製剤に分類され、既存治療で効果不十分な場合に用いられる。

皮下注

アバロパラチド酢酸塩

副甲状腺ホルモン（パラソルモン・PTH）関連薬

主な商品名 オスタバロ

適応 骨折の危険性の高い骨粗鬆症

作用機序 PTH受容体刺激

主な副作用 悪心・嘔吐、めまい、高カルシウム血症

ポイント 副甲状腺ホルモン（PTH）受容体刺激薬である。間欠投与（投与と休薬の繰り返し）により、骨芽細胞を活性化させ、骨形成を促進する。PTH受容体の単回刺激では骨吸収が促進されるため、骨粗鬆症治療のためには継続的に投与する必要がある。なお、本薬剤の投与は18ヶ月間以内にとどめなければならない（投与期間のトータルが18ヶ月を超えない）。骨折の抑制効果はテリパラチドよりも高いことが示唆されている。

錠

アピキサバン

抗Xa因子薬

主な商品名 エリキュース

適応 血栓塞栓症の発症抑制

作用機序 抗Xa因子

主な副作用 出血、肝障害、**間質性肺炎**

ポイント 血液凝固第Xa因子に対し直接的に結合し、トロンビンの産生を抑制し、フィブリン形成を阻害する。本薬剤は薬物代謝酵素CYP3Aによる代謝及びP糖タンパク質を通して排泄されるため、これらを阻害する薬剤(エリスロマイシン、イトラコナゾールなど)との併用には注意を要する。手術による大量出血を避けるために休薬する場合は、手術の約24時間前(高リスクの場合には48時間)には投与を中止する。

錠

アビラテロン酢酸エステル

アンドロゲン合成阻害薬

主な商品名 ザイティガ

適応 前立腺癌

作用機序 アンドロゲン合成阻害

主な副作用 **低カリウム血症**(アルドステロン分泌による)、高血圧、肝障害、**便秘**、**下痢**

ポイント 本薬剤は、アンドロゲン合成を阻害することで前立腺癌の増殖を抑制する。しかし、同時にコルチゾールの合成も抑制してしまうため、フィードバック機構による調節で副腎皮質刺激ホルモン(ACTH)の分泌が促進され、その影響で、血中アルドステロンの増加が起きてしまう。ACTH分泌促進を起こさないよう、アビラテロン投与時は、プレドニゾロンなどの糖質コルチコイド製剤と併用する。

点眼

アプラクロニジン塩酸塩

α_2受容体刺激薬

主な商品名 アイオピジン

適応 レーザー術後の眼圧上昇

作用機序 α_2受容体刺激

主な副作用 過敏症

ポイント α_2受容体の刺激により、ぶどう膜強膜流出路からの眼房水排出促進作用と、眼房水産生抑制作用を示す。

硝子体内注

アフリベルセプト

モノクローナル抗体製剤

主な商品名 アイリーア

適応 加齢黄斑変性症、脈絡膜新生血管など

作用機序 抗VEGFおとりレセプター

主な副作用 眼障害、脳卒中

ポイント 網膜に老廃物が増加すると、それらを除去・回収するために新生血管が形成される。しかし、この新生血管は非常に脆く、血液成分が漏出することで周囲を圧迫し、視細胞が集まっている黄斑に異常を来す。本薬剤は、新生血管の形成に関与する血管内皮増殖因子(VEGF)や胎盤増殖因子(PIGF)へのおとりレセプターとして作用(VEGFやPIGFが、それぞれの受容体に結合する前に結合)し、新生血管の形成を阻害することで、加齢黄斑変性症の進行を防止する。

カプセル

アプレピタント

NK_1受容体遮断薬

主な商品名 イメンド

適応 抗癌剤投与に伴う消化器症状(遅発期含む)

作用機序 NK_1受容体遮断

主な副作用 **便秘**、食欲不振、しゃっくり、穿孔性十二指腸潰瘍、**スティーブンス・ジョンソン症候群**

ポイント 延髄にある、ニューロキニンNK_1受容体を遮断することにより、抗癌剤投与による嘔吐を抑制する。原則として副腎皮質ステロイド薬(デキサメタゾンなど)、セロトニン5-HT_3受容体遮断薬との併用で用いられる。抗癌剤投与直後に現れる嘔吐(急性嘔吐)、抗癌剤投与後から数日続く嘔吐(遅発性嘔吐)のどちらにも使用できる。

錠 細粒

アマンタジン塩酸塩

ドパミン放出促進薬

主な商品名 シンメトレル

適応 パーキンソン病、A型インフルエンザ、脳梗塞

作用機序 ドパミン放出促進、ウイルス脱殻阻害

主な副作用 **悪性症候群、スティーブンス・ジョンソン症候群、**痙攣

ポイント 線条体のドパミン作動性神経からのドパミン放出を促進し、抗パーキンソン作用を示す。また、A型インフルエンザウイルスの脱殻の段階を阻害し、抗インフルエンザ作用を示す。さらに、精神活動を亢進させ、脳梗塞の後遺症に伴う意欲の低下に用いることもできる。副作用で痙攣を起こすことがあるため、てんかん患者や痙攣の既往のある者への投与は特別な注意を要する。

錠 注 静注

国試

アミオダロン塩酸塩

ボーン・ウィリアムズ分類Ⅲ群

主な商品名 アンカロン

適応 他剤が使用できない場合の頻脈性不整脈、心室頻拍、心室細動

作用機序 K^+チャネル遮断

主な副作用 **QT延長**、トルサード・ド・ポアント、**間質性肺炎**、肺線維症、肝障害、甲状腺機能異常

ポイント ボーン・ウィリアムズ分類におけるⅢ群。K^+チャネル遮断作用により、抗不整脈作用を示す。心電図上のQT間隔を延長させ、心室性の頻脈を起こすことがある。**間質性肺炎**、肺線維症、劇症肝炎などの重篤な副作用を起こすことがある。構造中に甲状腺ホルモンの材料となるヨウ素を含み、甲状腺機能の異常を招くこともある。内服薬は毒薬である。

液 注

アミカシン硫酸塩

アミノグリコシド系抗生物質

主な商品名 アリケイス、アミカシン

適応 細菌感染症

作用機序 タンパク質合成阻害

主な副作用 聴覚障害、腎障害

ポイント 細菌リボソームに結合して、細菌の生存や増殖に必要なタンパク質の合成を阻害する。特徴的な副作用として、聴覚障害（第8脳神経障害）、腎障害がある。薬効は濃度依存的であるため、複数回に分割するよりも、1回の投与量を多くしたほうが抗菌作用は強く現れる。

錠

アミトリプチリン塩酸塩

三環系抗うつ薬

主な商品名 トリプタノール

適応 うつ病、夜尿症、末梢性神経障害性疼痛

作用機序 モノアミン再取り込み阻害

主な副作用 口渇、**便秘**、眠気、**ふらつき**、排尿困難、**セロトニン症候群**、**悪性症候群**

ポイント 化学構造上の特徴から、三環系抗うつ薬という。脳内において、神経から放出されたモノアミン（セロトニン及びノルアドレナリン）が再び神経に取り込まれるのを阻害し、放出状態のモノアミン量を増加させることで抗うつ作用を示す。また、三環系抗うつ薬は抗コリン作用が強く、本薬剤は夜尿症への適応を持つ。薬効の発現には、数週間を要する。

注 錠 末 静注

アミノフィリン

キサンチン系薬

主な商品名 ネオフィリン、アプニション、キョーフィリン

適応 うっ血性心不全、気管支喘息、慢性気管支炎

作用機序 ホスホジエステラーゼ阻害

主な副作用 痙攣、頻脈、意識障害、肝障害、**横紋筋融解症**

ポイント ホスホジエステラーゼ（PDE）が阻害されると、cAMPの分解が抑制される。このcAMPは、β受容体の刺激と同様の反応を現す。心機能促進及び気管支拡張作用を示す。

静注 シロップ 注

アムホテリシンB

ポリエンマクロライド系真菌薬

主な商品名 アムビゾーム、ファンギゾン

適応 真菌感染症

作用機序 膜機能障害

主な副作用 心停止、重篤な腎障害、重篤な肝障害、**横紋筋融解症**

ポイント 真菌細胞膜成分のエルゴステロールと結合し、膜機能を障害する。細胞膜の透過性を高め、細胞質成分を細胞外へ漏出させることで抗真菌作用を示す。経口薬であるシロップ剤は、消化管からはほとんど吸収されないため、消化管管腔内の殺菌に用いられる。

錠

アムロジピンベシル酸塩

Ca拮抗薬

主な商品名 アムロジン、ノルバスク、カデュエット(配合剤)

適応 高血圧症、狭心症 **作用機序** Ca^{2+}チャネル遮断

主な副作用 **ふらつき**、頻脈、徐脈、頭痛、**便秘**、**歯肉肥厚**、肝障害、白血球減少、血小板減少

ポイント 血管選択的にCa^{2+}チャネルを遮断し、血管拡張作用を示す。作用持続時間が長く、効果の現れ方も緩徐なため、反射性の頻脈は起こりにくい。心臓のCa^{2+}チャネルに遮断が及んだ場合には徐脈を起こすこともある。**本薬剤は、薬物代謝酵素CYP3A4にて分解される。CYP3A4を阻害するグレープフルーツジュースは、内服薬の薬効を増強させてしまう。** **カデュエット**は、脂質異常症治療薬のアトルバスタチンとの配合剤である。

ア

錠

アメジニウムメチル硫酸塩

交感神経興奮様薬

主な商品名 リズミック

適応 低血圧、透析施行時の血圧低下

作用機序 ノルアドレナリン再取り込み阻害

主な副作用 動悸、頭痛、めまい、排尿障害

ポイント ノルアドレナリンの再取り込み阻害作用や、ノルアドレナリンの分解抑制作用により、ノルアドレナリンによる昇圧作用を増強する。起立性低血圧や透析施行時の血圧低下などに用いられる。

錠

アメナメビル

ヘリカーゼ・プライマーゼ阻害薬

主な商品名 アメナリーフ

適応 帯状疱疹

作用機序 ヘリカーゼ・プライマーゼ阻害

主な副作用 多形紅斑、めまい、**QT延長**

ポイント 帯状疱疹の原因となるヘルペスウイルスはヘリカーゼ・プライマーゼにより、二本鎖DNAがほどけ、一本鎖DNAとなってからポリメラーゼにより伸長していく。本薬剤は、その初期段階であるヘリカーゼ・プライマーゼの阻害により抗ウイルス作用を示す。**他の抗ウイルス薬(アシクロビルなど)のように、腎機能に応じた用量調整が必要なく、腎機能障害のある患者にも使用しやすい。**

カプセル 細粒

アモキサピン

三環系抗うつ薬

主な商品名 アモキサン

適応 うつ病、うつ状態

作用機序 モノアミン再取り込み阻害

主な副作用 口渇、**便秘**、眠気、**ふらつき**、排尿困難、**セロトニン症候群**、**悪性症候群**

ポイント 化学構造上の特徴から、三環系抗うつ薬という。他の三環系抗うつ薬(イミプラミンなど)と比較して、「抗コリン作用が弱い」「作用発現がやや早い(アモキサピンは3～7日ほどで作用発現)」などの特徴を持つ。通常、抗うつ薬は、薬効発現に数週間はかかる。

細粒 錠 カプセル

アモキシシリン

ペニシリン系抗生物質

主な商品名 サワシリン、ワイドシリン

適応 細菌感染症

作用機序 トランスペプチダーゼ阻害

主な副作用 発疹、**下痢**、腎障害、大腸炎、ショック、**スティーブンス・ジョンソン症候群**

ポイント β-ラクタム系のうち、ペニシリン系に属する抗菌薬である。細菌の細胞壁合成酵素であるトランスペプチダーゼを阻害し、細胞壁を作らせないことで抗菌作用を示す。細菌の産生するβ-ラクタマーゼにより分解されてしまう(つまり、β-ラクタマーゼ産生菌には効かない)。クラリスロマイシン、ボノプラザンと共にピロリ菌の除菌に対して用いられる。

錠

アリスキレンフマル酸塩

直接レニン阻害薬

主な商品名 ラジレス

適応 高血圧症

作用機序 レニン阻害

主な副作用 **ふらつき**、**血管浮腫**、**高カリウム血症**、腎障害

ポイント レニンを強力かつ直接的に阻害し、アンジオテンシンⅠ及びⅡの産生を抑制し、降圧作用を示す。副作用発現頻度の増加が起こるため、ACE阻害薬またはARB投与中の糖尿病患者への投与は禁忌である。

錠 散 細粒 内用液 筋注

アリピプラゾール

ドパミン作用調節薬

主な商品名 エビリファイ

適応 統合失調症、うつ病、自閉症スペクトラム

作用機序 D_2受容体遮断、5-HT_2受容体遮断

主な副作用 **パーキンソン症候群**、**アカシジア**、**ジスキネジア**、不眠、眠気、不安、**便秘**、高プロラクチン血症、女性化乳房、体重増加、**悪性症候群**、**水中毒**

ポイント ドパミンD_2受容体及びセロトニン5-HT_2受容体を遮断することにより、統合失調症の陽性症状、陰性症状をともに改善する。また、うつ病や自閉症スペクトラムの改善作用も示す。D_2受容体への遮断作用が強すぎる場合には、刺激作用に転じることから、副作用の**錐体外路障害**（**パーキンソン症候群**）は特に起こりにくい。

注

アルガトロバン

抗トロンビン薬

主な商品名 スロンノンHI、ノバスタンHI

適応 脳血栓症急性期、神経症候・日常生活動作の改善

作用機序 抗トロンビン

主な副作用 出血、劇症肝炎

ポイント トロンビンと結合し、フィブリン形成を阻害する。また、弱い血小板凝集抑制作用も持つ。本薬剤の作用発現にアンチトロンビンは関与しない。

注

アルテプラーゼ

国試

血栓溶解薬

主な商品名 アクチバシン、グルトパ

適応 血栓溶解

作用機序 プラスミノーゲン活性化

主な副作用 出血、心破裂、心タンポナーデ

ポイント 血栓上でプラスミノーゲンを活性化し、プラスミンの生成を促進することによりフィブリン血栓を溶解する。急性期の心筋梗塞には6時間以内に、急性期の脳梗塞には4.5時間以内に用いられる。

錠 散 カプセル 内用液

アルファカルシドール

活性型ビタミンD_3製剤

主な商品名 アルファロール、ワンアルファ

適応 骨粗鬆症、ビタミンD_3代謝異常

作用機序 Ca^{2+}吸収促進

主な副作用 急性腎障害、肝障害、高カルシウム血症

ポイント 肝臓で完全な活性型ビタミンD_3となり、消化管にて食物由来のCa^{2+}吸収を促す。血中Ca^{2+}濃度が上昇するため、副甲状腺ホルモンの分泌抑制、骨吸収の抑制などの作用が現れる。骨粗鬆症治療薬の中で、高カルシウム血症の副作用を起こす可能性があるのは、活性型ビタミンD_3製剤とCa製剤、副甲状腺ホルモン製剤(テリパラチド、アバロパラチド)である。

注

アルベカシン硫酸塩

アミノグリコシド系抗生物質

主な商品名 ハベカシン

適応 MRSAによる感染症、その他の細菌感染症

作用機序 タンパク質合成阻害

主な副作用 聴覚障害、腎障害

ポイント 細菌リボソームに結合して、細菌の生存や増殖に必要なタンパク質の合成を阻害する。特徴的な副作用として、聴覚障害(第8脳神経障害)、腎障害がある。薬効は濃度依存的であるため、複数回に分割するよりも、1回の投与量を多くしたほうが抗菌作用は強く現れる。

カプセル

アレクチニブ塩酸塩

チロシンキナーゼ阻害薬

主な商品名 アレセンサ

適応 非小細胞肺癌、未分化大細胞リンパ腫

作用機序 ALKチロシンキナーゼ阻害

主な副作用 **間質性肺炎**、肝機能障害、好中球減少、悪心・嘔吐、発疹、味覚障害、**便秘**

ポイント ALK融合遺伝子陽性の癌細胞では、ALKチロシンキナーゼ活性が異常に亢進しており、癌化及び腫瘍増殖に関与している。本薬剤は、これらALK融合遺伝子によって発現するALKチロシンキナーゼを阻害し、癌細胞の無秩序な細胞増殖を抑制する。ALK融合遺伝子陽性の非小細胞肺癌、リンパ腫に用いられる。クリゾチニブで耐性が認められた場合にも効果を発揮する。

錠　ゼリー　静注

アレンドロン酸ナトリウム

国試

ビスホスホネート系骨吸収抑制薬

主な商品名 フォサマック、ボナロン

適応 骨粗鬆症

作用機序 骨吸収抑制

主な副作用 消化性潰瘍、肝障害、**汎血球減少**、顎骨壊死

ポイント 強い骨吸収抑制作用を示す。骨形成促進作用はない。消化性潰瘍の原因となりやすいため、内服薬の服薬はコップ1杯の水で行う。また、食物が消化管吸収量を減少させるため、起床時に服用し、服用後30分は水以外の飲食物を口にせず、横にもならないように指導する。

錠

国試

アロプリノール

キサンチンオキシダーゼ阻害薬

主な商品名 ザイロリック

適応 高尿酸血症、痛風

作用機序 キサンチンオキシダーゼ阻害

主な副作用 発疹、食欲不振、倦怠感、肝障害、腎障害

ポイント 尿酸合成酵素であるキサンチンオキシダーゼを阻害し、尿酸合成阻害作用を示す。キサンチン骨格を含むアザチオプリン、メルカプトプリン、テオフィリンなどの代謝を阻害し、これらの薬剤の血中濃度を上昇させるため併用注意とされている。服薬回数は2 ~ 3回/日である。痛風発作を機に服用を開始する場合は、腫れや痛みが落ち着いてからとする。

静注

アンデキサネット アルファ

Xa因子阻害薬中和薬

主な商品名 オンデキサ

適応 Xa因子阻害薬投与中の患者における抗凝固作用の中和

作用機序 おとりXaとしてXa因子阻害薬と結合

主な副作用 血栓塞栓症、**インフュージョンリアクション**、心筋障害

ポイント リバーロキサバン、エドキサバン、アピキサバンなどのXa因子阻害薬投与中に、生命を脅かす出血や止血困難な出血が現れた際に、抗凝固作用の中和を目的に投与される。アンデキサネット アルファはXa因子阻害薬に対して、Xa因子よりも高い親和性を有している。

カプセル DS 注 錠

アンピシリン

ペニシリン系抗生物質

主な商品名 ビクシリン

適応 細菌感染症

作用機序 トランスペプチダーゼ阻害

主な副作用 発熱、発疹、痙攣、腎障害、大腸炎、ショック、**スティーブンス・ジョンソン症候群**

ポイント β-ラクタム系のうち、ペニシリン系に属する抗菌薬である。細菌の細胞壁合成酵素であるトランスペプチダーゼを阻害し、細胞壁を作らせないことで抗菌作用を示す。細菌の産生するβ-ラクタマーゼにより分解されてしまう(つまり、β-ラクタマーゼ産生菌には効かない)。

錠

アンブリセンタン

ET受容体遮断薬

主な商品名 ヴォリブリス

適応 肺動脈性肺高血圧症

作用機序 ET_A受容体遮断

主な副作用 貧血、浮腫、心不全、頭痛、鼻閉

ポイント エンドセリン受容体のうち、ET_A受容体を遮断することにより、血管収縮を抑制する。主に抱合によって代謝されるため、ボセンタンと比較して代謝酵素CYP絡みの相互作用は少ない。**貧血の発現頻度は7.6%と高い。**

イ

錠 内用液 シロップ DS

アンブロキソール塩酸塩

気道潤滑去痰薬

主な商品名 ムコサール、ムコソルバン

適応 去痰、慢性副鼻腔炎における排膿

作用機序 気管支腺分泌促進

主な副作用 胃部不快感、発疹

ポイント 本薬剤は、ブロムヘキシンの活性代謝物である。気管支腺分泌促進及び気道粘膜線毛運動促進などにより去痰作用を示す。また、肺胞Ⅱ型細胞から肺表面活性物質(肺サーファクタント)が分泌され、この作用も去痰作用に関与する。

錠

イグラチモド

NF-κB活性化阻害薬

主な商品名 ケアラム

適応 関節リウマチ

作用機序 NF-κB活性化阻害

主な副作用 肝機能障害、**汎血球減少**、消化性潰瘍

ポイント NF-κBの活性化を阻害することで、B細胞による抗体産生と、TNF-αやIL-6などの炎症性サイトカインの産生を抑制する。また、本薬剤はシクロオキシゲナーゼの阻害作用も有する。機序不明ではあるが、併用によりワルファリンの作用を増強させてしまうため、イグラチモドとワルファリンの併用は禁忌である。

カプセル　粒状カプセル

イコサペント酸エチル

イコサペント酸製剤

主な商品名　エパデール

適応　高脂血症、閉塞性動脈硬化症

作用機序　トリグリセリドの吸収抑制・分解促進

主な副作用　**下痢**、腹部膨満感、出血、肝機能障害、黄疸

ポイント　トリグリセリド及びコレステロールの消化管吸収抑制や、トリグリセリドの分解促進作用を示す。血中コレステロールよりも、血中トリグリセリドの低下作用のほうが強い。抗血小板作用を示すため、出血傾向のある患者には投与禁忌である。

錠

イストラデフィリン

アデノシン受容体遮断薬

主な商品名　ノウリアスト

適応　パーキンソン病（**ウェアリングオフ現象**があるもの）

作用機序　アデノシン受容体遮断

主な副作用　幻覚、**便秘**、**ジスキネジア**、悪心・嘔吐

ポイント　大脳基底核・線条体及び淡蒼球におけるアデノシン受容体を遮断することで、抗パーキンソン病作用を示す。

イ

シロップ　ゼリー　内用液

イソソルビド

浸透圧性利尿薬

主な商品名 イソバイド

適応 頭蓋内圧亢進、緑内障、メニエール病

作用機序 浸透圧性利尿

主な副作用 悪心・嘔吐、**下痢**、不眠

ポイント 血漿浸透圧を増大させ、脳や眼の組織から水分を血中へ移行させることで、脳圧や眼圧を降下させる。また、本薬剤は糸球体で濾過された後、尿細管管腔内の浸透圧も上昇させ、Na^+及び水の再吸収を抑制する。循環血液量や腎血流量の増加、尿細管におけるNa^+及び水の再吸収抑制による利尿作用を示す。

原末　錠　注

イソニアジド

結核化学療法剤

主な商品名 イスコチン、ネオイスコチン

適応 肺結核及びその他の結核症

作用機序 ミコール酸合成阻害

主な副作用 頭痛、出血傾向、重篤な肝障害、腎障害、末梢神経障害

ポイント 結核菌の細胞壁成分であるミコール酸の合成を阻害することで、抗結核作用を示す。本薬剤はN-アセチル転移酵素(NAT2)による化学反応で不活性化されるが、その反応速度には遺伝的多型による人種差や個人差がある。日本人の10%でこの化学反応が遅く(白人は50%)、遅い場合には末梢神経障害を起こしやすい。

錠 カプセル 液 注

イソプレナリン

国試

交感神経興奮様薬

主な商品名 イソメニール、プロタノール

適応 徐脈、気管支喘息

作用機序 非選択的β（β_1及びβ_2）受容体刺激

主な副作用 **低カリウム血症**、振戦、心悸亢進

ポイント β_1受容体刺激による心機能亢進作用と、β_2受容体刺激による平滑筋弛緩作用を示す。気管支平滑筋の弛緩により気管支が拡張するため、気道閉塞による呼吸困難に用いられる。β_1受容体への刺激は、腎からのレニン分泌を促しレニン-アンジオテンシン-アルドステロン系を活性化させるため、血圧の上昇や血清カリウム値の低下などを引き起こすことがある。

錠 カプセル 内用液 注

イトラコナゾール

国試

アゾール系抗真菌薬

主な商品名 イトリゾール

適応 真菌感染症

作用機序 C-14脱メチル酵素阻害

主な副作用 心不全、肺水腫、肝障害、黄疸

ポイント 真菌の細胞膜合成酵素の1つであるC-14脱メチル酵素を阻害し、細胞膜を作らせないことで抗真菌作用を示す。本薬剤が阻害するC-14脱メチル酵素はヒト体内の薬物代謝酵素でもある。この酵素で代謝されるトリアゾラム、アゼルニジピン、シンバスタチン、シルデナフィル、スボレキサント、リバーロキサバンなどとの併用は禁忌である。カプセル剤は難溶性であり、かつては食直後の服用が必要であったが、空腹時でも服用できる内用液剤が開発された。

錠

イバブラジン

HCNチャネル遮断薬

主な商品名 コララン

適応 慢性心不全

作用機序 HCNチャネル遮断

主な副作用 徐脈、光視症、心房細動

ポイント 洞調律かつ心拍数75回/分以上、β遮断薬など標準的な慢性心不全の治療を受けているものに限り使用できる。洞結節の環状ヌクレオチド依存性(HCN)チャネルを遮断し、このチャネルを介したNa^+の流入を抑制し、心収縮を抑制する。本薬剤は薬物代謝酵素CYP3Aにて代謝されるため、CYP3Aを強く阻害する薬剤(ベラパミル、ジルチアゼムなど)との併用は禁忌である。

静注

イピリムマブ

免疫チェックポイント阻害薬

主な商品名 ヤーボイ

適応 悪性黒色腫、腎細胞癌

作用機序 抗CTLA-4モノクローナル抗体

主な副作用 大腸炎、**下痢**、悪心・嘔吐、消化管穿孔、甲状腺機能低下症、腎障害

ポイント 抗原提示細胞のB7(CD80/86)とT細胞(免疫担当細胞)のCTLA-4が結合すると、T細胞の活性は抑制される。本薬剤は抗CTLA-4モノクローナル抗体製剤であり、B7とCTLA-4の結合を阻害し、癌細胞への免疫反応を活性化させる。抗PD-1モノクローナル抗体製剤(例:ニボルマブ)とは異なる作用点で免疫機構を増強させるため、両者の併用により相乗効果が得られる。

錠

イフェンプロジル酒石酸塩

α_1受容体遮断薬

主な商品名 セロクラール

適応 脳梗塞後遺症や脳出血後遺症に伴うめまいの改善

作用機序 α_1受容体遮断

主な副作用 起立性低血圧、頻脈、頭痛

ポイント 選択的にα_1受容体を遮断することにより、血管拡張作用を示す。血小板凝集阻害作用も併せ持ち、こちらも脳循環の改善に寄与している。また、ミトコンドリアによる呼吸賦活を介した脳代謝改善作用も示す。血管拡張により反射的な交感神経の興奮を引き起こし、頻脈を起こすことがある。

カプセル 点眼

イブジラスト

ロイコトリエン受容体遮断薬

主な商品名 ケタス

適応 気管支喘息、アレルギー性結膜炎、脳梗塞後遺症に伴うめまい

作用機序 LT受容体遮断

主な副作用 頭痛、胃不快感、心悸亢進、血小板減少、肝障害

ポイント LT(ロイコトリエン)受容体遮断及びLT放出抑制作用を示す。また、脳血管拡張作用も示し、脳梗塞後遺症に伴うめまいなどに用いられることがある。

イ

軟膏 クリーム 顆粒 錠 静注

イブプロフェン

COX阻害薬

主な商品名 スタデルム、ブルフェン、イブリーフ

適応 解熱・鎮痛・抗炎症、未熟児動脈管開存症

作用機序 COX阻害

主な副作用 消化性潰瘍、腎障害、**アスピリン喘息**、**スティーブンス・ジョンソン症候群**

ポイント シクロオキシゲナーゼ（COX）を阻害し、プロスタグランジン（PG）の産生を抑制することで解熱・鎮痛・抗炎症などの作用を示す。PGは胃粘膜保護や腎血流量増加などの身体にとってプラスとなる作用も示すため、PG産生抑制は、消化性潰瘍や腎障害の原因になる。胎児循環への異常や、子宮収縮力の減弱を招くことがあり、内服薬は妊娠後期の女性に禁忌である。静注製剤は、未熟児動脈管開存症に適応を持つ。

錠

イプラグリフロジン L-プロリン

選択的SGLT2阻害薬

主な商品名 スーグラ

適応 1型・2型糖尿病

作用機序 SGLT2阻害

主な副作用 尿路・性器感染、腎盂腎炎、頻尿、多尿、脱水、**低血糖**

ポイント 近位尿細管にてナトリウム・グルコース共輸送隊（SGLT）2を阻害することで、Na^+及びグルコースの再吸収を阻害する。尿中に排泄されるグルコースが増加するため、血糖降下作用を示す。尿糖の増加は尿路感染の原因となり、Na^+の再吸収抑制による尿量増加は脱水の原因となる。

錠

イベルメクチン

塩素イオン透過性促進薬

主な商品名 ストロメクトール

適応 腸管糞線虫症、疥癬

作用機序 無脊椎動物におけるCl^-チャネルの透過性促進

主な副作用 肝障害、腎障害、意識障害

ポイント Cl^-など、－の電荷を持つイオンには、細胞の活動性を抑える働きがある。本薬剤は、原虫などの無脊椎動物のCl^-チャネルに選択的に作用し、Cl^-を神経や筋細胞に流入させて、麻痺を起こして原虫を死に至らせる。ヒトの脳内にはほぼ侵入しないが、投与により意識障害が現れた場合には本薬剤による治療を中止する。

注

イホスファミド

アルキル化薬

主な商品名 イホマイド

適応 肺小細胞癌、前立腺癌、子宮頸癌など

作用機序 アルキル化

主な副作用 出血性膀胱炎、**骨髄抑制**、悪心・嘔吐

ポイント 体内で代謝されることで活性体となり、DNAのグアニン塩基をアルキル化することで、癌細胞のDNA合成を阻害する。副作用で出血性膀胱炎を起こすため、解毒薬であるメスナと併用する。イホスファミドとメスナの併用により、脳症が現れることがあるが、その機序は不明である。

イ

錠

イマチニブメシル酸塩

チロシンキナーゼ阻害薬

主な商品名 グリベック

適応 慢性骨髄性白血病、消化管間質腫瘍(GIST)、一部の急性リンパ性白血病

作用機序 Bcr-ablチロシンキナーゼ阻害

主な副作用 **骨髄抑制**、消化管穿孔、**腫瘍崩壊症候群**、肝障害、筋肉痙攣、浮腫

ポイント フィラデルフィア染色体に由来するBcr-ablチロシンキナーゼを阻害することで、白血病細胞の増殖を抑制する。慢性骨髄性白血病に使用されるが、フィラデルフィア染色体が陽性となる一部の急性リンパ性白血病へも用いられる。

錠

イミダフェナシン

副交感神経抑制様薬

主な商品名 ウリトス、ステーブラ

適応 過活動膀胱における頻尿、切迫性尿失禁

作用機序 ムスカリン受容体遮断(抗コリン作用)

主な副作用 口渇、**便秘**、排尿困難、心悸亢進、眼圧上昇

ポイント 膀胱平滑筋を弛緩させる(膀胱を広くする)ため、神経因性膀胱や神経性頻尿の治療に用いられる。緑内障患者への投与は禁忌である。頻尿症状に苦しむ場合は、前立腺肥大症患者であっても使用されることがある。本薬剤は膀胱へ選択的に作用する。

錠

イミダプリル塩酸塩

ACE阻害薬

主な商品名 タナトリル

適応 高血圧症、1型糖尿病に伴う腎症

作用機序 ACE阻害

主な副作用 **空咳、ふらつき、血管浮腫、高カリウム血症**

ポイント アンジオテンシン変換酵素(ACE)を阻害し、アンジオテンシンⅡによる血管収縮やアルドステロン分泌を抑制する。本薬剤は、肺でブラジキニンの分解を抑制し、**空咳**を招くことがある。**腎保護作用があり、1型糖尿病に伴う腎症にも用いられる。**

錠

イミプラミン塩酸塩

国試

三環系抗うつ薬

主な商品名 トフラニール、イミドール

適応 うつ病、遺尿症

作用機序 モノアミン再取り込み阻害

主な副作用 口渇、**便秘**、眠気、**ふらつき**、排尿困難、**セロトニン症候群、悪性症候群**

ポイント 化学構造上の特徴から、三環系抗うつ薬という。脳内において、神経から放出されたモノアミン(セロトニン及びノルアドレナリン)が再び神経に取り込まれるのを阻害し、放出状態のモノアミン量を増加させることで抗うつ作用を示す。また、三環系抗うつ薬は抗コリン作用が強く、本薬剤は遺尿症への適応を持つ。薬効の発現には、数週間を要する。

静注 筋注

イミペネム・シラスタチン

カルバペネム系抗生物質

主な商品名 チエナム

適応 細菌感染症 **作用機序** トランスペプチダーゼ阻害

主な副作用 発疹、**下痢**、腎障害、大腸炎、意識障害、ショック、**スティーブンス・ジョンソン症候群**

ポイント β-ラクタム系のうち、カルバペネム系に属する抗菌薬である。細胞壁合成酵素であるトランスペプチダーゼを阻害し、細胞壁を作らせないことで抗菌作用を示す。細菌の産生するβ-ラクタマーゼでは分解されない(つまり、β-ラクタマーゼ産生菌にも有効)。なお、腎にてデヒドロペプチダーゼ(DHP)により分解され、その分解物が腎障害を起こす。よって、腎障害を回避するため、DHPを阻害するシラスタチンとの配合剤で用いられる。

錠

イメグリミン塩酸塩

ミトコンドリア機能改善薬

主な商品名 ツイミーグ

適応 2型糖尿病

作用機序 ミトコンドリア機能改善

主な副作用 悪心・嘔吐、**下痢**、**便秘**、**低血糖**

ポイント イメグリミンは、膵作用による血糖依存的(血糖値が高いときだけ)なインスリン分泌促進と、膵外作用によるミトコンドリア機能改善(糖取り込み促進・インスリン抵抗性の改善に関与)を示す。本薬剤は腎から排泄されるため、eGFRが45mL/min/1.73m未満の患者への投与は推奨されない。

静注

イリノテカン塩酸塩

国試

イ

I型DNAトポイソメラーゼ阻害薬

主な商品名 カンプト、トポテシン

適応 小細胞肺癌、非小細胞肺癌、子宮頸癌、大腸癌など

作用機序 トポイソメラーゼI阻害

主な副作用 激しい**下痢**、**骨髄抑制**、悪心・嘔吐、脱毛

ポイント トポイソメラーゼとは、DNAのねじれを解消し、DNAの複製を円滑に進めるための酵素である。本薬剤は、トポイソメラーゼIを阻害することで癌細胞のDNA複製を阻害し、抗腫瘍作用を示す。特徴的な副作用に**下痢**があり、この下痢には抗コリン薬(ブチルスコポラミンなど)が有効である。

皮下注 注

インスリン アスパルト

国試

超速効型インスリン

主な商品名 ノボラピッド、フィアスプ、ライゾデグ(配合剤)

適応 糖尿病

作用機序 インスリン補充

主な副作用 **低血糖、低カリウム血症**

ポイント 皮下注射後、すぐに分解されて血中へ移行するため、作用発現が速い。食直前に投与する。**ノボラピッド**は食事開始前の15分以内に皮下注射する必要があるが、さらに速やかに作用する**フィアスプ**では食事開始前の2分以内に皮下注射する必要がある。また、**ライゾデグ**は、本薬剤と持効型のインスリン デグルデクとの配合剤である。混合型のミックス製剤に示されている30や50といった数字は、超速効型の比率を指す。

イ

皮下注

インスリン グラルギン

持効型インスリン

主な商品名 ランタス、ランタスXR

適応 糖尿病

作用機序 インスリン補充

主な副作用 **低血糖、低カリウム血症**

ポイント 皮下注射後、少しずつ血中へ移行するため、作用持続時間が長い。通常は、朝食前や眠前などに注射タイミングを定め、1日に1回皮下注射する。**ランタス**よりもやや作用持続時間が長いのが**ランタスXR**である。**ランタスXR**はインスリン グラルギンの高濃度製剤であり、空打ちを3単位で行わなければならない。

皮下注

インスリン デグルデク

国試

持効型インスリン

主な商品名 トレシーバ、ライゾデグ（配合剤）、ゾルトファイ（配合剤）

適応 糖尿病

作用機序 インスリン補充

主な副作用 **低血糖、低カリウム血症**

ポイント 皮下注射後、少しずつ血中へ移行するため、作用持続時間が長い。通常は、朝食前や眠前などに注射タイミングを定め、1日に1回皮下注射する。**ライゾデグ**は、超速効型であるインスリン アスパルトとの配合剤であり、**ゾルトファイ**はGLP-1受容体作動薬のリラグルチドとの配合剤である。共に無色透明であり、注射前の混合作業が必要ない。

皮下注 注

インスリン リスプロ

超速効型インスリン

主な商品名 ヒューマログ、ルムジェブ

適応 糖尿病

作用機序 インスリン補充

主な副作用 **低血糖、低カリウム血症**

ポイント 皮下注射後、すぐに分解されて血中へ移行するため、作用発現が速い。食直前に投与する。**ヒューマログ**は食事開始前の15分以内に皮下注射する必要があるが、さらに速やかに作用する**ルムジェブ**では食事開始前の2分以内に皮下注射する必要がある。長時間作用が持続する、混合型のミックス製剤も存在する（ミックス製剤に示されている25や50といった数字は、超速効型の比率を指す）。

注

インターフェロン アルファ

国試

天然型インターフェロン

主な商品名 スミフェロン

適応 B型・C型肝炎、腎癌、慢性骨髄性白血病

作用機序 免疫増強、抗ウイルス

主な副作用 うつ病、自殺企図、**間質性肺炎**、発熱、**下痢**

ポイント NK細胞、マクロファージなどを活性化し、体内の免疫系を増強させる。また、感染細胞内でRNA分解酵素を活性化、ウイルスのRNA分解を促進する。特にRNAへの作用を示すため、B型肝炎とC型肝炎であれば、C型肝炎のほうがよく薬効が現れる。**間質性肺炎**の発生率が上昇するため、小柴胡湯との併用は禁忌である。

イ

吸入用カプセル

インダカテロール

交感神経興奮様薬

主な商品名 オンブレス、ウルティブロ(配合剤)、アテキュラ(配合剤)、エナジア(配合剤)

適応 慢性閉塞性肺疾患(肺気腫、慢性気管支炎)

作用機序 β_2受容体刺激

主な副作用 **低カリウム血症**、振戦、心悸亢進

ポイント 選択的β_2受容体刺激作用により気管支を拡張し、呼吸困難を改善させる。弱いβ_1受容体刺激作用も示し、副作用である心悸亢進や**低カリウム血症**の原因となる。**ウルティブロ**は抗コリン薬との、**アテキュラ**は副腎皮質ステロイド薬との配合剤である。**エナジア**は、インダカテロール・抗コリン薬・副腎皮質ステロイド薬の3剤の配合剤である。

錠

インダパミド

非サイアザイド系降圧利尿薬

主な商品名 ナトリックス、テナキシル

適応 本態性高血圧症

作用機序 Na^+-Cl^-共輸送系抑制

主な副作用 **低カリウム血症**、**低ナトリウム血症**、**ふらつき**、血清脂質増加、尿酸値上昇

ポイント 遠位尿細管におけるNa^+-Cl^-共輸送系を抑制し、Na^+及び水の再吸収を抑制することで尿量を増大させる。作用機序はサイアザイド系利尿薬(トリクロルメチアジドなど)と同様であるが、サイアザイド系の化学構造を持たない。

坐 外用液 ゲル 軟膏 クリーム テープ パップ 静注

国試

インドメタシン

COX阻害薬

主な商品名 インダシン、インテバン、カトレップ

適応 解熱・鎮痛・抗炎症　作用機序 COX阻害

主な副作用 消化性潰瘍、腎障害、**アスピリン喘息**、**スティーブンス・ジョンソン症候群**

ポイント シクロオキシゲナーゼ（COX）を阻害し、プロスタグランジン（PG）の産生を抑制することで解熱・鎮痛・抗炎症などの作用を示す。PGは胃粘膜保護や腎血流量増加などの身体にとってプラスとなる作用も示すため、PG産生抑制は、消化性潰瘍や腎障害といった副作用の原因になる。インドメタシンは、頭痛や**ふらつき**などの中枢性の副作用も起こすことがある。胎児循環への異常や、子宮収縮力の減弱を招くことがあり、坐剤は妊婦に禁忌である。

カプセル

インドメタシン ファルネシル

インドメタシンプロドラッグ

主な商品名 インフリー

適応 解熱・鎮痛・抗炎症　作用機序 COX阻害

主な副作用 消化性潰瘍、腎障害、**アスピリン喘息**、**スティーブンス・ジョンソン症候群**

ポイント 消化性潰瘍などの副作用が軽減されるように設計されたインドメタシンのプロドラッグ。シクロオキシゲナーゼ（COX）を阻害し、プロスタグランジン（PG）の産生を抑制することで解熱・鎮痛・抗炎症などの作用を示す。PGは消化性潰瘍や腎血流量増加などの身体にとってプラスとなる作用も示すため、PG産生抑制は、消化性潰瘍や腎障害の原因になる。胎児循環への異常や、子宮収縮力の減弱を招くことがあり、妊婦への投与は禁忌である。

ウ

静注

インフリキシマブ

モノクローナル抗体製剤

主な商品名 レミケード

適応 関節リウマチ、クローン病、潰瘍性大腸炎

作用機序 抗ヒトTNFαモノクローナル抗体

主な副作用 感染症、発熱、頭痛、尿潜血、悪心、発疹、脱髄疾患

ポイント 炎症や関節破壊の原因となるTNFαに対するモノクローナル抗体製剤である。TNFαの作用を抑制する。結核やB型肝炎ウイルスの既感染者に本薬剤を投与すると、これらの菌・ウイルスの活発化を招くことがある。動物由来の成分を含むため、インフリキシマブ自体に対して免疫反応が生じないよう、メトトレキサートとの併用が義務付けられている。既存治療で効果不十分な場合に用いられる。

皮下注 静注

ウステキヌマブ

モノクローナル抗体製剤

主な商品名 ステラーラ

適応 潰瘍性大腸炎、クローン病、尋常性乾癬、関節症性乾癬

作用機序 抗ヒトIL-12/23 p40モノクローナル抗体

主な副作用 感染症、鼻咽頭炎、頭痛、悪心、そう痒

ポイント ウステキヌマブは、IL-12及びIL-23の一部に結合することで、ヘルパーT細胞の活性化を抑制し、炎症反応を抑制する。生物学的製剤に分類され、既存治療で効果不十分な場合に用いられる。

エリプタ

ウメクリジニウム臭化物

副交感神経抑制様薬

主な商品名 エンクラッセ、アノーロ（配合剤）、テリルジー（配合剤）

適応 慢性閉塞性肺疾患

作用機序 ムスカリン受容体遮断（抗コリン作用）

主な副作用 口渇、**便秘**、排尿困難、心悸亢進、眼圧上昇

ポイント 本薬剤は、吸入により、気管支平滑筋で作用させる抗コリン薬である。ムスカリン受容体遮断作用により、気管支は拡張する。緑内障や前立腺肥大症患者への投与は禁忌である。β_2受容体刺激薬との配合剤が**アノーロ**で、その**アノーロ**に副腎皮質ステロイド薬を加えたものが**テリルジー**である。

カプセル

ウラピジル

交感神経抑制様薬

主な商品名 エブランチル

適応 高血圧症、排尿障害

作用機序 α_1受容体遮断

主な副作用 低血圧、失神、頻脈

ポイント 選択的にα_1受容体を遮断することにより血管拡張作用を示す。その他、前立腺のα_1受容体を遮断することにより前立腺弛緩作用を示し、尿道括約筋のα_1受容体を遮断することにより尿道拡張作用を示す。また、血管拡張により反射的な交感神経の興奮を引き起こし、頻脈を起こすことがある。適応の中に前立腺肥大だけでなく、神経因性の排尿障害も含まれているため、女性に処方されるケースもある。

ウ

注

ウリナスタチン

タンパク分解酵素阻害薬

主な商品名 ミラクリッド

適応 急性膵炎、急性循環不全

作用機序 タンパク分解酵素阻害

主な副作用 白血球減少、血管痛

ポイント タンパク分解酵素阻害薬であり、膵臓で自己消化を起こすタンパク分解酵素の作用を抑制する。膵炎の治療に用いる。また、本薬剤は脂質分解酵素であるリパーゼの阻害作用も有する。

錠 顆粒

ウルソデオキシコール酸

肝・胆・消化機能改善薬

主な商品名 ウルソ

適応 胆道系疾患及び肝疾患における利胆

作用機序 胆汁分泌促進

主な副作用 **下痢**

ポイント 胆汁の分泌を促進することで、胆汁うっ滞を改善し、肝機能を改善させる。外殻石灰化を認めないコレステロール胆石(要は、まだカチカチになってない胆石)であれば、溶解する作用も示す。

錠

エキセメスタン

アロマターゼ阻害薬

主な商品名　アロマシン

適応　閉経後乳癌

作用機序　アロマターゼ阻害

主な副作用　肝障害、ほてり、めまい、高血圧症

ポイント　アロマターゼ阻害作用により、脂肪組織におけるアンドロゲンからエストロゲンへの変換を抑制し、エストロゲンを減少させることができる。閉経後乳癌の治療に用いる。閉経前は、卵胞由来のエストロゲンが豊富に存在するため、アンドロゲン由来のエストロゲン合成のみを阻害するアロマターゼ阻害薬は用いられない。

錠

エサキセレノン

抗アルドステロン薬

主な商品名　ミネブロ

適応　高血圧症

作用機序　アルドステロン受容体遮断

主な副作用　**高カリウム血症**、尿酸値上昇、めまい

ポイント　遠位尿細管から集合管にかけてのアルドステロン受容体を遮断することにより、Na^+-K^+交換系を抑制しNa^+の尿中排泄量を増加させ、それに伴い尿量も増加させる。また、作用機序より、体内にK^+が残ることになるため、**高カリウム血症**を起こすことがある。本薬剤は、ステロイド骨格を持たないため、他の抗アルドステロン薬（スピロノラクトンなど）でみられる女性化乳房の副作用は起こさない。

エ

エ

錠

エスシタロプラムシュウ酸塩

選択的セロトニン再取り込み阻害薬(SSRI)

主な商品名 レクサプロ

適応 うつ病、うつ状態、社会不安障害

作用機序 セロトニン再取り込み阻害

主な副作用 眠気、悪心・嘔吐、頭痛、痙攣、**セロトニン症候群**、**QT延長**、**悪性症候群**、射精遅延

ポイント 脳内の神経にてセロトニンの再取り込みを阻害し、放出状態のセロトニン量を増加させることで抗うつ作用を示す。三環系抗うつ薬(イミプラミンなど)のような抗コリン作用はなく、緑内障患者であっても問題なく使用できる。他のSSRI(パロキセチンなど)と異なり、治療量で投与を開始できるため、早期の効果発現が期待できる。

錠

エスゾピクロン

非ベンゾジアゼピン系薬

主な商品名 ルネスタ

適応 不眠症、麻酔前投薬

作用機序 ベンゾジアゼピン受容体刺激

主な副作用 依存性、呼吸抑制、眠気・**ふらつき**、**前向性健忘**

ポイント 超短時間作用型非ベンゾジアゼピン系薬であるため、副作用は**持ち越し効果**に比べ、**前向性健忘**を発現しやすい。重症筋無力症、緑内障の患者には投与禁忌である。また、呼吸機能が著しく低下している患者にも原則使用しない。ゾピクロンから作用に直結しやすい成分のみを抽出した薬とイメージするとよい。エスゾピクロンにも、ゾピクロン同様の苦味がある。

錠 散

エスタゾラム

ベンゾジアゼピン系薬

主な商品名 ユーロジン

適応 不眠症、麻酔前投薬、異型小発作群

作用機序 ベンゾジアゼピン受容体刺激

主な副作用 依存性、呼吸抑制、眠気・**ふらつき**、**持ち越し効果**、健忘

ポイント 中時間作用型ベンゾジアゼピン系薬である。中枢神経のベンゾジアゼピン受容体を刺激作用することでGABA作用を増強し、中枢神経系の抑制作用を示す。重症筋無力症患者には投与禁忌であるが、**本薬剤には緑内障の発生報告がなく、急性狭隅角緑内障患者に使用できる**。呼吸機能が著しく低下している患者には原則使用しない。

テープ 錠 ゲル

エストラジオール

卵胞ホルモン製剤

主な商品名 エストラーナ、ジュリナ

適応 更年期障害、閉経後骨粗鬆症

作用機序 エストロゲン受容体刺激

主な副作用 静脈血栓塞栓症、性器分泌物、乳房緊満感、不正出血

ポイント 女性ホルモンとしての補充や、骨吸収抑制を目的に使用される。エストロゲン依存性の癌（乳癌）には投与禁忌である。

テープ

エスフルルビプロフェン

COX阻害薬

主な商品名 ロコア

適応 消炎・鎮痛　**作用機序** COX阻害

主な副作用 消化性潰瘍、腎障害、**アスピリン喘息**、**スティーブンス・ジョンソン症候群**

ポイント シクロオキシゲナーゼ（COX）を阻害し、プロスタグランジン（PG）の産生を抑制することで鎮痛・抗炎症などの作用を示す。PGは胃粘膜保護や腎血流量増加などの身体にとってプラスとなる作用も示すため、PG産生抑制は、消化性潰瘍や腎障害といった副作用の原因になる。胎児循環への異常や、子宮収縮力の減弱を招くことがあり、妊娠後期の女性に禁忌である。作用が強力であるため、本薬剤は貼付剤だが内服薬や坐剤などのNSAIDsと併用しない。

錠

エゼチミブ

小腸コレステロールトランスポーター阻害薬

主な商品名 ゼチーア

適応 高コレステロール血症（家族性含む）

作用機序 コレステロールトランスポーター阻害

主な副作用 **便秘**、**下痢**、タンパク尿、**横紋筋融解症**、肝障害

ポイント 小腸に存在するコレステロールトランスポーターを阻害して、食事由来のコレステロールの吸収を選択的に阻害する（脂溶性ビタミンなど、その他の脂質の吸収阻害は起きない）。本薬剤服用中の患者が筋肉の痛みや褐色尿を訴えた場合、重大な副作用である**横紋筋融解症**の可能性がある。

カプセル 顆粒

エソメプラゾール

プロトンポンプ阻害薬

主な商品名 ネキシウム

適応 胃潰瘍、十二指腸潰瘍、逆流性食道炎、ヘリコバクター・ピロリ除菌

作用機序 プロトンポンプ阻害

主な副作用 **汎血球減少**、肝酵素上昇、肝障害、腹痛

ポイント 胃壁細胞でプロトンポンプ(H^+, K^+-ATPase)に結合し、強力で持続的な胃酸分泌抑制作用を示す。オメプラゾールのS体と呼ばれる化学構造のみを製剤化した薬剤である(S-オメプラゾール→エソメプラゾール)。本薬剤は、薬物代謝酵素CYP2C19による代謝の影響を受けにくく、オメプラゾールと比較して効果の個人差が現れにくい。

皮下注

エタネルセプト

モノクローナル抗体製剤

主な商品名 エンブレル

適応 関節リウマチ

作用機序 TNFαおとりレセプター

主な副作用 敗血症、肺炎、日和見感染症、結核

ポイント 過剰に産生されたTNFαを、おとりレセプター(おとり受容体)として捕捉することで、抗リウマチ作用を示す。TNFαと結合し不活化させるという点は、抗ヒトTNFαモノクローナル抗体製剤と同様である。結核の既感染者であれば、結核菌の活発化や、症状の発現を招くことがある。生物学的製剤に分類され、既存治療で効果不十分な場合に用いられる。

エ

注 静注 内用懸濁液

エダラボン

脳保護薬

主な商品名 ラジカット

適応 脳梗塞、筋萎縮性側索硬化症（ALS）

作用機序 フリーラジカル除去

主な副作用 急性腎不全、ネフローゼ症候群、急性肺障害、肝障害

ポイント 身体内のフリーラジカルは、高い反応性を持ち、組織を損傷させる一因となる。本薬剤は、フリーラジカルスカベンジャーと呼ばれ、フリーラジカルを除去することにより、脳保護作用を示す。

錠

エタンブトール塩酸塩

結核化学療法剤

主な商品名 エサンブトール、エブトール

適応 肺結核及びその他の結核症

作用機序 核酸合成阻害

主な副作用 視力障害、重篤な肝障害

ポイント 結核菌の核酸合成を阻害し、細胞分裂を抑制することが認められている。特徴的な副作用として、視力障害があり、視力障害の徴候がみられた時は、直ちに投与中止などの措置が必要である。

錠 細粒

エチゾラム

ベンゾジアゼピン系薬

主な商品名 デパス

適応 不安、神経衰弱、頚椎症などに伴う筋緊張

作用機序 ベンゾジアゼピン受容体刺激

主な副作用 依存性、呼吸抑制、眠気・ふらつき

ポイント 中枢神経のベンゾジアゼピン受容体を刺激作用することでGABA作用を増強し、中枢神経系の抑制作用を示す。緑内障や重症筋無力症患者への投与は禁忌である。乱用が問題視され、2016年に向精神薬に指定された。

錠

エチニルエストラジオール

卵胞ホルモン製剤

主な商品名 プロセキソール、ヤーズ(配合剤)

適応 前立腺癌

作用機序 エストロゲン受容体刺激

主な副作用 血栓症、心不全、狭心症

ポイント 血中エストロゲン濃度の上昇により、負のフィードバックを起こし、FSH・LH・テストステロンなどの分泌を抑制することができる。また、黄体ホルモン製剤との配合剤は、月経困難症の治療薬や経口避妊薬として用いられている。

エ

錠

エドキサバントシル酸塩

抗Xa因子薬

主な商品名 リクシアナ

適応 血栓塞栓症の発症抑制

作用機序 抗Xa因子

主な副作用 出血、肝障害、**間質性肺炎**

ポイント 血液凝固第Xa因子を阻害によりトロンビンの産生を抑制し、フィブリン形成を阻害する。深部静脈血栓症や心房細動に伴う血栓形成などを予防する。本薬剤はP糖タンパク質を通して排泄されるため、P糖タンパク質を強く阻害する薬剤(ベラパミル、エリスロマイシン、シクロスポリン、イトラコナゾールなど)との併用には注意を要する。日本で開発された薬剤。手術による大量出血を避けるために休薬する場合は、手術の約24時間前には投与を中止する。

散 シロップ

エトスクシミド

Ca^{2+}チャネル遮断薬

主な商品名 エピレオプチマル、ザロンチン

適応 てんかん

作用機序 Ca^{2+}チャネル遮断

主な副作用 貧血、白血球減少、**スティーブンス・ジョンソン症候群**

ポイント 中枢神経においてCa^{2+}チャネルを遮断し、Ca^{2+}による電流の抑制により、抗てんかん作用を示す。

錠

エトドラク

選択的COX-2阻害薬

主な商品名 オステラック、ハイペン

適応 消炎・鎮痛

作用機序 COX-2阻害

主な副作用 消化性潰瘍、腎障害、**アスピリン喘息**、**スティーブンス・ジョンソン症候群**

ポイント シクロオキシゲナーゼ（COX）のうち、炎症などに関与するプロスタグランジン（PG）を産生するCOX-2を選択的に阻害し、鎮痛・抗炎症などの作用を示す。COX-1は粘膜生成など特に胃を保護するPGの産生作用も有していることから、選択的にCOX-2を阻害する本薬剤は、消化性潰瘍が起こりにくい。胎児循環への異常や、子宮収縮力の減弱を招くことがあり、妊娠末期の女性に禁忌である。

カプセル 注 静注

エトポシド

Ⅱ型DNAトポイソメラーゼ阻害薬

主な商品名 ベプシド、ラステット

適応 悪性リンパ腫、急性白血病、小細胞肺癌など

作用機序 トポイソメラーゼⅡ阻害

主な副作用 **骨髄抑制**、**間質性肺炎**、悪心・嘔吐、脱毛

ポイント トポイソメラーゼとは、DNAのねじれを解消し、DNAの複製を円滑に進めるための酵素である。本薬剤は、トポイソメラーゼⅡを阻害することで癌細胞のDNA複製を阻害し、抗腫瘍作用を示す。

エ

静注

エドロホニウム塩化物

間接型副交感神経興奮様薬

主な商品名 アンチレクス

適応 重症筋無力症の診断

作用機序 コリンエステラーゼ阻害（短時間型）

主な副作用 痙攣、呼吸中枢麻痺

ポイント アセチルコリン分解酵素・コリンエステラーゼを非常に弱い力で阻害する。**副交感神経興奮様作用及び骨格筋収縮作用の発現は短時間であり、重症筋無力症に対する診断薬として用いられている**（エドロホニウム投与により、一時的に症状が改善する場合に、「陽性」とすることができる）。

錠 国試

エナラプリルマレイン酸塩

ACE阻害薬

主な商品名 レニベース

適応 高血圧症、慢性心不全

作用機序 ACE阻害

主な副作用 **空咳、ふらつき、血管浮腫、高カリウム血症**

ポイント アンジオテンシン変換酵素（ACE）を阻害し、アンジオテンシンⅡによる血管収縮やアルドステロン分泌を抑制する。本薬剤は、肺でブラジキニンの分解を抑制し、**空咳**を招くことがある。

カプセル

エヌトレクチニブ

チロシンキナーゼ阻害薬

主な商品名 ロズリートレク

適応 NTRK融合遺伝子陽性の固形癌

作用機序 TRKチロシンキナーゼ阻害

主な副作用 心臓障害、**QT延長**、認知障害、運動失調、**間質性肺炎**、味覚障害、めまい、**便秘**、**下痢**

ポイント NTRK融合遺伝子陽性の癌細胞では、TRKチロシンキナーゼ活性が異常に亢進しており、癌化及び腫瘍増殖に関与している。本薬剤は、NTRK融合遺伝子によって発現するTRKチロシンキナーゼを阻害し、癌細胞の無秩序な細胞増殖を抑制するため、同遺伝子陽性の固形癌に対して臓器横断的に使用できる。ROS1融合遺伝子によって発現するROS1チロシンキナーゼ阻害作用もある。

錠

エパルレスタット

アルドース還元酵素阻害薬

主な商品名 キネダック

適応 糖尿病性末梢神経障害

作用機序 アルドース還元酵素阻害

主な副作用 腹痛、嘔気、血小板減少、劇症肝炎、肝障害

ポイント アルドース還元酵素は、グルコースからソルビトールへの変換を促す。また、このソルビトールは、神経に障害を与えることが知られている。本薬剤は、アルドース還元酵素を阻害し、神経内ソルビトールの蓄積を抑制することにより、糖尿病性末梢神経障害を改善する。本薬剤に血糖降下作用はない。食後服用では、効果の減弱がみられるため、食前に服用する。

エ

錠 DS 内用液 クリーム 点眼 LX点眼

エピナスチン塩酸塩

抗ヒスタミン薬

主な商品名 アレジオン

適応 アレルギー性疾患・症状

作用機序 H_1受容体遮断

主な副作用 肝障害、黄疸、血小板減少、眠気、口渇、心悸亢進

ポイント ヒスタミンH_1受容体遮断及び肥満細胞からの化学伝達物質(ヒスタミン、ロイコトリエンなど)放出抑制作用を示し、アレルギー反応を抑制する。抗コリンや眠気などの副作用はジフェンヒドラミンと比べて弱い。

錠

エファビレンツ

HIV逆転写酵素阻害薬

主な商品名 ストックリン

適応 HIV-1感染症 作用機序 逆転写酵素阻害

主な副作用 めまい、不眠、発疹、疼痛、多形紅斑、**スティーブンス・ジョンソン症候群**

ポイント 逆転写酵素を持つRNAウイルスは、ヒトの細胞内へ侵入後、ウイルスRNAからDNAを合成する(逆転写)。このDNAは、インテグラーゼによってヒトDNAに組み込まれ、ヒトの転写翻訳機構を利用して、元のウイルスRNAを増殖させる。本薬剤は、HIVの逆転写酵素を阻害することで、ウイルスの増殖を抑制する。薬物代謝酵素CYP3A4の活性化作用を示すため、これらが関与する併用薬の薬効を減弱させることがある。

爪外用液

エフィナコナゾール

アゾール系抗真菌薬

主な商品名 クレナフィン

適応 爪白癬症

作用機序 C-14脱メチル酵素阻害

主な副作用 皮膚炎

ポイント 真菌の細胞膜合成酵素の1つであるC-14脱メチル酵素を阻害し、細胞膜を作らせないことで抗真菌作用を示す。本薬剤はアルコールを含み、付属の刷毛を用いて爪白癬を塗布にて治療することができる。従来、内服でしか治療できなかったが爪白癬だが、**クレナフィン**の登場で塗布による治療が可能となった。アルコールを含むため、火気厳禁である。アゾール系抗真菌薬ではあるが、内服薬(イトラコナゾールなど)のような相互作用は問題とならない。

錠

エプレレノン

抗アルドステロン薬

主な商品名 セララ

適応 高血圧症

作用機序 アルドステロン受容体遮断

主な副作用 **高カリウム血症**、**低ナトリウム血症**、尿酸値上昇、女性化乳房

ポイント 遠位尿細管から集合管にかけてのアルドステロン受容体を遮断することにより、Na^+-K^+交換系を抑制しNa^+の尿中排泄量を増加させ、それに伴い尿量も増加させる。また、作用機序より、体内にK^+が残ることになるため、**高カリウム血症**を起こすことがある。本薬剤は、アルドステロン受容体への選択性が非常に高く、他の抗アルドステロン薬(スピロノラクトンなど)に比べて女性化乳房の副作用を起こしにくい。

錠 顆粒

エペリゾン塩酸塩

γ-運動神経抑制薬

主な商品名 ミオナール

適応 筋緊張、痙性麻痺

作用機序 γ-運動神経抑制

主な副作用 眠気、めまい

ポイント 中枢性筋弛緩薬である。γ-運動神経を抑制し、筋紡錘の感受性を低下させることで、骨格筋の収縮を抑制する。中枢神経に作用する薬のため、眠気などの副作用が現れることがある。

錠 分散錠

エベロリムス

mTOR阻害薬

主な商品名 アフィニトール

適応 腎細胞癌、乳癌

作用機序 mTOR阻害

主な副作用 **間質性肺炎**、感染症、口内炎、高血糖、白血球減少、脂質異常、肝障害、味覚異常

ポイント 癌細胞増殖のためのシグナル伝達を担うmTORを阻害し、抗腫瘍作用を示す。また、本薬剤の投与により肝炎ウイルスの再活性化などがみられている。投与前に肝炎ウイルスの検査をしておくこと。

注 皮下注

エポエチン アルファ

国試

ヒトエリスロポエチン

主な商品名 エスポー

適応 透析施行中の腎性貧血、未熟児貧血

作用機序 エリスロポエチン受容体刺激

主な副作用 高血圧性脳症、血栓症、肝障害

ポイント エリスロポエチン受容体を刺激し、赤芽球前駆細胞からの赤血球の成長・増殖を促進させる。血液の粘稠度を上昇させるため、血圧上昇や血栓症などの副作用が現れることがある。手術の際の出血に、自己の血液で事前に備えておく「自己血貯血」の際にも、本薬剤を用いることがある。通常、2～3回/週 の静脈内投与が必要である（皮下注射製剤では作用が持続し、1回/週、または1回/2週 投与で用いられる）。

静注

エポプロステノールナトリウム

プロスタグランジンI_2製剤

主な商品名 フローラン

適応 肺動脈性肺高血圧症

作用機序 PGI_2受容体刺激

主な副作用 過度の血圧低下、頭痛、潮紅、悪心·嘔吐、徐脈、呼吸困難、頭痛、肺水腫、意識障害

ポイント アデニル酸シクラーゼとは、cAMP量を増加させる酵素である。cAMPには血管拡張や血小板凝集抑制などの作用がある。本薬剤は、血小板及び血管平滑筋のプロスタグランジン（PG）I_2受容体を刺激し、アデニル酸シクラーゼを活性化することでcAMP産生を促進し、血管拡張や血小板凝集阻害などの作用を示す。

エ

皮下注

エボロクマブ

モノクローナル抗体製剤

主な商品名 レパーサ

適応 高コレステロール血症(家族性含む)

作用機序 PCSK9阻害

主な副作用 注射部位反応、肝機能障害、高血糖、筋肉痛

ポイント PCSK9とは、肝細胞膜上のLDL受容体を分解するタンパク質である。本薬剤は、PCSK9に対するモノクローナル抗体製剤であり、肝細胞膜上のLDL受容体の分解を阻害し、LDLの肝細胞内への取り込みを促進することで、血中コレステロール値を低下させる。心血管イベントのリスクが高い、スタチン系薬の効果が不十分、スタチン系薬を使用できないなどの場合に皮下注射にて用いられる。

皮下注

エミシズマブ

バイスペシフィック抗体製剤

主な商品名 ヘムライブラ

適応 血友病Aにおける出血傾向の抑制

作用機序 第Ⅸa/Ⅹ因子に共に結合可能なバイスペシフィック抗体

主な副作用 注射部位反応

ポイント 血液凝固第Ⅷa因子・第Ⅸa因子・第Ⅹ因子が結合することで第Ⅹa因子が生成されて二次止血が起こるが、血友病Aでは血液凝固の第Ⅷa因子が欠損している。本薬剤は第Ⅷa因子の代わりに第Ⅸa因子・第Ⅹ因子と結合することで第Ⅹa因子の生成を促進させる。1つの抗体で2つの因子に結合可能な抗体をバイスペシフィック(二重特異性)抗体と呼んでいる。

テープ カプセル

エメダスチンフマル酸塩

抗ヒスタミン薬

主な商品名 アレサガ、レミカット

適応 アレルギー性鼻炎

作用機序 H_1受容体遮断

主な副作用 貼付部位紅斑、眠気、口渇

ポイント ヒスタミンH_1受容体遮断及び化学伝達物質(ヒスタミン、ロイコトリエンなど)放出抑制作用を示し、アレルギー反応を抑制する。抗コリンや眠気などの副作用はジフェンヒドラミンと比べて弱い。**アレサガ**はアレルギー性鼻炎治療剤としては、初のテープ製剤である。

顆粒 錠 DS 静注

エリスロマイシン

マクロライド系抗生物質

主な商品名 エリスロシン

適応 細菌感染症

作用機序 タンパク質合成阻害

主な副作用 **QT延長**、肝障害、腎不全

ポイント 細菌リボソームに結合して、細菌の生存や増殖に必要なタンパク質の合成を阻害する。また、本薬剤は薬物代謝酵素CYP3A4の阻害作用を持つことから、これらの酵素で代謝される薬剤の薬効を増強させることがある。

錠 カプセル

エルデカルシトール

活性型ビタミンD_3誘導体

主な商品名 エディロール

適応 骨粗鬆症

作用機序 Ca^{2+}吸収促進

主な副作用 急性腎障害、尿路結石、高カルシウム血症

ポイント 本薬剤は活性型ビタミンD_3として作用し、消化管にて食物由来のCa^{2+}吸収を促す。血中Ca^{2+}濃度が上昇するため、副甲状腺ホルモンの分泌抑制、骨吸収の抑制などの作用が現れる。骨粗鬆症治療薬の中で、高カルシウム血症の副作用を起こす可能性があるのは、活性型ビタミンD_3製剤とCa製剤、副甲状腺ホルモン製剤(テリパラチド、アバロパラチド)である。

錠

エルトロンボパグ オラミン

トロンボポエチン受容体刺激薬

主な商品名 レボレード

適応 特発性血小板減少性紫斑病、再生不良性貧血

作用機序 トロンボポエチン受容体刺激

主な副作用 肝障害、血栓塞栓症、出血

ポイント トロンボポエチン受容体を刺激することで、巨核球及び骨髄前駆細胞の増殖・分化を促進させ、血小板増加作用を示す。本薬剤は空腹時に内服する。乳製品を含む高脂肪食と共に服用した場合、吸収量は大幅に低下する(本薬剤がCa^{2+}と複合体を形成するため)。

錠

エレトリプタン臭化水素酸塩

$5\text{-}HT_1$受容体刺激薬

主な商品名 レルパックス

適応 片頭痛（発作時）

作用機序 $5\text{-}HT_1$受容体刺激

主な副作用 不整脈、虚血性心疾患、めまい、悪心・嘔吐、眠気

ポイント 脳血管において、セロトニン$5\text{-}HT_1$受容体刺激により血管拡張物質の放出を抑制し、脳血管を収縮させる。片頭痛発作時に用いられ、効果不十分の場合は2時間以上間隔をあけて追加投与が可能である。ひと月の間に10日以上トリプタン製剤を用いることで、トリプタン乱用頭痛が引き起こされることがある。

皮下注

エレヌマブ

抗CGRPモノクローナル抗体製剤

主な商品名 アイモビーグ

適応 片頭痛（発作予防）

作用機序 抗CGRP受容体モノクローナル抗体

主な副作用 **便秘**、過敏症反応、注射部位疼痛、眠気

ポイント 何らかの原因で三叉神経が刺激されると、CGRPなどの血管拡張物質が分泌される。脳内における過度な血管拡張は周囲の神経を圧迫し、痛みを引き起こす。また、CGRPは起炎症作用も有する。エレヌマブは抗CGRP受容体モノクローナル抗体製剤であり、CGRPによる痛みや炎症を抑制する。4週間に1回の皮下注射にて片頭痛発作の予防効果を示す。

錠

エロビキシバット

胆汁酸トランスポーター阻害薬

主な商品名 グーフィス

適応 慢性便秘症

作用機序 胆汁酸トランスポーター阻害

主な副作用 腹痛、**下痢**、肝障害、貧血、めまい

ポイント 回腸末端部の上皮細胞に発現している胆汁酸トランスポーターを阻害し、胆汁酸の再吸収を阻害することで、大腸に流入する胆汁酸を増加させる。大腸管腔内での胆汁酸は、管腔内の水分や電解質の増加、蠕動運動の促進などの作用を示し、便秘症を改善する。

錠

エンザルタミド

アンドロゲン受容体遮断薬

主な商品名 イクスタンジ

適応 前立腺癌

作用機序 アンドロゲン受容体遮断

主な副作用 悪心・嘔吐、**下痢**、ほてり、痙攣、血小板減少、女性化乳房

ポイント 前立腺癌組織のアンドロゲン受容体を選択的に遮断する（男性ホルモン受容体の遮断）。他のアンドロゲン受容体遮断薬と比較して、肝障害のリスクは低い。

錠

エンシトレルビル フマル酸

3CLプロテアーゼ阻害薬

主な商品名 ゾコーバ

適応 COVID-19

作用機序 3CLプロテアーゼ阻害

主な副作用 HDLコレステロール低下、トリグリセリド上昇、ショック

ポイント 新型コロナウイルス(SARS-CoV-2)はRNAウイルスであり、RNAポリメラーゼや3CLプロテアーゼによって細胞内にて増殖する。エンシトレルビルは、3CLプロテアーゼを阻害することで、ウイルスの増殖を抑制する。CYP3Aの阻害作用が強く、併用禁忌となる薬剤は多い。**症状の発現から3日以内に投与することとされている。**

錠

エンタカポン

COMT阻害薬

主な商品名 コムタン、スタレボ(配合剤)

適応 パーキンソン病(**ウェアリングオフ現象**があるもの)

作用機序 COMT阻害

主な副作用 幻覚、悪心・嘔吐、**ジスキネジア**、眠気、不眠、着色尿、貧血、**横紋筋融解症**、**悪性症候群**

ポイント 末梢にて代謝酵素COMTを阻害し、レボドパの分解を抑制し、レボドパの脳内移行量を増加させる。レボドパの抗パーキンソン病薬としての主作用を増大させるだけでなく、嘔吐などの副作用の軽減に寄与する。尿が赤褐色になることがあり、それだけだと問題はないが、筋肉の痛みを伴うようだと**横紋筋融解症**の可能性があり、その場合には早急な受診が必要である。**スタレボ**はレボドパとの配合剤である。

錠

エンテカビル

DNAポリメラーゼ阻害薬

主な商品名 バラクルード

適応 B型肝炎

作用機序 DNAポリメラーゼ阻害

主な副作用 頭痛、肝障害、**下痢**、悪心・嘔吐、筋硬直、投与終了後の肝炎の悪化

ポイント DNAポリメラーゼを阻害し、B型肝炎ウイルスの増殖を抑制する。食後投与で吸収率が低下するため、空腹時に投与する。

錠 散

オキサゾラム

ベンゾジアゼピン系薬

主な商品名 セレナール

適応 不安、神経衰弱、頸椎症などに伴う筋緊張

作用機序 ベンゾジアゼピン受容体刺激

主な副作用 依存性、呼吸抑制、眠気、**ふらつき**

ポイント 中枢神経のベンゾジアゼピン受容体を刺激作用することでGABA作用を増強し、中枢神経系の抑制作用を示す。緑内障や重症筋無力症患者への投与は禁忌である。乱用が問題視され、2016年に向精神薬に指定された。

静注

オキサリプラチン

白金製剤

主な商品名 エルプラット

適応 大腸癌、膵癌、胃癌、小腸癌

作用機序 DNAへの架橋形成（DNAの複製抑制）

主な副作用 末梢神経障害、腎障害、**骨髄抑制**、ショック、悪心・嘔吐

ポイント 癌細胞のDNAと結合し、2本鎖DNAに橋を架けることでDNAの複製を阻害し、抗腫瘍作用を示す。特徴的な副作用として、末梢神経障害がある。5%ブドウ糖液に溶解、希釈の上、使用する（塩化物により分解されるため、希釈には生理食塩水は用いない）。原則、他の抗癌剤（例：カペシタビン、**5-FU**など）との併用で使用される。シスプラチンと比べて腎毒性は少ないため、水分補給や利尿薬の投与は不要である。

散 錠 カプセル 注

オキシコドン塩酸塩

国試

麻薬性鎮痛薬

主な商品名 オキノーム、オキシコンチン、オキファスト

適応 癌性疼痛

作用機序 μ受容体刺激

主な副作用 依存性、呼吸抑制、悪心・嘔吐、**便秘**、眠気

ポイント オピオイド受容体のうちμ受容体を刺激し、痛覚伝導系の抑制及び下行性抑制神経の活性化により鎮痛作用を示す。経口投与の場合、モルヒネよりも強力な鎮痛作用を示す。肝代謝で速やかに薬効は消失するため、腎機能が低下している患者にも使用しやすい。

注

オキシトシン

オキシトシン製剤

主な商品名 アトニン-O

適応 分娩誘発、微弱陣痛など

作用機序 子宮平滑筋収縮

主な副作用 過強陣痛、血圧低下、子宮破裂

ポイント オキシトシンは下垂体後葉ホルモンであり、子宮平滑筋を一定のリズムで収縮させ、分娩を誘発する。さらに、オキシトシンは射乳作用も有する（プロラクチンは乳汁産生作用）。また、オキシトシンはエストロゲン存在下で反応性が上昇する。

テープ　錠　ローション

オキシブチニン塩酸塩

副交感神経抑制様薬

主な商品名 ネオキシ、ポラキス、アポハイド

適応 頻尿、尿意切迫感、尿失禁、手掌多汗症

作用機序 ムスカリン受容体遮断（抗コリン作用）

主な副作用 口渇、**便秘**、排尿困難、心悸亢進、眼圧上昇

ポイント 膀胱平滑筋を弛緩させる（膀胱を広くする）ため、神経因性膀胱や神経性頻尿の治療に用いられる。緑内障患者への投与は禁忌である。頻尿症状に苦しむ場合は、前立腺肥大症患者であっても使用されることがある。また、**アポハイド**は塗布により発汗を抑制する多汗症治療薬である。

錠

オキシメテバノール

麻薬性鎮咳薬

主な商品名 メテバニール

適応 咳嗽

作用機序 咳中枢抑制、μ受容体刺激

主な副作用 依存性、呼吸抑制、悪心・嘔吐、**便秘**、眠気

ポイント 延髄咳中枢を直接抑制することで、鎮咳作用を示す。コデインやジヒドロコデインよりも強い鎮咳作用を示すが、モルヒネよりは弱い。コデインと同濃度の製剤であれば、1/10の量で同程度の効果を示すことが認められている。

錠

オキセサゼイン

Na^+チャネル遮断薬

主な商品名 ストロカイン

適応 胃炎・胃潰瘍に伴う疼痛・嘔吐、過敏性大腸症

作用機序 Na^+チャネル遮断

主な副作用 ショック、中枢神経障害

ポイント 感覚神経のNa^+チャネルを遮断し、痛覚伝導を抑制する。胃炎などに起因する疼痛に対し、経口投与で用いられる。また、ガストリン放出抑制作用も併せ持ち、胃酸分泌を抑制する。

皮下注 筋注

オクトレオチド酢酸塩

成長ホルモン分泌抑制薬

主な商品名 サンドスタチン

適応 先端巨大症、巨人症、消化管ホルモン産生腫瘍

作用機序 GH-RIH受容体刺激

主な副作用 徐脈、嘔気、胃部不快感、肝障害

ポイント 脳下垂体前葉GH-RIH受容体は、刺激されることで成長ホルモン（GH）の分泌を抑制する。本薬剤は、GH-RIH受容体の刺激薬である。GH過剰による先端巨大症や下垂体性巨人症などの疾患に用いられる。

錠 注 静注

オザグレル

トロンボキサン合成酵素阻害薬

主な商品名 カタクロット、ドメナン

適応 脳血栓症、くも膜下出血後の脳血管攣縮、気管支喘息

作用機序 トロンボキサン合成酵素阻害

主な副作用 脳出血、肝機能低下、血小板減少

ポイント トロンボキサン合成酵素を阻害し、トロンボキサンの産生量を減少させることで、血小板凝集阻害作用を示す。主に、動脈硬化に伴う血栓形成を予防する。また、平滑筋の収縮を抑制するため、くも膜下出血後の脳血管攣縮の抑制や、気管支喘息にも用いられる。

錠

オシメルチニブメシル酸塩

チロシンキナーゼ阻害薬

主な商品名 タグリッソ

適応 EGFR遺伝子変異陽性の手術不能または再発非小細胞肺癌

作用機序 EGFRチロシンキナーゼ阻害

主な副作用 **間質性肺炎**、**QT延長**、肝機能障害、血球減少、ざ瘡、**手足症候群**、**下痢**、脱毛

ポイント 抗ヒト上皮増殖因子受容体(EGFR)チロシンキナーゼを阻害し、EGFR遺伝子変異陽性の非小細胞肺癌への抗腫瘍作用を示す。ゲフィチニブで耐性が認められた場合にも効果を発揮する。

錠 DS カプセル

オセルタミビルリン酸塩

国試

ノイラミニダーゼ阻害薬

主な商品名 タミフル

適応 A型またはB型インフルエンザ

作用機序 ノイラミニダーゼ阻害

主な副作用 肺炎、劇症肝炎、肝機能障害

ポイント A型及びB型インフルエンザウイルスのノイラミニダーゼを選択的に阻害することで、感染細胞からのウイルスの放出、体内での感染拡大を阻害し、ウイルスの増殖を抑制する。症状発現後、48時間以内の投与が必要である。A型またはB型インフルエンザの治療及び予防に用いられる。

オ

皮下注

オマリズマブ

モノクローナル抗体製剤

主な商品名 ゾレア

適応 気管支喘息、蕁麻疹、季節性アレルギー性鼻炎

作用機序 抗IgEモノクローナル抗体

主な副作用 頭痛、蕁麻疹、感染症、注射部位のそう痒感

ポイント 抗IgEモノクローナル抗体製剤であり、血中放出IgEと結合し、肥満細胞の活性化などを抑制する。本薬剤は、すでに肥満細胞と結合しているIgE抗体には作用できない。2週間または4週間に1回の皮下注射にて使用する。

点眼

オミデネパグ イソプロピル

選択的EP2受容体刺激薬

主な商品名 エイベリス

適応 緑内障、高眼圧症

作用機序 EP2受容体刺激

主な副作用 黄斑浮腫、結膜充血

ポイント プロスタノイドEP2受容体を刺激し、線維柱帯-シュレム管経路及びぶどう膜強膜流出路からの眼房水排出を促進させる。ラタノプロストやビマトプロストとは異なり、虹彩色素着色の副作用が現れない。

粒状カプセル

オメガ-3脂肪酸エチル

イコサペント酸-ドコサヘキサエン酸製剤

主な商品名 ロトリガ

適応 高脂血症

作用機序 トリグリセリドの吸収抑制・分解促進

主な副作用 **下痢**、出血、肝機能障害、黄疸

ポイント トリグリセリド及びコレステロールの消化管吸収抑制や、トリグリセリドの分解促進作用を示す。血中コレステロールよりも、血中トリグリセリドの低下作用のほうが強い。抗血小板作用を示すため、出血傾向のある患者には投与禁忌である。

錠

オメプラゾール

プロトンポンプ阻害薬

主な商品名 オメプラール、オメプラゾン

適応 胃潰瘍、十二指腸潰瘍、逆流性食道炎、ピロリ除菌

作用機序 プロトンポンプ阻害

主な副作用 白血球減少、肝障害

ポイント 胃壁細胞でプロトンポンプ(H^+, K^+-ATPase)に結合し、強力で持続的な胃酸分泌抑制作用を示す。本薬剤は薬物代謝酵素CYP2C19で代謝を受けるが、日本人の約20%はこの酵素が少なく、効果に個人差が現れやすい。錠剤は腸溶錠のため粉砕できない。

錠

オラパリブ

PARP阻害薬

主な商品名 リムパーザ

適応 卵巣癌、乳癌

作用機序 PARP阻害

主な副作用 **骨髄抑制**、**間質性肺炎**、悪心・嘔吐、**下痢**、味覚異常、貧血、無力感

ポイント DNAの修復機構としてBRCAやPARPが知られているが、BRCAの変異は癌化に関与している。オラパリブはPARPを阻害することで癌細胞のDNA修復を阻害し、細胞増殖を抑制する。特にBRCAが変異している癌細胞では効果が期待できる。

錠 筋注 細粒

国試

オランザピン

MARTA

主な商品名 ジプレキサ

適応 統合失調症、躁症状及びうつ症状、抗癌剤投与に伴う悪心・嘔吐

作用機序 多元作用型受容体遮断

主な副作用 高血糖、糖尿病性ケトアシドーシス、眠気、不眠、食欲亢進、体重増加、**パーキンソン症候群**、**アカシジア**、**ジスキネジア**、血圧低下、**便秘**、**悪性症候群**、**水中毒**

ポイント 多元作用型受容体遮断薬（MARTA）である。ドパミンD_2受容体、セロトニン5-HT_2受容体の他、多くの脳内受容体を遮断し、陽性症状、陰性症状を改善する。**錐体外路障害**、高プロラクチン血症、女性化乳房などの副作用はリスペリドンよりも弱いが、本薬剤は強い血糖上昇作用を示す。

注

オルプリノン塩酸塩

PDE阻害薬

主な商品名 コアテック

適応 急性心不全(他剤が効果不十分な場合)

作用機序 ホスホジエステラーゼ阻害

主な副作用 心室頻拍、心室細動、腎障害、血小板減少、貧血、白血球減少

ポイント ホスホジエステラーゼ(PDE)が阻害されると、cAMPの分解が抑制される。このcAMPは、β受容体の刺激と同様の反応を現す。心機能を促進させるため、急性心不全に用いられる。

錠

オルメサルタンメドキソミル

AT_1受容体遮断薬

主な商品名 オルメテック、レザルタス(配合剤)

適応 高血圧症

作用機序 AT_1受容体遮断(ARB)

主な副作用 **ふらつき**、**血管浮腫**、肝障害、腎不全、**高カリウム血症**

ポイント アンジオテンシンⅡ受容体のうち、AT_1受容体を遮断することで、血管収縮及びアルドステロン分泌を抑制する。**レザルタス**は、Ca拮抗薬のアゼルニジピンとの配合剤である。

カ

顆粒 錠 フィルム 点眼

オロパタジン塩酸塩

抗ヒスタミン薬

主な商品名 アレロック、パタノール

適応 アレルギー性疾患・症状

作用機序 H_1受容体遮断

主な副作用 眠気、口渇、白血球増加、肝障害、黄疸

ポイント ヒスタミンH_1受容体遮断及び肥満細胞からの化学伝達物質(ヒスタミン、ロイコトリエンなど)放出抑制作用を示し、アレルギー反応を抑制する。抗コリン作用はジフェンヒドラミンと比べて弱い。眠気の出現率はエピナスチンやレボセチリジンなどと比較して、やや高めである。

ゲル ローション

過酸化ベンゾイル

尋常性ざ瘡治療薬

主な商品名 ベピオ、エピデュオ(配合剤)

適応 尋常性ざ瘡

作用機序 膜機能障害、角層剥離

主な副作用 皮膚剥脱、紅斑、そう痒

ポイント 過酸化ベンゾイルから生じるフリーラジカル(活性酸素)によるアクネ菌などへの細胞膜及びDNA直接障害作用と角層剥離(ピーリング)作用を示す。1日1回、洗顔後に塗布する。漂白作用があるため、毛や衣類に付けないよう指導する。**エピデュオ**ゲルはアダパレンと本薬剤との配合剤である。

注セット

カシリビマブ・イムデビマブ

モノクローナル抗体製剤

主な商品名 ロナプリーブ

適応 COVID-19

作用機序 SARS-CoV-2スパイクタンパク質への結合

主な副作用 過敏症、**インフュージョンリアクション**

ポイント カシリビマブ及びイムデビマブは、新型コロナウイルス(SARS-CoV-2)表面のスパイクタンパク質に結合し、ウイルスの細胞内への侵入を阻害するモノクローナル抗体製剤である。作用機序はワクチン接種によって得られる抗体とほぼ同様であり、本薬剤による治療は抗体カクテル療法と呼ばれる。軽症患者への投与だけでなく、患者との濃厚接触者に対する発症予防を目的とした投与も行われている。

カ

顆粒 細粒 錠

葛根湯(かっこんとう)

漢方製剤

主な商品名 ツムラ葛根湯エキス

適応 感冒、鼻風邪、炎症性疾患

作用機序 プロスタグランジン産生抑制など

主な副作用 **偽アルドステロン症**、肝障害、発疹、不眠、排尿障害

ポイント 発熱の原因となるプロスタグランジンの産生を抑制する。一方、Na^+の再吸収及びK^+の排泄を促進させるカンゾウを含有するため、**偽アルドステロン症**の発現に注意を要する。また、発汗による解熱も促す。頭痛や悪寒などが現れたタイミング、つまり、風邪の引き始めに使用することが多い。身体の冷えや食欲の減退により、効果が減弱することがある。

注　カプセル

カナマイシン硫酸塩

国試

アミノグリコシド系抗生物質

主な商品名　カナマイシン

適応　細菌感染症、肝性脳症

作用機序　タンパク質合成阻害

主な副作用　聴覚障害、腎障害

ポイント　細菌リボソームに結合して、細菌の生存や増殖に必要なタンパク質の合成を阻害する。特徴的な副作用として、聴覚障害(第8脳神経障害)、腎障害がある。薬効は濃度依存的であるため、複数回に分割するよりも、1回の投与量を多くしたほうが抗菌作用は強く現れる。また、経口投与では消化管からはほとんど吸収されないため、肝性脳症の際に消化管管腔内のアンモニア産生菌の殺菌を目的に用いられる。

錠　シロップ

ガバペンチン

Ca^{2+}チャネル遮断薬

主な商品名　ガバペン

適応　てんかん

作用機序　Ca^{2+}チャネル遮断

主な副作用　眠気、複視、腎障害、肝障害、**スティーブンス・ジョンソン症候群**

ポイント　興奮性神経系のCa^{2+}チャネルを遮断することにより、グルタミン酸などの神経伝達物質の放出を抑制して、抗てんかん作用を示す。他剤にて十分に効果が得られなかったてんかん発作に対して、他の抗てんかん薬との併用療法で用いられる。

錠 カプセル 細粒

カプトプリル

ACE阻害薬

主な商品名 カプトリル

適応 高血圧症

作用機序 ACE阻害

主な副作用 **空咳、ふらつき、血管浮腫、高カリウム血症**

ポイント アンジオテンシン変換酵素(ACE)を阻害し、アンジオテンシンⅡによる血管収縮やアルドステロン分泌を抑制する。本薬剤は、肺でブラジキニンの分解を抑制し、**空咳**を招くことがある。

注

ガベキサートメシル酸塩

タンパク分解酵素阻害薬

主な商品名 エフオーワイ

適応 急性膵炎、慢性膵炎の症状増悪時、DIC

作用機序 タンパク分解酵素阻害

主な副作用 **高カリウム血症**、血小板・白血球減少、皮膚潰瘍

ポイント タンパク分解酵素阻害薬であり、膵臓で自己消化を起こすタンパク分解酵素の作用を抑制する。また、トロンビンの活性を阻害することにより、フィブリン合成阻害作用、血小板凝集抑制作用を示すためDICの治療に用いられる。その他、Oddi括約筋を弛緩させ、胆汁や膵液の消化管への排出を促すこともできる。

錠

カペシタビン

核酸代謝拮抗薬

主な商品名 ゼローダ

適応 胃癌、大腸癌、乳癌など

作用機序 ピリミジン塩基合成阻害

主な副作用 **骨髄抑制**、悪心・嘔吐、激しい**下痢**、流涙、**手足症候群**

ポイント 体内で代謝され、フルオロウラシルに変換されて作用を示す。チミジル酸合成酵素を不可逆的に阻害する。それによりシトシンやチミンといったピリミジン塩基の合成系が抑制され、癌細胞のDNA合成を阻害する。特徴的な副作用に、消化器症状(悪心・嘔吐、**下痢**など)や**手足症候群**などがある。

顆粒 細粒 錠

加味逍遥散(かみしょうようさん)

漢方製剤

主な商品名 ツムラ加味逍遥散エキス

適応 冷え症、月経不順、月経困難、更年期障害

作用機序 機序不明

主な副作用 **偽アルドステロン症**、**ミオパチー**、肝障害、発疹、腸間膜静脈硬化症

ポイント ストレスを和らげ、かつ、血液循環を改善する作用を持つとされる。Na^+の再吸収及びK^+の排泄を促進させるカンゾウを含有するため、**偽アルドステロン症**の発現に注意を要する。身体の冷えや食欲の減退により、効果が減弱することがある。長期投与にて、腸間膜静脈硬化症が現れることがあり、腹痛・腹部膨満を繰り返す場合や便潜血が陽性になった場合には投与を中止する。

錠

カモスタットメシル酸塩

タンパク分解酵素阻害薬

主な商品名 フオイパン

適応 慢性膵炎における急性症状、術後逆流性食道炎

作用機序 タンパク分解酵素阻害

主な副作用 **高カリウム血症**、血小板減少、肝障害

ポイント 膵酵素中のトリプシンのようなタンパク分解酵素の活性化を抑制し、膵炎の治療に用いる。

錠 内用液

ガランタミン臭化水素酸塩

コリンエステラーゼ阻害薬

主な商品名 レミニール

適応 アルツハイマー型認知症

作用機序 コリンエステラーゼ阻害

主な副作用 心障害、**下痢**、悪心・嘔吐、**横紋筋融解症**

ポイント コリンエステラーゼは、アセチルコリンを分解する酵素である。本薬剤は、中枢のアセチルコリンエステラーゼを阻害し、脳内アセチルコリン濃度を上昇させるため、アルツハイマー型認知症の治療に用いられる。また、本薬剤は、中枢内ニコチン受容体に対して働きかけ、アセチルコリンの反応性を高めている。ガランタミン錠には複数の規格があるが、導入の際は必ず低用量のものから開始し、4週間経過を観察した後に有効用量まで引き上げ、治療を継続する。

錠 カプセル

カリジノゲナーゼ

循環障害改善薬

主な商品名 カルナクリン

適応 高血圧症、網脈絡膜の循環障害

作用機序 ブラジキニン産生促進

主な副作用 胃部不快感、ほてり

ポイント カリジノゲナーゼはカリクレインとも呼ばれる、膵臓由来のタンパク分解酵素である。キニノーゲンを分解して、ブラジキニンを放出させる。ブラジキニンには、一酸化窒素やプロスタグランジン類の産生を促進し、血管を拡張させる作用がある。

皮下注

ガルカネズマブ

抗CGRPモノクローナル抗体製剤

主な商品名 エムガルティ

適応 片頭痛(発作予防)

作用機序 抗CGRPモノクローナル抗体

主な副作用 過敏症反応、注射部位疼痛、回転性めまい、**便秘**

ポイント 何らかの原因で三叉神経が刺激されると、CGRPなどの血管拡張物質が分泌される。脳内における過度な血管拡張は周囲の神経を圧迫し、痛みを引き起こす。また、CGRPは起炎症作用も有する。ガルカネズマブは抗CGRPモノクローナル抗体製剤であり、CGRPによる痛みや炎症を抑制する。1ヶ月に1回の皮下注射にて片頭痛発作の予防効果を示す。

カ

カプセル　注

カルシトリオール

活性型ビタミンD_3製剤

主な商品名 ロカルトロール

適応 骨粗鬆症、ビタミンD_3代謝異常

作用機序 Ca^{2+}吸収促進

主な副作用 肝障害、腎障害、高カルシウム血症

ポイント 本薬剤自体が活性型ビタミンD_3であり、活性化を必要としない。消化管にて食物由来のCa^{2+}吸収を促す。血中Ca^{2+}濃度が上昇するため、副甲状腺ホルモンの分泌抑制、骨吸収の抑制などの作用が現れる。骨粗鬆症治療薬の中で、高カルシウム血症の副作用を起こす可能性があるのは、活性型ビタミンD_3製剤とCa製剤、副甲状腺ホルモン製剤(テリパラチド、アバロパラチド)である。

点眼　錠　カプセル　細粒

カルテオロール塩酸塩

交感神経抑制様薬

主な商品名 ミケラン

適応 緑内障、労作性狭心症、頻脈、高血圧症

作用機序 非選択的β(β_1及びβ_2)受容体遮断

主な副作用 徐脈、めまい、低血圧、気管支痙攣

ポイント 非選択的β受容体遮断薬であり、β_1、β_2受容体をともに遮断する。β_1受容体遮断により、レニン分泌及び心機能を抑制し、降圧作用や心拍数の低下作用を示す。β_2受容体遮断による血管収縮作用により、眼房水の産生を抑制し、眼圧を降下させる。心停止を招く可能性があるため心不全患者への投与は禁忌であり、気管支の収縮を招くため気管支喘息患者への投与も禁忌である。

散 錠 細粒 静注 注

カルバゾクロムスルホン酸ナトリウム

血管強化薬

主な商品名 アドナ

適応 血管透過性亢進などによる出血

作用機序 血管透過性抑制

主な副作用 食欲不振、胃部不快感

ポイント 血管強化薬、対血管薬などと呼ばれる。凝固系や線溶系に影響を与えることなく止血作用を示す。

錠 細粒

カルバマゼピン

Na^+チャネル遮断薬

主な商品名 テグレトール

適応 てんかん、躁病、三叉神経痛

作用機序 Na^+チャネル遮断

主な副作用 貧血、白血球減少、**ふらつき**、眠気、心機能障害、**スティーブンス・ジョンソン症候群**

ポイント Na^+チャネル遮断により、神経の興奮性を抑制し、抗てんかん作用を示す。また、Na^+チャネルの遮断が痛覚伝導も抑制できるため、三叉神経痛（顔面の神経痛）に対しても用いられる。薬物代謝酵素CYP3A4の活性化作用を示すため、これらが関与する併用薬の薬効を減弱させることがある。

錠 経腸用液

カルビドパ

芳香族L-アミノ酸脱炭酸酵素阻害薬

主な商品名 ネオドパストン(配合剤)、メネシット(配合剤)、デュオドーパ(配合剤)

適応 パーキンソン病

作用機序 芳香族L-アミノ酸脱炭酸酵素阻害

主な副作用 幻覚、悪心·嘔吐、**便秘**、**下痢**、眠気、血圧変動、**悪性症候群**

ポイント 芳香族L-アミノ酸脱炭酸酵素を阻害し、末梢でのレボドパの分解を抑制し、レボドパの脳内移行量を増加させる。レボドパの抗パーキンソン病薬としての主作用を増大させるだけでなく、嘔吐などの副作用の軽減に寄与する。なお、カルビドパにはレボドパとの配合剤しか存在しない。

外用液

カルプロニウム塩化物

副交感神経興奮様薬

主な商品名 フロジン

適応 脱毛症、乾性脂漏、尋常性白斑

作用機序 ムスカリン受容体刺激

主な副作用 局所発汗、痒み

ポイント 塗布部位での局所的な血管拡張作用により、発毛促進などの様々な薬効を発現している。入浴直後に塗ると、頭皮が赤くなったり、痒くなったりしやすいため、入浴後に塗る際はほてりが冷めてから塗るとよい。

錠

カルベジロール

交感神経抑制様薬

主な商品名 アーチスト

適応 労作性狭心症、高血圧症、頻脈、慢性心不全

作用機序 α_1, β受容体遮断

主な副作用 徐脈、めまい、低血圧、気管支痙攣

ポイント α_1, β受容体を遮断することで、血管拡張作用や、心機能抑制、レニン分泌抑制作用を示す。α_1受容体遮断など、血管拡張作用には通常「反射性頻脈」発生の可能性を伴うが、本薬剤の場合はβ遮断作用を併せ持ち心機能が抑制されるため、反射性頻脈は現れにくい。慢性心不全に対して使用する場合は、低用量（**アーチスト**錠の場合、1.25mg/日）から開始する。気管支喘息患者への投与は禁忌である。

注

カルペリチド

ヒト心房性ナトリウム利尿ペプチド製剤

主な商品名 ハンプ

適応 急性心不全（慢性心不全の急性増悪期を含む）

作用機序 グアニル酸シクラーゼ活性化

主な副作用 血圧低下、過剰利尿に伴う電解質異常、不整脈、タンパク尿

ポイント グアニル酸シクラーゼとは、cGMP量を増加させる酵素である。本薬剤は、血管平滑筋や腎臓のグアニル酸シクラーゼを活性化させる作用を持つ。cGMP濃度を上昇させ、血管拡張作用や利尿作用を示す。

静注

カルボキシマルトース第二鉄

鉄剤

主な商品名 フェインジェクト

適応 鉄欠乏性貧血

作用機序 鉄補充

主な副作用 過敏症、血中リン減少

ポイント 第一鉄(Fe^{2+})が服用できない場合に限り用いられる。週に1回、静脈注射にて投与し、血中ヘモグロビン値や体重によって治療期間が異なる(最長でも3週間で治療は完結する)。投与経路が静脈であるため、経口鉄剤のような便の黒色化は生じない。

錠 シロップ DS 細粒

カルボシステイン

気道粘液調整薬

主な商品名 ムコダイン

適応 去痰、慢性副鼻腔炎における排膿

作用機序 粘液調整

主な副作用 食欲不振、**下痢**、発疹、肝障害

ポイント 喀痰中のシアル酸の増加、フコースの減少により、両者の構成比を正常化し、粘液構成成分を調整することで去痰作用を示す。また、気道上皮杯細胞の過形成を抑制し、粘性の高いムチンの分泌量を減少させ、これも去痰作用に関与する。

注 静注

カルボプラチン

白金製剤

主な商品名 パラプラチン

適応 頭頸部癌、小細胞肺癌、非小細胞肺癌など

作用機序 DNAへの架橋形成（DNAの複製抑制）

主な副作用 腎障害、**骨髄抑制**、肝障害、悪心・嘔吐、聴覚障害、脱毛

ポイント 癌細胞のDNAと結合し、2本鎖DNAに橋を架けることでDNAの複製を阻害し、抗腫瘍作用を示す。特徴的な副作用として、腎障害、聴覚障害がある。シスプラチンと比べて腎毒性は少ないため、ハイドレーションや利尿薬の投与は不要である。

錠

カロテグラストメチル

α_4インテグリン阻害薬

主な商品名 カログラ

適応 潰瘍性大腸炎 作用機序 α_4インテグリン阻害

主な副作用 上咽頭炎、頭痛、関節痛、肝障害、進行性多巣性白質脳症

ポイント 炎症の原因となるT細胞が炎症部位に向かう際、接着→浸潤→遊走のプロセスを経るが、本薬剤は接着に関与している$\alpha_4\beta_1$インテグリン及び$\alpha_4\beta_7$インテグリンを阻害する。5-アミノサリチル酸製剤（メサラジンなど）で効果不十分な場合に用いられる。**長期投与によって中枢神経系に潜伏しているウイルスの活性化や進行性多巣性白質脳症の発症が懸念されるため本薬剤の投与期間は6ヶ月までとされており、再投与には8週間の休薬期間が必要である。**

カ

静注

ガンシクロビル

DNAポリメラーゼ阻害薬

主な商品名 デノシン

適応 サイトメガロウイルス感染症

作用機序 DNAポリメラーゼ阻害

主な副作用 **骨髄抑制**、頭痛、悪心、腎機能障害

ポイント DNAポリメラーゼを阻害し、ウイルスDNA鎖の伸長を停止させる。本薬剤は腎排泄により薬効が消失するため、腎機能障害がある場合では、腎機能の低下に応じて投与量や投与間隔の調節を行う必要がある。

錠

カンデサルタン シレキセチル

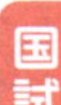

AT_1受容体遮断薬

主な商品名 ブロプレス

適応 高血圧症、慢性心不全

作用機序 AT_1受容体遮断（ARB）

主な副作用 **ふらつき**、**血管浮腫**、肝障害、腎不全、**高カリウム血症**

ポイント アンジオテンシンⅡ受容体のうち、AT_1受容体を遮断することで、血管収縮及びアルドステロン分泌を抑制する。

静注

カンレノ酸カリウム

抗アルドステロン薬

主な商品名 ソルダクトン

適応 原発性アルドステロン症、心性浮腫、肝性浮腫

作用機序 アルドステロン受容体遮断

主な副作用 **高カリウム血症**、**低ナトリウム血症**、女性化乳房、悪心・嘔吐

ポイント 遠位尿細管から集合管にかけてのアルドステロン受容体を遮断することにより、Na^+-K^+交換系を抑制しNa^+の尿中排泄量を増加させ、それに伴い尿量も増加させる。ステロイド骨格を持ち、その構造が性ホルモンと類似していることから、副作用で男性の女性化乳房を起こすことがある。また、作用機序より、体内にK^+が残ることになるため、**高カリウム血症**を起こすことがある。

キ

錠 原末

キニジン硫酸塩

ボーン・ウィリアムズ分類Ⅰa群

主な商品名 キニジン

適応 頻脈・期外収縮（心房性、心室性）

作用機序 Na^+チャネル遮断、K^+チャネル遮断

主な副作用 心室細動、心不全、**QT延長**、心停止、**無顆粒球症**

ポイント ボーン・ウィリアムズ分類におけるⅠa群。Na^+チャネル遮断、K^+チャネル遮断作用により、抗不整脈作用を示す。心電図上のQT間隔を延長させ、心室性の頻脈を起こすことがある。

速崩錠 カプセル 細粒

球形吸着炭

慢性腎不全用薬

主な商品名 クレメジン

適応 慢性腎不全

作用機序 尿毒症毒素との結合

主な副作用 **便秘**、食欲不振、悪心・嘔吐

ポイント 経口投与により、消化管内にて尿毒症毒素と結合し、そのまま糞便中へ排泄される。慢性腎不全患者に対し、透析導入を遅らせる目的で使用する。カプセルの場合、1回服用量が10カプセルである。**薬剤へも吸着作用を発揮するため、併用薬がある場合には、本薬剤との同時服用は避ける。**

錠

クアゼパム

ベンゾジアゼピン系薬

主な商品名 ドラール

適応 不眠症、麻酔前投薬

作用機序 ベンゾジアゼピン受容体刺激

主な副作用 依存性、呼吸抑制、眠気・**ふらつき**、**持ち越し効果**、健忘

ポイント 長時間作用型ベンゾジアゼピン系薬である。重症筋無力症、緑内障の患者には投与禁忌である。ベンゾジアゼピン系の中では、筋弛緩などの副作用は比較的少ない。**本薬剤は食事により溶解性が増し血中濃度の上昇がみられるため、必ず空腹時に服用すること。**

錠

グアンファシン

α_2受容体刺激薬

主な商品名 インチュニブ

適応 注意欠陥/多動性障害（ADHD）

作用機序 α_2受容体刺激

主な副作用 徐脈、低血圧、眠気、口渇

ポイント 前頭前皮質及び大脳基底核において、α_2受容体刺激を介したノルアドレナリンの放出抑制作用により、注意欠陥/多動性障害（ADHD）を改善すると考えられている。治療効果における作用機序は不明である。**中枢性の徐脈を招くことがあり、房室ブロックのある患者へは投与禁忌である。**

ク

錠 細粒

クエチアピンフマル酸塩

MARTA

主な商品名 セロクエル、ビプレッソ

適応 統合失調症

作用機序 多元作用型受容体遮断

主な副作用 高血糖、糖尿病性ケトアシドーシス、**パーキンソン症候群**、**アカシジア**、**ジスキネジア**、不眠、血圧低下、**便秘**、体重増加、**悪性症候群**、**水中毒**

ポイント 多元作用型受容体遮断薬（MARTA）である。ドパミンD_2受容体、セロトニン5-HT_2受容体の他、多くの脳内受容体を遮断することで、統合失調症の陽性症状、陰性症状を改善する。**錐体外路障害**、高プロラクチン血症、女性化乳房などの副作用はリスペリドンよりも弱いが、本薬剤は強い血糖上昇作用を示す。

錠 散

クエン酸カリウム・クエン酸ナトリウム

アシドーシス・酸性尿改善剤

主な商品名 ウラリット（配合剤）、ウラリット-U（配合剤）

適応 酸性尿の改善、アシドーシスの改善

作用機序 尿アルカリ化

主な副作用 **高カリウム血症**

ポイント 本薬剤により尿のpHをアルカリ性にすると、酸性物質である尿酸は溶解し、尿酸結石の形成を予防できる。

錠 顆粒

クエン酸第一鉄ナトリウム

国試

鉄剤

主な商品名 フェロミア、フェロ・グラデュメット

適応 鉄欠乏性貧血

作用機序 鉄補充

主な副作用 悪心・嘔吐

ポイント 第一鉄（Fe^{2+}）は第二鉄（Fe^{3+}）よりも優れた吸収性を示す。よって、第一鉄の経口薬が鉄欠乏性貧血の第1選択薬として用いられている。血清鉄が補充されたタイミングで貧血症状は改善するが、一般には肝臓に貯蔵鉄が十分ストックされるまで、約半年の服用継続が必要となる。なお、本薬剤の鉄による着色で、黒色便が現れることがあるが、気にせず服用は継続するよう指導する。

錠

クエン酸第二鉄

高リン血症治療薬

主な商品名 リオナ

適応 高リン血症、鉄欠乏性貧血

作用機序 リン酸イオンとの結合

主な副作用 **下痢**、悪心・嘔吐

ポイント 経口投与により、消化管内にてリン酸イオンと結合し、そのまま糞便中へ排泄される。慢性腎不全などに伴う高リン血症や鉄欠乏性貧血に用いられる。食直後に服用する。

静注

グスペリムス塩酸塩

リンパ球増殖阻害薬

主な商品名 スパニジン

適応 腎移植後の拒絶反応

作用機序 リンパ球増殖阻害

主な副作用 血液障害、呼吸抑制

ポイント キラーT細胞、B細胞の両リンパ球の活性化や増殖を抑制し、細胞性免疫と体液性免疫を抑制する。

静注

クラゾセンタンナトリウム

脳血管攣縮抑制薬

主な商品名 ピヴラッツ

適応 くも膜下出血術後の脳血管攣縮

作用機序 ET_A受容体遮断

主な副作用 胸水、肺水腫、頭蓋内出血、鼻閉

ポイント くも膜下出血後4 ~ 14日以内に、脳血管の攣縮が起こり、意識レベルの低下や片麻痺などの原因となることがある。最悪の場合、死に至るケースもある。本薬剤は、エンドセリン受容体のうち、ET_A受容体を遮断することにより、脳血管の攣縮を抑制する。くも膜下出血発症から48時間以内を目安に投与を開始し、発症15日目まで投与する。重度肝機能障害や頭蓋内出血が持続している患者には投与禁忌である。

細粒 錠 ゼリー 注 静注

グラニセトロン塩酸塩

5-HT_3受容体遮断薬

主な商品名 カイトリル

適応 抗癌剤投与や放射線照射に伴う消化器症状

作用機序 5-HT_3受容体遮断

主な副作用 発疹、頭痛、**便秘**

ポイント 延髄へと繋がる、求心性神経のセロトニン5-HT_3受容体を遮断することにより、抗癌剤投与に伴う嘔吐を抑制する。抗癌剤投与直後~ 24時間までに現れる急性嘔吐の抑制に効果的である。

錠 DS

クラブラン酸カリウム

β-ラクタマーゼ阻害薬

主な商品名 オーグメンチン（配合剤）、クラバモックス（配合剤）

適応 細菌感染症

作用機序 β-ラクタマーゼ阻害

主な副作用 アモキシシリンの副作用と同様

ポイント 細菌の産生するβ-ラクタマーゼを阻害し、β-ラクタム系抗菌薬の分解を防ぐ。クラブラン酸単独での殺菌・静菌などの作用はない。**オーグメンチン**、**クラバモックス**はともにアモキシシリンとの配合剤である。

ク

錠 DS

クラリスロマイシン

マクロライド系抗生物質

主な商品名 クラリス、クラリシッド

適応 細菌感染症

作用機序 タンパク質合成阻害

主な副作用 **QT延長**、肝障害、腎不全

ポイント 細菌リボソームに結合して、細菌の生存や増殖に必要なタンパク質の合成を阻害する。アモキシシリン、ボノプラザンと共にピロリ菌の除菌に対して用いられる。また、本薬剤は薬物代謝酵素CYP3A4の阻害作用を持つことから、**これらの酵素で代謝されるスボレキサントやタダラフィルとの併用は禁忌である**。DS製剤を酸味の強い飲料（オレンジジュース、スポーツ飲料など）で服用すると、強い苦味が現れる。

錠

グリクラジド

スルホニル尿素系血糖降下薬

主な商品名 グリミクロン

適応 2型糖尿病

作用機序 SU受容体刺激

主な副作用 **低血糖**、溶血性貧血、**無顆粒球症**、肝障害

ポイント 膵臓ランゲルハンス島B（β）細胞に存在するスルホニル尿素（SU）受容体を刺激することで、B細胞からのインスリン分泌を促進させる。副作用で、**低血糖**を起こしやすい。

吸入用カプセル 吸入 外用液

グリコピロニウム

副交感神経抑制様薬

主な商品名 シーブリ、ウルティブロ（配合剤）、エナジア（配合剤）、ラピフォート

適応 慢性閉塞性肺疾患、腋窩多汗症

作用機序 ムスカリン受容体遮断（抗コリン作用）

主な副作用 口渇、**便秘**、排尿困難、心悸亢進、眼圧上昇

ポイント 本薬剤は、吸入により、気管支平滑筋で作用させる抗コリン薬である。ムスカリン受容体遮断作用により、気管支は拡張する。緑内障や前立腺肥大症患者への投与は禁忌である。**ウルティブロ**はβ_2受容体刺激薬との配合剤であり、**エナジア**はグリコピロニウム・β_2受容体刺激薬・副腎皮質ステロイド薬の3剤の配合剤である。また、**ラピフォート**は塗布により発汗を抑制する多汗症治療薬である。

カプセル

クリゾチニブ

チロシンキナーゼ阻害薬

主な商品名 ザーコリ

適応 ALK・ROS1融合遺伝子陽性の非小細胞肺癌

作用機序 チロシンキナーゼ阻害

主な副作用 **間質性肺炎**、劇症肝炎、**QT延長**、悪心・嘔吐、視覚障害、味覚障害、**便秘**

ポイント ALK融合遺伝子陽性やROS1融合遺伝子陽性の非小細胞肺癌では、ALKチロシンキナーゼ及びROS1チロシンキナーゼ活性が異常に亢進しており、癌化及び腫瘍増殖に関与している。本薬剤は、これらALKやROS1の融合遺伝子によって発現するALKやROS1チロシンキナーゼを阻害し、癌細胞の無秩序な細胞増殖を抑制する。

静注 錠

グリチルリチン酸

肝臓疾患用薬・抗アレルギー薬

主な商品名 強力ネオミノファーゲンシー(配合剤)、グリチロン(配合剤)

適応 湿疹・皮膚炎、皮膚そう痒症、慢性肝疾患

作用機序 糖質コルチコイド様作用

主な副作用 **偽アルドステロン症、横紋筋融解症**

ポイント 抗炎症・抗アレルギー作用(糖質コルチコイド様作用)や、ヘルパーT細胞の活性化(免疫増強作用)、肝細胞の増殖促進(肝庇護作用)など多岐にわたる作用を示す。副作用で**偽アルドステロン症**を起こすことがあるので、血中ナトリウム値上昇による高血圧や、カリウム値低下による脱力感・**ミオパチー**などの出現に注意を要する。

錠

国試

グリメピリド

スルホニル尿素系血糖降下薬

主な商品名　アマリール

適応　2型糖尿病

作用機序　SU受容体刺激

主な副作用　**低血糖**、溶血性貧血、**無顆粒球症**、肝障害

ポイント　膵臓ランゲルハンス島B（β）細胞に存在するスルホニル尿素（SU）受容体を刺激することで、B細胞からのインスリン分泌を促進させる。副作用で、**低血糖**を起こしやすい。本薬剤は、インスリン抵抗性改善作用も示す（インスリンが効きやすくなる）。

カプセル　注　ゲル　ローション

クリンダマイシン

リンコマイシン系抗生物質

主な商品名　ダラシン

適応　ざ瘡（ニキビ）、細菌感染症

作用機序　タンパク質合成阻害

主な副作用　**下痢**、悪心・嘔吐、**偽膜性大腸炎**、塗布部の刺激感や痒み

ポイント　細菌リボソームに結合して、細菌の生存や増殖に必要なタンパク質の合成を阻害する。ゲルやローションは炎症の生じている「赤ニキビ」に有効であり、洗顔後に塗布する。**下痢**や**偽膜性大腸炎**などの副作用は、ゲルやローションでは生じない。

点眼 散 錠 注

グルタチオン

ジスルフィド結合開裂薬

主な商品名 タチオン

適応 白内障、薬物中毒

作用機序 ジスルフィド結合開裂

主な副作用 刺激感

ポイント 水晶体タンパク質変性、水晶体の白濁の一因となるタンパク質内の化学結合(ジスルフィド結合)を開裂させ、白内障の進行を抑制する。また、内服薬や注射薬は薬物中毒の解毒などに用いられる。

ク

錠 顆粒

グレカプレビル

NS3/4Aプロテアーゼ阻害薬

主な商品名 マヴィレット(配合剤)

適応 C型肝炎

作用機序 NS3/4Aプロテアーゼ阻害

主な副作用 肝機能障害、黄疸、悪心・嘔吐

ポイント NS3/4Aプロテアーゼを阻害することで、C型肝炎ウイルスのタンパク質合成過程を阻害する。NS5A阻害薬であるピブレンタスビルとの配合剤である**マヴィレット**配合錠が非常に高い治療成績を残している。**マヴィレット**配合錠は、C型肝炎のすべてのジェノタイプに有効である。

錠

クレンブテロール塩酸塩

交感神経興奮様薬

主な商品名 スピロペント

適応 気管支喘息、腹圧性尿失禁

作用機序 β_2受容体刺激

主な副作用 **低カリウム血症**、振戦、心悸亢進

ポイント 選択的β_2受容体刺激作用により、気管支を拡張する。さらに、膀胱平滑筋の弛緩により蓄尿機能が増すため、腹圧性尿失禁を改善させる。また、クレンブテロールは骨格筋の肥大を誘発し、速筋化と持久力の低下をもたらすことが知られており、ドーピング規制指定薬となっている。

錠

クロザピン

治療抵抗性統合失調症治療薬

主な商品名 クロザリル

適応 治療抵抗性統合失調症

作用機序 不明

主な副作用 **無顆粒球症**、心筋炎、高血糖、眠気、めまい、流涎、**便秘**、悪心・嘔吐、尿失禁

ポイント 詳細な作用機序は不明で、他の統合失調症治療薬とは異なりドパミンD_2受容体遮断と無関係の作用機序であると考えられている。**無顆粒球症**など、重篤な副作用が発現する可能性があり、「患者モニタリングサービス」に登録した医師・薬局でないと取り扱うことができない。

ク

錠 細粒

クロナゼパム

ベンゾジアゼピン系薬

主な商品名 ランドセン、リボトリール

適応 てんかん

作用機序 ベンゾジアゼピン受容体刺激

主な副作用 依存性、呼吸抑制、喘鳴、眠気

ポイント 中枢神経のベンゾジアゼピン受容体を刺激作用することでGABA作用を増強し、中枢神経系の抑制作用を示す。緑内障や重症筋無力症患者への投与は禁忌である。

錠

クロニジン塩酸塩

交感神経抑制様薬

主な商品名 カタプレス

適応 高血圧症

作用機序 α_2受容体刺激

主な副作用 幻覚、錯乱、眠気、低血圧

ポイント 選択的に脳幹部のα_2受容体を刺激し、ノルアドレナリンの放出を抑制することにより、血管を拡張させ血圧を降下させる。ACE阻害薬、ARBなどは妊婦への投与は禁忌であり、妊婦に使用できる高血圧治療薬は限られている。本薬剤は、妊娠高血圧症に用いることができるものの1つである。

錠 細粒

クロバザム

ベンゾジアゼピン系薬

主な商品名 マイスタン

適応 てんかん

作用機序 ベンゾジアゼピン受容体刺激

主な副作用 依存性、呼吸抑制、眠気

ポイント 中枢神経のベンゾジアゼピン受容体を刺激作用することでGABA作用を増強し、中枢神経系の抑制作用を示す。緑内障や重症筋無力症患者への投与は禁忌である。

錠

クロピドグレル硫酸塩

国試

ADP受容体遮断薬

主な商品名 プラビックス、コンプラビン(配合剤)

適応 血栓形成の抑制

作用機序 ADP受容体遮断

主な副作用 出血、血栓性血小板減少性紫斑病、消化性潰瘍、肝障害

ポイント 肝臓で活性代謝物に変換され、血小板のADP受容体を遮断する。血小板凝集を阻害し、動脈硬化に伴う血栓形成を予防する。手術による大量出血を避けるために休薬する場合は、手術の約10～14日前に投与を中止する。**コンプラビン**は、アスピリンとの配合剤である。

錠

クロミフェンクエン酸塩

エストロゲン受容体遮断薬

主な商品名 クロミッド

適応 排卵障害に基づく不妊症の排卵誘発

作用機序 エストロゲン受容体遮断

主な副作用 卵巣過剰刺激症候群(多胎妊娠など)、虚血性視神経症

ポイント 下垂体前葉にて、負のフィードバックをかけているエストロゲンの受容体を遮断する。それによりFSHやLHの分泌を促進し、特にLHの分泌量増加により、排卵を誘発することができる。排卵障害に基づく不妊症に用いられる。

ク

錠 静注

クロミプラミン塩酸塩

三環系抗うつ薬

主な商品名 アナフラニール

適応 うつ病、遺尿症、情動脱力発作

作用機序 モノアミン再取り込み阻害

主な副作用 口渇、**便秘**、眠気、**ふらつき**、排尿困難、**セロトニン症候群**、**悪性症候群**

ポイント 化学構造上の特徴から、三環系抗うつ薬という。脳内において、神経から放出されたモノアミン(セロトニン及びノルアドレナリン)が再び神経に取り込まれるのを阻害し、放出状態のモノアミン量を増加させることで抗うつ作用を示す。また、三環系抗うつ薬は抗コリン作用が強く、本薬剤は遺尿症への適応を持つ。薬効の発現には、数週間を要する。

吸入 エアロゾル 点眼

クロモグリク酸ナトリウム

化学伝達物質放出抑制薬

主な商品名 インタール

適応 アレルギー性疾患・症状

作用機序 化学伝達物質放出抑制作用

主な副作用 発疹、刺激感

ポイント 肥満細胞からの化学伝達物質(ヒスタミン、ロイコトリエンなど)放出抑制作用により、アトピー性皮膚炎、アレルギー性鼻炎、気管支喘息、蕁麻疹などの治療に用いられる。H_1受容体遮断作用はない。

ク

膣錠 軟膏 錠 局所液 耳科用液 静注 点眼

クロラムフェニコール

クロラムフェニコール系抗生物質

主な商品名 クロマイ、クロロマイセチン

適応 細菌感染症

作用機序 タンパク質合成阻害

主な副作用 再生不良性貧血、**灰白症候群**

ポイント 細菌リボソームに結合して、細菌の生存や増殖に必要なタンパク質の合成を阻害する。新生児、未熟児に投与すると、皮膚の色が灰白色となり、循環障害により死亡する(**灰白症候群**)。

錠 DS シロップ 注 散

クロルフェニラミンマレイン酸塩

抗ヒスタミン薬

主な商品名 ポララミン、クロダミン、アレルギン

適応 アレルギー性疾患・症状

作用機序 H_1受容体遮断

主な副作用 眠気、口渇、眼圧上昇、排尿困難、てんかん

ポイント ヒスタミンH_1受容体を遮断することで、ヒスタミンによるアレルギー反応(血管透過性亢進、気管支平滑筋収縮など)を抑制する。注射薬や内服薬は、抗コリンや眠気などの副作用が強い。

ク

糖衣錠 筋注 細粒

クロルプロマジン

フェノチアジン系抗精神病薬

主な商品名 コントミン、ウインタミン

適応 統合失調症、悪心・嘔吐、不安、抑うつ、吃逆、鎮静

作用機序 D_2受容体遮断

主な副作用 食欲亢進、体重増加、**パーキンソン症候群**、血圧低下、高プロラクチン血症、女性化乳房、**便秘**、**アカシジア**、**ジスキネジア**、**悪性症候群**、**水中毒**

ポイント ドパミン受容体のうち、D_2受容体を遮断する。中脳辺縁系のD_2受容体を遮断することにより、統合失調症の陽性症状を改善する。延髄のD_2受容体も遮断するため、制吐作用を示す。視床下部の体温調節中枢を抑制することで、正常以下まで体温を下降させることがある。

錠

クロルマジノン酢酸エステル

黄体ホルモン製剤

主な商品名 プロスタール、ルトラール

適応 前立腺肥大症、前立腺癌

作用機序 プロゲステロン受容体刺激

主な副作用 うっ血性心不全、血栓症、劇症肝炎、高血糖

ポイント 黄体ホルモンとしてのプロゲステロン受容体刺激作用のほかに、アンドロゲン受容体遮断作用も有する。前立腺肥大症及び前立腺癌に用いられる。

ケ

錠

ゲーファピキサントクエン酸塩

末梢性鎮咳薬

主な商品名 リフヌア

適応 難治性の慢性咳嗽 作用機序 P2X3受容体遮断

主な副作用 味覚障害、悪心・嘔吐、口渇、**下痢**、めまい

ポイント 様々な刺激やアレルギーなどによって気道粘膜細胞から放出されるATPが、気道の迷走神経上にあるP2X3受容体を刺激すると、咳嗽が引き起こされる。本薬剤は、P2X3受容体を遮断することにより、慢性咳嗽への治療効果を示す。他の治療を行っても、咳嗽が続く場合に使用することとされている。また、**副作用で味覚障害が現れることが多いが、服用の中止によりほとんどの場合は回復する。**

静注 筋注

ケタミン塩酸塩

解離性麻酔薬

主な商品名 ケタラール

適応 全身麻酔

作用機序 NMDA受容体遮断

主な副作用 急性心不全、呼吸抑制、夢、幻覚、興奮

ポイント 大脳皮質ー視床系のNMDA受容体を遮断し、大脳皮質を抑制し痛覚を消失させるが、大脳辺縁系は活性化する。夢のような状態と感じたり、幻覚を見て興奮したりする頻度が高く、解離性麻酔薬と呼ばれる。オピオイド系薬ではなく、モルヒネと類似していないが、本薬剤は麻薬に指定されている。

クリーム ローション 外用液 スプレー

ケトコナゾール

アゾール系抗真菌薬

主な商品名 ニゾラール

適応 皮膚真菌症

作用機序 C-14脱メチル酵素阻害

主な副作用 刺激感

ポイント 真菌の細胞膜合成酵素の1つであるC-14脱メチル酵素を阻害し、細胞膜を作らせないことで抗真菌作用を示す。本薬剤は外用薬として、皮膚真菌症に用いられる。アゾール系抗真菌薬ではあるが、内服薬(イトラコナゾールなど)のような相互作用は問題とならない。

点眼 点鼻 カプセル シロップ DS

ケトチフェンフマル酸塩

抗ヒスタミン薬

主な商品名 ザジテン

適応 アレルギー性疾患・症状

作用機序 H_1受容体遮断

主な副作用 眠気、倦怠感、痙攣

ポイント ヒスタミンH_1受容体遮断及び肥満細胞からの化学伝達物質(ヒスタミン、ロイコトリエンなど)放出抑制作用を示し、アレルギー反応を抑制する。副作用で眠気が現れる。

テープ パップ 筋注 クリーム ゲル ローション 坐

ケトプロフェン

COX阻害薬

主な商品名 モーラス、ミルタックス、カピステン、セクター

適応 消炎・鎮痛 **作用機序** COX阻害

主な副作用 消化性潰瘍、腎障害、**光線過敏症**、**アスピリン喘息**、**スティーブンス・ジョンソン症候群**

ポイント シクロオキシゲナーゼ(COX)を阻害し、プロスタグランジン(PG)の産生を抑制することで鎮痛・抗炎症などの作用を示す。PGは胃粘膜保護や腎血流量増加などの身体にとってプラスとなる作用も示すため、PG産生抑制は、消化性潰瘍や腎障害といった副作用の原因になる。**光線過敏症**を起こしやすい薬剤としても知られている。胎児動脈管の収縮が起こることがあるため、妊娠後期の女性への投与は禁忌である。

ケ

錠

ゲフィチニブ

チロシンキナーゼ阻害薬

主な商品名 イレッサ

適応 非小細胞肺癌

作用機序 EGFRチロシンキナーゼ阻害

主な副作用 急性肺障害、**間質性肺炎**、そう痒感、重度の**下痢**、肝障害

ポイント 抗ヒト上皮増殖因子受容体(EGFR)チロシンキナーゼを阻害し、EGFR遺伝子変異陽性の非小細胞肺癌への抗腫瘍作用を示す。胃酸によって溶解するため、胃酸分泌抑制薬との併用により、消化管からの吸収量が低下する。特徴的な副作用に、**間質性肺炎**、肺線維症などがある。同様の作用機序、特徴を有する薬剤にエルロチニブがある。

注 静注

ゲムシタビン塩酸塩

核酸代謝拮抗薬

主な商品名 ジェムザール

適応 非小細胞肺癌、膵癌、胆道癌、尿路上皮癌など

作用機序 ピリミジン塩基合成阻害

主な副作用 **骨髄抑制**、**間質性肺炎**、悪心・嘔吐、発疹、発熱

ポイント 細胞内で代謝され、活性型のヌクレオチドである二リン酸化物(dFdCDP)及び三リン酸化物(dFdCTP)となる。これらがDNA合成を直接的及び間接的に阻害することにより抗腫瘍作用を示す。

注 軟膏 クリーム 点眼

ゲンタマイシン硫酸塩

アミノグリコシド系抗生物質

主な商品名 ゲンタシン

適応 細菌感染症

作用機序 タンパク質合成阻害

主な副作用 聴覚障害、腎障害

ポイント 細菌リボソームに結合して、細菌の生存や増殖に必要なタンパク質の合成を阻害する。特徴的な副作用として、聴覚障害、腎障害がある（軟膏やクリームでは、こうした副作用は現れない）。薬効は濃度依存的であるため、複数回に分割するよりも、1回の投与量を多くしたほうが抗菌作用は強く現れる。

デポ

ゴセレリン酢酸塩

性ホルモン分泌抑制薬

主な商品名 ゾラデックス

適応 子宮内膜症、閉経前乳癌、前立腺癌

作用機序 LH-RH受容体脱感作

主な副作用 肝障害、血栓塞栓症

ポイント 継続投与により、脳下垂体前葉LH-RH受容体を持続的に刺激することで、受容体数の脱感作（受容体の感受性低下）を引き起こし、性ホルモン（エストロゲン及びアンドロゲン）の分泌を抑制する。なお、LH-RH受容体はGn-RH受容体とも表記される。

錠 散 末

コデインリン酸塩

オピオイド系薬

主な商品名 コデイン

適応 咳嗽、疼痛、下痢

作用機序 μ受容体刺激、咳中枢抑制

主な副作用 依存性、呼吸抑制、悪心・嘔吐、**便秘**、眠気

ポイント オピオイド受容体のうちμ受容体を刺激し、痛覚伝導系の抑制及び下行性抑制神経の活性化により鎮痛作用を示す。また、延髄咳中枢を直接抑制することで、鎮咳作用を示す。鎮痛作用、鎮咳作用、依存性などはすべてモルヒネより弱い。

カプセル

コバマミド

ビタミンB_{12}製剤

主な商品名 ハイコバール

適応 巨赤芽球性貧血、悪性貧血

作用機序 ビタミンB_{12}補充

主な副作用 発疹、悪心・嘔吐

ポイント 本薬剤は経口製剤ではあるが、吸収性が優れているため、貧血症状の回復が期待できる（通常、ビタミンB_{12}製剤で巨赤芽球性貧血の症状を改善させるには、注射で投与する必要がある）。

皮下注

ゴリムマブ

モノクローナル抗体製剤

主な商品名 シンポニー

適応 関節リウマチ、潰瘍性大腸炎

作用機序 抗ヒトTNFαモノクローナル抗体

主な副作用 敗血症、**間質性肺炎**、感染症、結核、脱髄疾患

ポイント 炎症や関節破壊の原因となるTNFαに対するヒト型モノクローナル抗体製剤である。結核の既感染者であれば、結核菌の活発化や、症状の発現を招くことがある。ヒト型モノクローナル抗体製剤であるため、メトトレキサートとの併用は義務付けられていない。生物学的製剤に分類され、既存治療で効果不十分な場合に用いられる。

コ

錠

国試

コルヒチン

痛風・家族性地中海熱治療剤

主な商品名 コルヒチン

適応 痛風発作の緩解及び予防、家族性地中海熱

作用機序 白血球遊走阻害

主な副作用 再生不良性貧血、顆粒球減少、末梢神経障害

ポイント 好中球の分裂や貪食活性を阻害することにより、痛風発作を抑制する。痛風の発作前兆期に使用される。

錠 顆粒

コレスチミド

陰イオン交換樹脂製剤

主な商品名 コレバイン

適応 高コレステロール血症(家族性含む)

作用機序 陰イオン交換樹脂

主な副作用 **便秘**、腹部膨満、腸管穿孔、腸閉塞、**横紋筋融解症**

ポイント 食事由来のコレステロールは、胆汁酸による乳化を受け、消化管から吸収される。本薬剤は、陰イオン交換樹脂として消化管内で胆汁酸と結合し、胆汁酸の糞便中への排泄を促進することで、コレステロールの消化管吸収を阻害する。また、ワルファリンは本薬剤により吸着されるため、併用により抗凝固作用の減弱がみられる。

粉末

コレスチラミン

陰イオン交換樹脂製剤

主な商品名 クエストラン

適応 高コレステロール血症

作用機序 陰イオン交換樹脂

主な副作用 腸閉塞、**便秘**

ポイント 食事由来のコレステロールは、胆汁酸による乳化を受け、消化管から吸収される。本薬剤は、陰イオン交換樹脂として消化管内で胆汁酸と結合し、胆汁酸の糞便中への排泄を促進することで、コレステロールの消化管吸収を阻害する。また、ワルファリンは本薬剤により吸着されるため、併用により抗凝固作用の減弱がみられる。

錠 粒状錠(小児用)

サクビトリルバルサルタン

アンジオテンシン受容体ネプリライシン阻害薬

主な商品名 エンレスト

適応 慢性心不全、高血圧症

作用機序 アンジオテンシンⅡ受容体・ネプリライシン阻害

主な副作用 **血管浮腫**、腎不全、肝障害、めまい、脱水、**高カリウム血症**

ポイント サクビトリルは、ネプリライシンを阻害することで、血管拡張や利尿作用を持つナトリウム利尿ペプチドの分解を防ぐ。バルサルタンはアンジオテンシンⅡ受容体を遮断することで、血管収縮及びアルドステロン分泌を抑制する。**血管浮腫**のリスクが増すため、ACE阻害薬(エナラプリルなど)とは併用禁忌である。ACE阻害薬から切り替えて使用する場合は、36時間間隔を空ける必要がある。

吸入

ザナミビル

ノイラミニダーゼ阻害薬

主な商品名 リレンザ

適応 A型またはB型インフルエンザ

作用機序 ノイラミニダーゼ阻害

主な副作用 気管支攣縮、呼吸困難

ポイント A型及びB型インフルエンザウイルスのノイラミニダーゼを選択的に阻害することで、感染細胞からのウイルスの放出、体内での感染拡大を阻害し、ウイルスの増殖を抑制する。症状発現後、48時間以内の投与が必要である。A型またはB型インフルエンザの治療及び予防に用いられる。牛乳由来の成分を含むため、牛乳アレルギーのある患者へは投与しない。

錠

サフィナミドメシル酸塩

MAO$_B$阻害薬

主な商品名 エクフィナ

適応 パーキンソン病（**ウェアリングオフ現象**があるもの）

作用機序 MAO$_B$阻害

主な副作用 幻覚、低血圧、**ジスキネジア**、眠気、不眠

ポイント MAO$_B$阻害により、脳内でのドパミンの分解を阻害することで、抗パーキンソン病作用を示す。神経伝達物質の過度の反応を招くため、トラマドールやタペンタドール、抗うつ薬などとは併用しない。特に、三環系抗うつ薬の投与終了後14日間はサフィナミドを投与してはいけない。**本薬剤は覚醒剤原料に指定されていないため、セレギリンのような流通上の規制はない**。本薬剤はレボドパ含有製剤との併用が必須である。

サ

錠 坐

サラゾスルファピリジン

抗炎症薬

主な商品名 アザルフィジンEN、サラゾピリン

適応 潰瘍性大腸炎、関節リウマチ、クローン病

作用機序 抗炎症、サイトカイン産生抑制

主な副作用 血液障害、急性腎不全、肝機能障害、**間質性肺炎**、脳症

ポイント 腸内細菌により5-アミノサリチル酸に分解され、大腸に運ばれ抗炎症作用を示す。また、分解を受けていないサラゾスルファピリジン自体の作用として、T細胞やマクロファージからのサイトカイン（IL-1、2、6）産生を抑制し、抗リウマチ作用を示す。腸溶錠は粉砕しない。

錠 シロップ 吸入 インヘラー

サルブタモール硫酸塩

交感神経興奮様薬

主な商品名 サルタノール、ベネトリン

適応 気管支喘息、気管支炎、肺気腫、肺結核

作用機序 β_2受容体刺激

主な副作用 **低カリウム血症**、振戦、心悸亢進

ポイント 選択的β_2受容体刺激による平滑筋弛緩作用を示す。気管支平滑筋の弛緩により気管支が拡張するため、気道閉塞による呼吸困難などに用いられる。弱いβ_1受容体刺激作用も示し、副作用である心悸亢進や**低カリウム血症**の原因となる。

サ

細粒 錠

サルポグレラート塩酸塩

$5\text{-}HT_2$受容体遮断薬

主な商品名 アンプラーグ

適応 慢性動脈閉塞症、疼痛・冷感などの虚血性諸症状

作用機序 $5\text{-}HT_2$受容体

主な副作用 出血、肝機能障害、**無顆粒球症**、血小板減少

ポイント 選択的にセロトニン$5\text{-}HT_2$受容体を遮断し、セロトニンによる血小板凝集を抑制する。主に、動脈硬化に伴う血栓形成を予防する。手術による大量出血を避けるために休薬する場合は、手術の約1日前に投与を中止する。

ロタディスク ディスカス 吸入

サルメテロールキシナホ酸塩

交感神経興奮様薬

主な商品名 セレベント、アドエア(配合剤)

適応 気管支喘息、慢性閉塞性肺疾患

作用機序 β_2受容体刺激

主な副作用 **低カリウム血症**、振戦、心悸亢進

ポイント 選択的β_2受容体刺激による平滑筋弛緩作用を示す。気管支平滑筋の弛緩により気管支が拡張するため、気道閉塞による呼吸困難などに用いられる。弱いβ_1受容体刺激作用も示し、副作用である心悸亢進や**低カリウム血症**の原因となる。**アドエア**は、サルメテロールとステロイド薬との配合剤である。

サ

錠 末 細粒

酸化マグネシウム

浸透圧性下剤

主な商品名 マグミット

適応 便秘、胃・十二指腸潰瘍、胃炎

作用機序 胃酸中和、腸内浸透圧上昇

主な副作用 高マグネシウム血症

ポイント 本薬剤自体が浸透圧を持つ。消化管から吸収されにくく、腸内の浸透圧を上昇させ、腸管内に水分を吸引することで便を軟化し、排便を促進する。また、胃内pHを上昇させ、胃酸を中和して胃粘膜刺激を抑制する。また、ペプシンを失活させる。テトラサイクリン系抗菌薬やビスホスホネート製剤(アレンドロン酸など)と併用すると、これら併用薬の吸収量が低下する。

錠 散 シロップ 注 坐

ジアゼパム

ベンゾジアゼピン系薬

主な商品名 セルシン、ホリゾン、ダイアップ

適応 てんかん重積発作、小児の熱性及びてんかん性のけいれん、うつ、不安、麻酔前投薬

作用機序 ベンゾジアゼピン受容体刺激

主な副作用 依存性、呼吸抑制、眠気

ポイント 中枢神経のベンゾジアゼピン受容体を刺激作用することでGABA作用を増強し、中枢神経系の抑制作用を示す。小児の熱性けいれんでは、**ダイアップ**坐剤をまずは挿入、30分後に解熱薬である**アンヒバ**坐剤の挿入を行う。**アンヒバ**坐剤に使用されている材料は、**ダイアップ**坐剤の効果を減弱させ、この影響を回避するために**ダイアップ**坐剤を先に挿入する。緑内障や重症筋無力症患者への投与は禁忌である。

シ

点眼 注

シアノコバラミン

ビタミンB_{12}製剤

主な商品名 サンコバ

適応 巨赤芽球性貧血、悪性貧血、眼精疲労

作用機序 ビタミンB_{12}補充

主な副作用 発疹、そう痒感

ポイント 胃切除や抗内因子抗体により、ビタミンB_{12}の吸収量が低下すると、巨赤芽球性貧血を起こすことがある。巨赤芽球性貧血が発生する際には、消化管吸収に障害が起きている場合が多く、本薬剤による貧血治療は基本的に「注射」で行う。また、ビタミンB_{12}欠乏や不足による神経からの疲労回復作用も持ち、点眼により眼精疲労に用いられる。また、抗内因子抗体産生による、巨赤芽球性貧血を特に悪性貧血という。

錠

ジエノゲスト

プロゲステロン受容体刺激薬

主な商品名 ディナゲスト

適応 子宮内膜症、子宮腺筋症

作用機序 プロゲステロン受容体刺激

主な副作用 ほてり、不正出血、外陰部かぶれ、腹痛

ポイント プロゲステロンの様に作用し、視床下部ー下垂体へ負のフィードバックをかけるため、LH分泌を抑制し排卵を抑制する。卵巣へは主席卵胞の発育抑制により、血中エストラジオール濃度を低下させる。また、病巣の子宮内膜症細胞に作用して、この細胞の増殖を抑制する。妊娠していないことを確認し、月経周期2～5日目より経口投与を開始する。

点眼 LX点眼

ジクアホソルナトリウム

粘膜保護薬

主な商品名 ジクアス

適応 ドライアイ

作用機序 $P2Y_2$受容体刺激

主な副作用 眼刺激、眼脂

ポイント 結膜上皮細胞の杯細胞膜上の$P2Y_2$受容体を刺激し、細胞内の水分及びムチンの分泌促進作用を示す。また、角膜上皮のムチンの発現・産生促進作用を示す。**ジクアス**は1日に6回の点眼が必要なのに対し、**ジクアスLX**は作用持続時間が長く、1日に3回の点眼で済む。

カプセル 細粒 内用液 注 静注 点眼

国試

シクロスポリン

IL-2分泌阻害薬

主な商品名 ネオーラル、サンディミュン、パピロック

適応 臓器移植での拒絶反応の抑制、再生不良性貧血

作用機序 IL-2分泌阻害

主な副作用 易感染、腎障害、肝障害、**歯肉肥厚**、多毛

ポイント ヘルパーT細胞に作用し、免疫の活性化に関わるIL-2などの分泌を阻害する。注射や内服によるシクロスポリン投与期間中は、生ワクチンを接種してはいけない。本薬剤は、薬物代謝酵素CYP3A4にて分解される。CYP3A4を阻害するグレープフルーツジュースは、内服薬の薬効を増強させてしまう。また、シクロスポリンは、スタチン系薬(ロスバスタチンなど)の排泄を抑制し、**横紋筋融解症**の発現リスクを上昇させるためこれらは併用しない。

錠 坐 カプセル ゲル ローション テープ 点眼 パップ

ジクロフェナクナトリウム

COX阻害薬

主な商品名 ジクロード、ナボール、ボルタレン

適応 解熱・鎮痛・抗炎症

作用機序 COX阻害

主な副作用 消化性潰瘍、腎障害、**アスピリン喘息**、**スティーブンス・ジョンソン症候群**

ポイント シクロオキシゲナーゼ(COX)を阻害し、プロスタグランジン(PG)の産生を抑制することで解熱・鎮痛・抗炎症などの作用を示す。PGは胃粘膜保護や腎血流量増加などの身体にとってプラスとなる作用も示すため、PG産生抑制は、消化性潰瘍や腎障害といった副作用の原因になる。胎児循環への異常や、子宮収縮力の減弱を招くことがあり、内服薬や坐剤は妊婦に禁忌である。

注 原末 錠

シクロホスファミド

国試

アルキル化薬

主な商品名 エンドキサン

適応 造血幹細胞移植の前治療、肺癌など

作用機序 アルキル化

主な副作用 出血性膀胱炎、卵巣機能不全、**骨髄抑制**、易感染、悪心・嘔吐

ポイント 体内で代謝されることで活性体となり、DNAのグアニン塩基をアルキル化する（炭化水素を結合させる）ことで、DNA合成を阻害する。副作用で出血性膀胱炎を起こすため、解毒薬であるメスナと併用する。女性に用いた場合、卵巣機能不全を起こすことがある。造血幹細胞の増殖抑制により、白血球は減少し、免疫機能は抑制される。

錠 散 エリキシル 注

ジゴキシン

国試

ジギタリス製剤

主な商品名 ジゴシン、ハーフジゴキシン

適応 うっ血性心不全、発作性上室性頻拍、心房細動

作用機序 ナトリウムポンプ阻害

主な副作用 徐脈、ジキタリス中毒（悪心・嘔吐・心室性不整脈）

ポイント ナトリウムポンプ（Na^+,K^+-ATPase）を阻害し、その結果、心筋細胞内Ca^{2+}濃度が上昇し心収縮力は増強する。なお、洞房結節への副交感神経興奮作用も示し、心拍数の減少や刺激伝導速度の抑制が起こる（心房側への抑制作用が強く、発作性上室性頻拍など、心房側の不整脈治療にも用いられる）。また、強心作用からの腎血流量の増加により、利尿効果も現れる。本薬剤による中毒は、**低カリウム血症**の際に発現しやすい。血中濃度測定（TDM）の対象薬である。

錠　点眼

ジスチグミン臭化物

間接型副交感神経興奮様薬

主な商品名 ウブレチド

適応 排尿困難、緑内障、重症筋無力症

作用機序 コリンエステラーゼ阻害

主な副作用 コリン作動性クリーゼ（腹痛、縮瞳など）

ポイント アセチルコリン分解酵素・コリンエステラーゼを阻害し、アセチルコリンによる作用を促す、間接型副交感神経興奮様薬である。副交感神経興奮様作用によって、排尿促進や眼圧降下などの作用を示す。また、アセチルコリンによる骨格筋のニコチン受容体への刺激を促すことで骨格筋収縮作用を示し、重症筋無力症の治療にも用いられる。毒薬である。

シ

動注　注

シスプラチン

国試

白金製剤

主な商品名 アイエーコール、ランダ

適応 消化器癌、骨肉腫、小細胞肺癌、非小細胞肺癌

作用機序 DNAへの架橋形成（DNAの複製抑制）

主な副作用 腎障害、激しい悪心・嘔吐、**骨髄抑制**、聴覚障害

ポイント 多くの抗癌剤で悪心・嘔吐の副作用が現れるが、シスプラチンによる悪心・嘔吐の症状は特に強い。また、その他の特徴的な副作用として腎障害、聴覚障害がある。腎毒性軽減のために、投与前後には大量の水分・輸液の投与（ハイドレーション）を行うとともに、尿量を確保するためにマンニトールやフロセミドなどの利尿薬も投与する。シスプラチンは、生理食塩水に溶解、希釈の上、使用する。

錠 カプセル 静注

ジソピラミド

ボーン・ウィリアムズ分類Ⅰa群

主な商品名 リスモダン

適応 他剤が使用できない場合の頻脈性不整脈

作用機序 Na^+チャネル遮断、K^+チャネル遮断

主な副作用 心室細動、心不全、**QT延長**、口渇、排尿困難、心停止、**無顆粒球症**

ポイント ボーン・ウィリアムズ分類におけるⅠa群。Na^+チャネル遮断、K^+チャネル遮断作用により、抗不整脈作用を示す。心電図上のQT間隔を延長させ、心室性の頻脈を起こすことがある。他の抗不整脈薬と比較して、抗コリン作用が強く、口渇や排尿困難などの副作用が現れやすい。

シ

錠

シタグリプチン

国試

選択的DPP-4阻害薬

主な商品名 グラクティブ、ジャヌビア

適応 2型糖尿病

作用機序 DPP-4阻害

主な副作用 **低血糖**、肝障害、腎不全、**類天疱瘡**

ポイント 消化管ホルモンであるインクレチン(GLP-1、GIP)は、血糖依存的(血糖値が高いときだけ)なインスリン分泌促進やグルカゴン分泌抑制などの作用を示す。しかし、インクレチンは分泌後すぐにジペプチジルペプチダーゼ-4(DPP-4)により分解されてしまう。本薬剤は、DPP-4を阻害し、インクレチン濃度を上昇させることにより、血糖値を低下させる。血糖依存的に作用するため、**低血糖**のリスクは低い。

注 静注 カプセル

シタラビン

核酸代謝拮抗薬

主な商品名 キロサイド、スタラシド

適応 急性白血病、悪性リンパ腫

作用機序 DNAポリメラーゼ阻害

主な副作用 **骨髄抑制**、悪心・嘔吐、脱毛、シタラビン症候群

ポイント DNAポリメラーゼを阻害し、癌細胞のDNA合成を阻害する。シタラビンオクホスファートはシタラビンのプロドラッグである。シタラビンの大量投与の際に、高熱・倦怠感・筋肉や骨の痛み・皮疹などが現れるものをシタラビン症候群といい、シタラビンの投与中止により、ほとんどの症状は軽快する。

シ

カプセル

ジドブジン

HIV逆転写酵素阻害薬

主な商品名 レトロビル

適応 HIV感染症

作用機序 逆転写酵素阻害

主な副作用 重篤な血液障害、心不全、重度の肝腫大

ポイント 逆転写酵素を持つRNAウイルスは、ヒトの細胞内へ侵入後、ウイルスRNAからDNAを合成する（逆転写）。このDNAは、インテグラーゼによってヒトDNAに組み込まれ、ヒトの転写翻訳機構を利用して、元のウイルスRNAを増殖させる。本薬剤は、HIVの逆転写酵素を阻害することで、ウイルスの増殖を抑制する。

錠

シナカルセト塩酸塩

カルシウム受容体刺激薬

主な商品名 レグパラ

適応 維持透析下の二次性副甲状腺機能亢進症

作用機序 Ca^{2+}受容体刺激

主な副作用 低カルシウム血症、**QT延長**、悪心、**下痢**、**便秘**

ポイント 腎機能の低下は高リン血症を招き、透析を行ってもリンの除去には限界がある。高リン血症は副甲状腺ホルモンの分泌量を増加し、骨吸収促進による血中Ca^{2+}濃度上昇作用を示す。しかし、骨からのCa^{2+}流出は骨粗鬆症のリスクとなり、また、血中Ca^{2+}とリンとの結合は血管の石灰化を引き起こす。**本薬剤は、副甲状腺細胞のCa^{2+}受容体を刺激し、血中にCa^{2+}が豊富にあるように見せかけることで副甲状腺ホルモンの分泌を抑制する。**

末 散 錠 シロップ

ジヒドロコデインリン酸塩

オピオイド系薬

主な商品名 ジヒドロコデイン、カフコデ(配合剤)

適応 咳嗽、疼痛、下痢

作用機序 μ受容体刺激、咳中枢抑制

主な副作用 依存性、呼吸抑制、悪心・嘔吐、**便秘**、眠気

ポイント オピオイド受容体のうちμ受容体を刺激し、痛覚伝導系の抑制及び下行性抑制神経の活性化により鎮痛作用を示す。また、延髄咳中枢を直接抑制することで、鎮咳作用を示す。鎮痛作用、鎮咳作用、依存性などはすべてコデインより強く、モルヒネよりは弱い。コデインと同濃度の製剤であれば、半分で同程度の薬効が期待できる。**カフコデ**は解熱薬や気管支拡張薬などとの配合剤である。

錠 散 静注

ジピリダモール

冠循環改善薬・抗血小板薬

主な商品名 ペルサンチン

適応 狭心症、心筋梗塞、血栓・塞栓の抑制、タンパク尿

作用機序 アデノシン取り込み阻害

主な副作用 狭心症の悪化、出血傾向、血小板減少、心悸亢進

ポイント アデノシンの赤血球や血管壁への取り込みを抑制することで薬効を発揮する。冠血管を拡張し、狭心症症状を改善させる。また、血小板凝集の抑制による、循環改善作用を示す。その他、ネフローゼ症候群の際の尿タンパク質減少の目的でも用いられることがある。

シ

軟膏

ジファミラスト

アトピー性皮膚炎治療薬

主な商品名 モイゼルト

適応 アトピー性皮膚炎

作用機序 ホスホジエステラーゼⅣ阻害

主な副作用 色素沈着、毛包炎、そう痒症

ポイント ホスホジエステラーゼ(PDE)Ⅳの阻害により、免疫細胞内や炎症細胞内のcAMP濃度を上昇させる。本作用機序により、種々のサイトカイン(TNF-α、GM-CSFなど)の産生を抑制し、アトピー性皮膚炎への治療効果を示す。タクロリムス軟膏でみられるような皮膚への刺激感がなく、外用ステロイド薬により寛解を達成した後の、維持療法に使いやすい。

軟膏 クリーム 錠 注

ジフェンヒドラミン

抗ヒスタミン薬

主な商品名 ベナパスタ、レスタミンコーワ

適応 アレルギー性疾患・症状

作用機序 H_1受容体遮断

主な副作用 眠気、口渇、眼圧上昇、排尿困難、てんかん

ポイント ヒスタミンH_1受容体を遮断することで、ヒスタミンによるアレルギー反応(血管透過性亢進、気管支平滑筋収縮など)を抑制する。注射薬や内服薬は、抗コリンや眠気などの副作用が強い。強い眠気の応用で、昨今では市販の催眠薬としても扱われている。

シ

錠 静注 注

シプロフロキサシン

ニューキノロン系抗菌薬

主な商品名 シプロキサン

適応 細菌感染症 作用機序 DNAジャイレース阻害

主な副作用 腎障害、**下痢**、片頭痛、**光線過敏症**、痙攣、**QT延長**、アキレス腱炎

ポイント DNAの複製に関わるDNAジャイレースを阻害することで、細菌のDNA合成を阻害する。鉄・カルシウム・マグネシウムなどと共に服用すると消化管吸収率が低下する(2～3時間ほど間隔を空けるとよい)。本薬剤は薬物代謝酵素CYP1A2の阻害作用を持つことから、この酵素で代謝されるチザニジンとの併用は禁忌である。**また、NSAIDsとの併用で抗GABA作用による痙攣が起きることがあり、特にケトプロフェン(注射剤、坐剤)とは併用禁忌である。**

錠 散 シロップ

シプロヘプタジン塩酸塩

抗ヒスタミン薬

主な商品名 ペリアクチン

適応 アレルギー性疾患・症状

作用機序 H_1受容体遮断

主な副作用 眠気、口渇、眼圧上昇、排尿困難、てんかん

ポイント ヒスタミンH_1受容体を遮断することで、ヒスタミンによるアレルギー反応(血管透過性亢進、気管支平滑筋収縮など)を抑制する。抗コリンや眠気などの副作用が強い。

シ

錠 静注

シベンゾリンコハク酸塩

ボーン・ウィリアムズ分類Ⅰa群

主な商品名 シベノール

適応 他剤が使用できない場合の頻脈性不整脈

作用機序 Na^+チャネル遮断、K^+チャネル遮断

主な副作用 催不整脈作用、心不全、**低血糖**、肝障害

ポイント ボーン・ウィリアムズ分類におけるⅠa群。Na^+チャネル遮断、K^+チャネル遮断作用により、抗不整脈作用を示す。心電図上のQT間隔を延長させ、心室性の頻脈を起こすことがある。他の抗不整脈薬と比較して、膵臓のK^+チャネルの遮断によりインスリン分泌を促進させ、**低血糖**を招きやすい。

錠 細粒 注

シメチジン

H_2受容体遮断薬

主な商品名 タガメット、カイロック

適応 胃潰瘍、十二指腸潰瘍、胃炎、逆流性食道炎

作用機序 H_2受容体遮断

主な副作用 **便秘**、女性化乳房、腎障害、肝障害、せん妄、貧血、**汎血球減少**、**無顆粒球症**、血小板減少

ポイント ヒスタミンH_2受容体を遮断することにより、胃酸分泌を抑制する。腎排泄型の薬剤であるため、腎機能の低下に応じて投与量を調整する必要がある。また、薬物代謝酵素CYP1A2、CYP2A9、CYP2D6、CYP3A4などの阻害作用を持つため、これらの酵素で代謝される薬剤との併用には注意を要する。

錠 散 シロップ DS

ジメモルファンリン酸塩

非麻薬性鎮咳薬

主な商品名 アストミン

適応 咳嗽

作用機序 咳中枢抑制

主な副作用 発疹、眠気、食欲不振、めまい

ポイント 非麻薬性の鎮咳薬であり、延髄咳中枢に対する抑制作用を持つ。鎮咳作用はコデインやデキストロメトルファンよりも強いと考えられている。

錠

ジメンヒドリナート

めまい・平衡障害治療薬

主な商品名 ドラマミン

適応 動揺病、メニエール病

作用機序 H_1受容体を遮断

主な副作用 胸やけ、胃痛、眠気

ポイント 中枢にてヒスタミンH_1受容体を遮断することで、動揺病やメニエール病などに伴うめまいや悪心・嘔吐の改善に用いられる。化学構造中に、抗ヒスタミン薬であるジフェンヒドラミンが含まれている。

シ

静注 皮下注 筋注

ジモルホラミン

呼吸・循環賦活薬

主な商品名 テラプチク

適応 呼吸障害及び循環機能低下

作用機序 延髄呼吸中枢の直接興奮

主な副作用 血圧上昇、咳嗽、めまい、しびれ感、口内熱感

ポイント 延髄の呼吸中枢に直接作用して、呼吸興奮を起こす新生児仮死、ショック、催眠薬中毒などによる呼吸障害や循環機能低下に用いられる。延髄の血管運動中枢を興奮させるため、通常は血圧上昇を起こす。

顆粒 細粒

芍薬甘草湯(しゃくやくかんぞうとう)

漢方製剤

主な商品名 ツムラ芍薬甘草湯エキス

適応 急激に起こる筋肉の痙攣に伴う疼痛、筋肉・関節痛、胃痛、腹痛

作用機序 ノルアドレナリン神経系活性化など

主な副作用 **偽アルドステロン症**、**間質性肺炎**、肝障害、うっ血性心不全

ポイント 脊髄下行性神経におけるノルアドレナリン神経系を活性化し、筋肉などに起こる疼痛を抑制する。一方、Na^+の再吸収及びK^+の排泄を促進させるカンゾウを含有するため、**偽アルドステロン症**の発現に注意を要する。

シ

顆粒 細粒 錠

小柴胡湯(しょうさいことう)

漢方製剤

主な商品名 ツムラ小柴胡湯エキス

適応 胃炎、疲労感及び風邪の後期の症状、慢性肝炎

作用機序 肝再生、免疫調整、活性酸素抑制

主な副作用 **間質性肺炎**、**偽アルドステロン症**、肝障害

ポイント 風邪、慢性肝炎に幅広く使用される漢方薬である。副作用で**偽アルドステロン症**を起こすことがあるので、血中Na^+値上昇による高血圧や、K^+値低下による脱力感・**ミオパチー**などの出現に注意を要する。また、**間質性肺炎**の発生率が上昇するため、インターフェロン製剤との併用は禁忌である。

錠 カプセル 注 静注 スプレー テープ

硝酸イソソルビド

硝酸薬

主な商品名 ニトロール、フランドル

適応 狭心症、心筋梗塞、心不全

作用機序 薬からの一酸化窒素放出

主な副作用 血圧低下、**ふらつき**、頭痛、肝機能障害

ポイント 一酸化窒素の放出により、強い血管拡張作用を示す。冠血管の拡張により、狭心症発作時の胸痛を軽減できる。口腔内スプレーは狭心症発作時に、徐放剤・貼付剤は定期的に用いられる。**ニトロール**錠は、舌下投与で発作時に、経口投与で定期的に使用することができる。静脈血管拡張により、心負荷は軽減されるため、心不全の治療薬としても用いられる。血圧低下作用が増強される恐れがあるため、勃起不全治療薬(シルデナフィルなど)やアルコールとは併用しない。

顆粒 細粒 錠

小青竜湯(しょうせいりゅうとう)

漢方製剤

主な商品名 ツムラ小青竜湯エキス

適応 気管支炎、気管支喘息、鼻炎

作用機序 化学伝達物質放出抑制など

主な副作用 **偽アルドステロン症**、肝障害、**間質性肺炎**

ポイント 鼻汁の減少により、鼻の通気性の改善が期待できる。抗ヒスタミン薬のような眠気は現れない。Na^+の再吸収及びK^+の排泄を促進させるカンゾウを含有するため、**偽アルドステロン症**の発現に注意を要する。身体の冷えや食欲の減退により、効果が減弱することがある。

懸濁用散

ジルコニウムシクロケイ酸ナトリウム

陽イオン交換化合物

主な商品名 ロケルマ

適応 高カリウム血症　作用機序 陽イオン交換化合物

主な副作用 **低カリウム血症**、心不全、浮腫、**便秘**

ポイント 体内に吸収されず、消化管で作用する薬剤である。カリウムイオンを選択的に捕獲して、薬剤中の水素イオン及びナトリウムイオンと交換する。薬剤に捕獲されたカリウムは、糞便とともに排泄される。膨潤しないため、腸閉塞や便秘の患者にも使用しやすい。カリウム選択性に優れており、マグネシウムなどの陽イオンを含有する製剤との併用が問題とならない。

シ

錠　カプセル　静注　注

ジルチアゼム塩酸塩

Ca拮抗薬

主な商品名 ヘルベッサー

適応 狭心症、異型狭心症、本態性高血圧症

作用機序 Ca^{2+}チャネル遮断

主な副作用 徐脈、心不全、肝障害、胃部不快感

ポイント 冠血管や洞房結節、房室結節のCa^{2+}チャネルを遮断することで、冠血管拡張作用、心機能抑制作用を示す。冠血管拡張により心筋への酸素供給を増大させ、心機能抑制により酸素消費を抑制する。

錠 DS フィルム

シルデナフィルクエン酸塩

ホスホジエステラーゼ阻害薬

主な商品名 バイアグラ、レバチオ

適応 勃起不全、肺動脈性肺高血圧症

作用機序 ホスホジエステラーゼ5阻害

主な副作用 ほてり、頭痛、鼻炎、血圧低下

ポイント ホスホジエステラーゼ(PDE)5が阻害されると、cGMPの分解が抑制される。このcGMPは、勃起の補助や血管拡張などの作用を示す。シルデナフィルはヒト陰茎海綿体や肺血管平滑筋において、PDE5を阻害することで、cGMP量を増加させる。食後服用では、作用発現の遅延が生じる。**バイアグラ**は勃起不全治療薬、**レバチオ**は肺動脈性高血圧症治療薬である。過度の血圧低下を招くため、硝酸薬(ニトログリセリンなど)との併用は禁忌である。

シ

錠

シルニジピン

Ca拮抗薬

主な商品名 アテレック、アテディオ(配合剤)

適応 高血圧症

作用機序 Ca^{2+}チャネル遮断

主な副作用 **ふらつき**、頻脈、徐脈、頭痛、**便秘**、**歯肉肥厚**、肝障害、血小板減少

ポイント 血管選択的にCa^{2+}チャネルを遮断し、血管拡張作用を示す。交感神経からのノルアドレナリンの放出を抑制するため、反射性の頻脈は起こりにくい。心臓のCa^{2+}チャネルに遮断が及んだ場合には徐脈を起こすこともある。本薬剤は、薬物代謝酵素CYP3A4にて分解される。CYP3A4を阻害するグレープフルーツジュースは、内服薬の薬効を増強させてしまう。

散 錠 内服ゼリー

シロスタゾール

ホスホジエステラーゼ阻害薬

主な商品名 プレタール

適応 血栓形成の抑制、疼痛・冷感などの虚血性諸症状

作用機序 ホスホジエステラーゼ阻害

主な副作用 心不全、心室頻拍、出血、肝障害、腎不全

ポイント 血小板のホスホジエステラーゼ(PDE)を選択的に阻害することで、血小板凝集抑制作用を示す。主に、動脈硬化に伴う血栓形成を予防する。手術による大量出血を避ける場合は、手術の約3日前に投与を中止する。心機能を促進させる作用を示すため、適応外ではあるが、徐脈の治療に用いられることもある。

シ

錠

シロドシン

交感神経抑制様薬

主な商品名 ユリーフ

適応 前立腺肥大症に伴う排尿障害

作用機序 α_{1A}受容体遮断

主な副作用 低血圧、失神、肝機能障害

ポイント 選択的に前立腺のα_{1A}受容体を遮断することにより前立腺弛緩作用を示し、尿道括約筋のα_{1A}受容体を遮断することにより尿道拡張作用を示す。血管平滑筋のα_1受容体も遮断してしまうため、低血圧などの副作用が出現することがある。シロドシンは主として薬物代謝酵素CYP3A4により代謝を受けるため、CYP3A4を阻害する薬剤(アゾール系抗真菌薬など)との併用で薬効が増強されることがある。

錠

シンバスタチン

HMG-CoA還元酵素阻害薬

主な商品名 リポバス

適応 高脂血症、家族性高コレステロール血症

作用機序 HMG-CoA還元酵素阻害

主な副作用 **横紋筋融解症**、重症筋無力症、肝障害

ポイント 標準的なスタチン薬の1つ。HMG-CoA還元酵素を阻害することで、肝臓内のコレステロール合成を抑制する。本薬剤服用中の患者が、筋肉の痛みや褐色尿を訴えた場合、重大な副作用である**横紋筋融解症**の可能性がある。

ス

静注

スガマデクスナトリウム

包接化合物

主な商品名 ブリディオン

適応 ロクロニウムなどの筋弛緩薬の解毒

作用機序 筋弛緩作用の解毒

主な副作用 悪心・嘔吐、心室細動、冠動脈攣縮

ポイント スガマデクスは、ロクロニウムに高い親和性を有しており、結合することでロクロニウムによる筋弛緩作用を減弱させている。

細粒 内用液

スクラルファート

プロトンポンプ阻害薬

主な商品名 アルサルミン

適応 胃潰瘍、十二指腸潰瘍、胃炎

作用機序 潰瘍部保護

主な副作用 **便秘**、嘔気、アルミニウム脳症

ポイント 潰瘍部と結合することで、粘膜保護作用を示す。テトラサイクリン系抗菌薬やビスホスホネート製剤と併用すると、これら併用薬の吸収量が低下する。また、本薬剤はアルミニウムを含んでいる。透析ではアルミニウムを十分に除去できないことから、透析患者への投与は禁忌とされている。

チュアブル錠 顆粒

スクロオキシ水酸化鉄

高リン血症治療薬

主な商品名 ピートル

適応 透析中の慢性腎不全患者における高リン血症

作用機序 リン酸イオンとの結合

主な副作用 **下痢**、悪心・嘔吐

ポイント 経口投与により、消化管内にてリン酸イオンと結合し、そのまま糞便中へ排泄される。透析中の慢性腎不全患者における高リン血症に用いられる。食直前に服用する。

皮下注

スコポラミン臭化水素酸塩

副交感神経抑制様薬

主な商品名 ハイスコ

適応 パーキンソン症候群、麻酔前投薬

作用機序 ムスカリン受容体遮断(抗コリン作用)

主な副作用 眠気、眼圧上昇、排尿困難、口渇、心悸亢進

ポイント ムスカリン受容体を遮断する抗コリン薬である。心拍数増加、平滑筋弛緩、腺分泌抑制、散瞳、遠視性調節麻痺、眼圧上昇など、副交感神経抑制様の反応を起こす。緑内障や前立腺肥大症患者への投与は禁忌である。中枢移行性に優れており、抗パーキンソニズム作用や鎮静作用を発現する。市販の酔い止めに含まれる成分としても知られている。麻酔前投薬では、鎮静化の他、腺分泌の抑制も手術中の余計な気道分泌の抑制に寄与している。

注

ストレプトマイシン硫酸塩

国試

アミノグリコシド系抗生物質

主な商品名 ストレプトマイシン

適応 細菌感染症、結核

作用機序 タンパク質合成阻害

主な副作用 聴覚障害、腎障害

ポイント 細菌リボソームに結合して、細菌の生存や増殖に必要なタンパク質の合成を阻害する。特徴的な副作用として、聴覚障害(第8脳神経障害)、腎障害がある。薬効は濃度依存的であるため、複数回に分割するよりも、1回の投与量を多くしたほうが抗菌作用は強く現れる。

錠 カプセル

スニチニブリンゴ酸塩

チロシンキナーゼ阻害薬

主な商品名 スーテント

適応 イマチニブ抵抗性の消化管間質腫瘍、腎癌、膵神経内分泌腫瘍

作用機序 チロシンキナーゼ阻害

主な副作用 高血圧、**QT延長**、出血、**手足症候群**、肝障害、味覚障害、食欲不振、**下痢**、悪心・嘔吐、皮膚変色、疲労、関節痛、筋痛

ポイント 血管内皮増殖因子受容体(VEGFR)チロシンキナーゼを阻害する。癌細胞に栄養を供給する新生血管の伸長を阻害する。その他、複数の作用機序を発現し、抗腫瘍効果を示す。

ス

錠 細粒

国試

スピロノラクトン

抗アルドステロン薬

主な商品名 アルダクトンA

適応 高血圧症、浮腫、原発性アルドステロン症

作用機序 アルドステロン受容体遮断

主な副作用 **高カリウム血症**、**低ナトリウム血症**、蕁麻疹、女性化乳房、悪心・嘔吐

ポイント 遠位尿細管から集合管にかけてのアルドステロン受容体を遮断することにより、Na^+-K^+交換系を抑制しNa^+の尿中排泄量を増加させ、それに伴い尿量も増加させる。ステロイド骨格を持ち、その構造が性ホルモンと類似していることから、副作用で男性の女性化乳房を起こすことがある。また、作用機序より、体内にK^+が残ることになるため、**高カリウム血症**を起こすことがある。

カプセル　DS

スプラタストトシル酸塩

アレルギー性疾患治療薬

主な商品名 アイピーディ

適応 気管支喘息、アトピー性皮膚炎、アレルギー性鼻炎

作用機序 IL分泌阻害

主な副作用 肝機能障害、ネフローゼ症候群

ポイント ヘルパーT細胞においてIL（インターロイキン（特に4及び5））分泌を阻害し、形質細胞によるIgE抗体の産生を阻害する。予防的に作用し、すでに起こっているアレルギー症状を回復させる作用はない。

錠

スボレキサント

オレキシン受容体遮断薬

主な商品名 ベルソムラ

適応 不眠症

作用機序 オレキシン受容体遮断

主な副作用 疲労感、眠気・**ふらつき**、頭痛、悪夢

ポイント 覚醒に関与するオレキシン受容体の遮断により、催眠作用を発現する。ベンゾジアゼピン系催眠薬に比べて、依存性などが発現しにくい。本薬剤は、薬物代謝酵素CYP3A4にて代謝されるため、CYP3A4を強く阻害する薬剤（クラリスロマイシン、アゾール系抗真菌薬、HIVプロテアーゼ阻害薬など）との併用は禁忌である。

錠 内用液 点鼻 皮下注

スマトリプタンコハク酸塩

5-HT_1受容体刺激薬

主な商品名 イミグラン

適応 片頭痛(発作時)

作用機序 5-HT_1受容体刺激

主な副作用 不整脈、虚血性心疾患、悪心・嘔吐、眠気、蕁麻疹

ポイント 脳血管において、セロトニン5-HT_1受容体刺激により血管拡張物質の放出を抑制し、脳血管を収縮させる。片頭痛発作時に用いられ、効果不十分の場合は2時間以上間隔をあけて追加投与が可能である。ひと月の間に10日以上トリプタン製剤を用いることで、トリプタン乱用頭痛が引き起こされることがある。

錠

スルチアム

炭酸脱水酵素阻害薬

主な商品名 オスポロット

適応 てんかん

作用機序 炭酸脱水酵素阻害

主な副作用 眠気、めまい、腎不全、白血球減少

ポイント 脳組織内で炭酸脱水酵素を阻害し、神経細胞の過剰な興奮を抑制することにより、抗てんかん作用を示す。

静注

スルバクタムナトリウム

β-ラクタマーゼ阻害薬

主な商品名 ユナシン-S（配合剤）、スルペラゾン（配合剤）、ワイスタール（配合剤）

適応 細菌感染症

作用機序 β-ラクタマーゼ阻害

主な副作用 アンピシリンの副作用と同様

ポイント 細菌の産生するβ-ラクタマーゼを阻害し、β-ラクタム系抗菌薬の分解を防ぐ。クラブラン酸単独での殺菌・静菌などの作用はない。**ユナシン-S**はアンピシリンとの、**スルペラゾン**及び**ワイスタール**はセフォペラゾン（セフェム系抗生物質）との配合剤である。

ス

錠 カプセル 細粒 筋注

スルピリド

ベンザミド系精神安定薬

主な商品名 ドグマチール

適応 統合失調症、うつ病、消化性潰瘍

作用機序 D_2受容体遮断

主な副作用 **パーキンソン症候群**、高プロラクチン血症、女性化乳房、血圧低下、**便秘**、**アカシジア**、**ジスキネジア**、体重増加、**悪性症候群**

ポイント ドパミン受容体のうち、D_2受容体を遮断する。中脳辺縁系のD_2受容体を遮断することにより、統合失調症の陽性症状を改善する。また、消化管の副交感神経系を活性化させる作用も示すため、消化管運動を促進させ、消化性潰瘍を改善する（胃液を同じ場所にとどまらせないようにできる）。

顆粒 錠 注

国試

スルファメトキサゾール

サルファ剤

主な商品名 バクタ(配合剤)、バクトラミン(配合剤)

適応 細菌感染症

作用機序 葉酸合成阻害

主な副作用 食欲不振、悪心・嘔吐、頭痛、血液障害、ショック、大腸炎、肝障害、腎障害

ポイント 葉酸の前駆物質であるパラアミノ安息香酸(PABA)と構造が類似しており、PABAに代わって菌に取り込まれることで、菌の葉酸合成を阻害する。また、ジヒドロ葉酸還元酵素を阻害するトリメトプリムとの配合剤(**バクタ**、**バクトラミン**)は、ニューモシスチス肺炎に対して用いられる抗菌薬としても知られている。

錠

セチプチリンマレイン酸塩

四環系抗うつ薬

主な商品名 テシプール

適応 うつ病、うつ状態

作用機序 α_2受容体遮断

主な副作用 眠気、血圧低下、**悪性症候群**、**無顆粒球症**

ポイント 化学構造上の特徴から、四環系抗うつ薬という。脳内アドレナリン作動性神経のα_2受容体を遮断し、ノルアドレナリンの放出を促進することで抗うつ作用を示す。三環系抗うつ薬(イミプラミンなど)のような抗コリン作用はなく、緑内障患者であっても問題なく使用できる。薬効の発現には、数週間を要する。

錠 DS シロップ

セチリジン塩酸塩

抗ヒスタミン薬

主な商品名 ジルテック

適応 アレルギー性疾患・症状

作用機序 H_1受容体遮断

主な副作用 眠気、口渇、好酸球増加、肝障害、黄疸、血小板減少

ポイント ヒスタミンH_1受容体遮断及び肥満細胞からの化学伝達物質(ヒスタミン、ロイコトリエンなど)放出抑制作用を示し、アレルギー反応を抑制する。抗コリンや眠気などの副作用はジフェンヒドラミンと比べて弱い。腎排泄により消失するため、重度の腎障害患者への投与は禁忌。

注 静注

セツキシマブ

モノクローナル抗体製剤

主な商品名 アービタックス、アキャルックス

適応 大腸癌、頭頸部癌

作用機序 抗EGFRモノクローナル抗体

主な副作用 重度の**インフュージョンリアクション**、重度の皮膚障害、低マグネシウム血症、**下痢**

ポイント 抗ヒト上皮増殖因子受容体(EGFR)へのモノクローナル抗体製剤であり、RAS遺伝子野生型の大腸癌に抗腫瘍作用を示す。特徴的な副作用に重度の皮膚障害(ざ瘡など)などがある。RAS(KRAS/NRAS)遺伝子変異型の癌細胞は、EGFRとは無関係に増殖するため、本薬剤による治療効果が期待できない。

細粒 カプセル

セトラキサート塩酸塩

胃粘膜保護薬

主な商品名 ノイエル

適応 急性胃炎、慢性胃炎、胃潰瘍

作用機序 PG合成促進

主な副作用 胃部不快感、発疹、**便秘**

ポイント 胃粘膜のプロスタグランジン(PG)類の合成を促進することで、粘膜保護作用や粘膜血流量増加作用を示す。

セ

カプセル

セビメリン塩酸塩

副交感神経興奮様薬

主な商品名 エボザック、サリグレン

適応 シェーグレン症候群に伴う口腔乾燥症状

作用機序 ムスカリン受容体刺激

主な副作用 嘔気、頻尿、腹痛、**下痢**

ポイント 唾液腺のムスカリン受容体の刺激により、副交感神経興奮様作用を示し、唾液分泌を促すことで口腔乾燥症状を改善する。副交感神経興奮様作用に伴い、頻尿や**下痢**といった副作用が生じやすい。

注 筋注 点滴

国試

セファゾリンナトリウム

セフェム系抗生物質

主な商品名 セファメジンα

適応 細菌感染症

作用機序 トランスペプチダーゼ阻害

主な副作用 発疹、腎障害、大腸炎、ショック、**スティーブンス・ジョンソン症候群**

ポイント β-ラクタム系のうち、セフェム系(第一世代)に属する抗菌薬であり、グラム陽性菌への抗菌作用が強い。細菌の産生するβ-ラクタマーゼにより分解されてしまう(つまり、β-ラクタマーゼ産生菌には効かない)。

錠 顆粒 細粒 カプセル DS

セファレキシン

セフェム系抗生物質

主な商品名 ケフレックス

適応 細菌感染症

作用機序 トランスペプチダーゼ阻害

主な副作用 発疹、悪心・嘔吐、腎障害、大腸炎、ショック、**スティーブンス・ジョンソン症候群**

ポイント β-ラクタム系のうち、セフェム系(第一世代)に属する抗菌薬であり、グラム陽性菌への抗菌作用が強い。細菌の細胞壁合成酵素であるトランスペプチダーゼを阻害し、細胞壁を作らせないことで抗菌作用を示す。細胞壁を失った細菌は、破裂して死んでいく。細菌の産生するβ-ラクタマーゼにより分解されてしまう(つまり、β-ラクタマーゼ産生菌には効かない)。

細粒 錠

セフカペン ピボキシル塩酸塩

セフェム系抗生物質

主な商品名 フロモックス

適応 細菌感染症

作用機序 トランスペプチダーゼ阻害

主な副作用 発疹、**下痢**、腎障害、大腸炎、**低血糖**、ショック、**スティーブンス・ジョンソン症候群**

ポイント β-ラクタム系のうち、セフェム系（第三世代）に属する抗菌薬であり、グラム陰性菌への抗菌作用が強い。細胞壁合成酵素であるトランスペプチダーゼを阻害し、細胞壁を作らせないことで抗菌作用を示す。細胞壁を失った細菌は、破裂して死んでいく。細菌の産生するβ-ラクタマーゼでは分解されない（つまり、β-ラクタマーゼ産生菌にも有効）。

錠 細粒 カプセル

セフジニル

セフェム系抗生物質

主な商品名 セフゾン

適応 細菌感染症　作用機序 トランスペプチダーゼ阻害

主な副作用 発疹、**下痢**、腎障害、大腸炎、ショック、**スティーブンス・ジョンソン症候群**

ポイント β-ラクタム系のうち、セフェム系（第三世代）に属する抗菌薬であり、グラム陰性菌への抗菌作用が強い。細胞壁合成酵素であるトランスペプチダーゼを阻害し、細胞壁を作らせないことで抗菌作用を示す。細胞壁を失った細菌は、破裂して死んでいく。細菌の産生するβ-ラクタマーゼでは分解されない（つまり、β-ラクタマーゼ産生菌にも有効）。鉄・カルシウム・マグネシウムなどと共に服用すると消化管吸収率が低下する（2～3時間ほど間隔を空けるとよい）。

静注 筋注

セフメタゾールナトリウム

セフェム系抗生物質

主な商品名 セフメタゾン

適応 細菌感染症 **作用機序** トランスペプチダーゼ阻害

主な副作用 発疹、悪心・嘔吐、腎障害、大腸炎、ショック、**スティーブンス・ジョンソン症候群**

ポイント β-ラクタム系のうち、セフェム系(第二世代)に属する抗菌薬である。細胞壁合成酵素であるトランスペプチダーゼを阻害し、細胞壁を作らせないことで抗菌作用を示す。細胞壁を失った細菌は、破裂して死んでいく。細菌の産生するβ-ラクタマーゼでは分解されない(つまり、β-ラクタマーゼ産生菌にも有効)。本薬剤服用期間中は、ジスルフィラム様作用により、飲酒の際にアルデヒド(頭痛や嘔気の原因となる)の蓄積が起こりやすくなる。

吸入

セボフルラン

吸入麻酔薬

主な商品名 セボフレン

適応 全身麻酔

作用機序 不規則的下行性麻痺

主な副作用 悪性高熱、呼吸抑制、肝機能障害、不整脈

ポイント 手術時の全身麻酔薬として、吸入にて用いられる。強力な麻酔作用を示す。かつて用いられていたハロタンと比べて、不整脈の副作用は起きにくい。気道刺激性が弱いため、小児への麻酔に使用しやすい。

皮下注 錠

セマグルチド

GLP-1受容体刺激薬

主な商品名 オゼンピック、リベルサス、ウゴービ

適応 2型糖尿病、肥満症

作用機序 GLP-1受容体刺激

主な副作用 **低血糖**、食欲減退、悪心・嘔吐、膵炎、**下痢**、**便秘**

ポイント 1週間に1回の皮下注射を行う**オゼンピック**皮下注・**ウゴービ**皮下注と、胃酸やペプシンによる分解を受けないよう設計された1日1回の経口投与を行う**リベルサス**錠がある。**リベルサス**錠は、空腹時に120mL以下の水で服用し、服用後30分間は飲食を禁止する。また、**リベルサス**錠は胃において吸収されるため、胃摘出術を受けた患者には使用しない。

錠

セルトラリン塩酸塩

選択的セロトニン再取り込み阻害薬(SSRI)

主な商品名 ジェイゾロフト

適応 うつ病、パニック障害、PTSD

作用機序 セロトニン再取り込み阻害

主な副作用 眠気、悪心・嘔吐、**下痢**、**便秘**、血圧変動、**セロトニン症候群**、**悪性症候群**、射精遅延、月経障害

ポイント 脳内の神経にてセロトニンの再取り込みを阻害し、放出状態のセロトニン量を増加させることで抗うつ作用を示す。三環系抗うつ薬(イミプラミンなど)のような抗コリン作用はなく、緑内障患者であっても問題なく使用できる。薬効の発現には、数週間を要する。

錠

セルニチンポーレンエキス

前立腺疾患治療薬

主な商品名 セルニルトン

適応 慢性前立腺炎、初期前立腺肥大症

作用機序 機序不明

主な副作用 胃腸障害、発疹

ポイント 前立腺における炎症反応の抑制、前立腺の重量増加の抑制などの作用が確認されている。明確な機序は明らかになっていないものの、植物由来成分からの抽出成分であること、抗コリン作用を含まないことから高齢者に使用しやすい薬とされている。

錠

セレギリン塩酸塩

MAO_B阻害薬

主な商品名 エフピー

適応 パーキンソン病

作用機序 MAO_B阻害

主な副作用 幻覚、めまい、血圧変動、肝障害、狭心症、**ジスキネジア**、**悪性症候群**、**低血糖**

ポイント MAO_B阻害により、脳内でのドパミンの分解を阻害することで、抗パーキンソン病作用を示す。神経伝達物質による過度の反応を招くため、トラマドールやタペンタドール、抗うつ薬などとは併用しない。特に、三環系抗うつ薬は、投与終了後14日間はセレギリンを投与してはいけない。本薬剤は覚醒剤原料に指定されている。

錠

セレコキシブ

選択的COX-2阻害薬

主な商品名 セレコックス

適応 関節リウマチ、消炎・鎮痛 作用機序 COX-2阻害

主な副作用 消化性潰瘍、腎障害、**アスピリン喘息**、**スティーブンス・ジョンソン症候群**

ポイント シクロオキシゲナーゼ(COX)のうち、炎症などに関与するプロスタグランジン(PG)を産生するCOX-2を選択的に阻害し、鎮痛・抗炎症などの作用を示す。COX-1は粘膜生成など特に胃を保護するPGの産生作用も有していることから、選択的にCOX-2を阻害する本薬剤は、消化性潰瘍が起こりにくい。胎児循環への異常や、子宮収縮力の減弱を招くことがあり、妊娠末期の女性に禁忌である。心筋梗塞や脳塞栓などの発生リスクが上昇する可能性がある。

セ

錠 顆粒

センノシド

大腸刺激性下剤

主な商品名 プルゼニド

適応 便秘症

作用機序 大腸刺激

主な副作用 着色尿(問題なし)、腹痛、悪心・嘔吐、**下痢**

ポイント 大腸の腸内細菌により分解されレインアンスロンとなる。このレインアンスロンが、アウエルバッハ神経叢を刺激し消化管の蠕動運動を促進する。効果発現には8時間程度を要し、就寝前に経口投与することで朝方の便通を改善する。妊婦へは原則投与しない。センナ製剤である**アローゼン**も同様の特徴を持つ。

錠

ソタロール塩酸塩

ボーン・ウィリアムズ分類Ⅲ群

主な商品名 ソタコール

適応 他剤が使用できない場合の頻脈性不整脈（心室性）

作用機序 K^+チャネル遮断、β受容体遮断

主な副作用 心室細動、心室頻拍、トルサード・ド・ポアント、徐脈、白血球数変動

ポイント ボーン・ウィリアムズ分類におけるⅢ群。K^+チャネル遮断作用により、抗不整脈作用を示す。心電図上のQT間隔を延長させ、心室性の頻脈を起こすことがある。本薬剤は、β受容体遮断による心機能抑制作用も併せ持つ。

静注

ソトロビマブ

モノクローナル抗体製剤

主な商品名 ゼビュディ

適応 COVID-19

作用機序 SARS-CoV-2スパイクタンパク質への結合

主な副作用 過敏症、**インフュージョンリアクション**

ポイント ソトロビマブは、新型コロナウイルス（SARS-CoV-2）表面のスパイクタンパク質に結合し、ウイルスの細胞内への侵入を阻害するモノクローナル抗体製剤である。作用機序はワクチン接種によって得られる抗体とほぼ同様である。軽症から中等症の患者への投与が行われている。

錠 散

ゾニサミド

レボドパ賦活薬

主な商品名 エクセグラン、トレリーフ

適応 パーキンソン病、てんかん

作用機序 機序不明

主な副作用 眠気、運動失調、無気力、食欲不振、腎障害、血液障害、**スティーブンス・ジョンソン症候群**

ポイント 作用機序はまだ十分に解明されていない。レボドパの作用増強や、作用持続時間の延長がみられる。抗てんかん作用も併せ持っている。

錠

ゾピクロン

非ベンゾジアゼピン系薬

主な商品名 アモバン

適応 不眠症、麻酔前投薬

作用機序 ベンゾジアゼピン受容体刺激

主な副作用 依存性、呼吸抑制、眠気・**ふらつき**、**前向性健忘**

ポイント 超短時間作用型非ベンゾジアゼピン系薬であり、副作用は**持ち越し効果**に比べ、**前向性健忘**を発現しやすい。重症筋無力症、緑内障の患者には投与禁忌である。また、呼吸機能が著しく低下している患者にも原則使用しない。本薬剤には独特の苦味がある。

ソ

錠

ソホスブビル

RNAポリメラーゼ阻害薬

主な商品名 ハーボニー（配合剤）

適応 C型肝炎

作用機序 NS5B阻害

主な副作用 鼻咽頭炎、倦怠感、高血圧、脳血管障害

ポイント NS5Bポリメラーゼ（RNAポリメラーゼ）を阻害することで、C型肝炎ウイルスの複製過程を阻害する。重度腎機能障害の患者は本薬剤の血中濃度が上昇するため、P糖タンパクの発現を促す薬剤（カルバマゼピン、フェニトイン、セイヨウオトギリソウ）との併用は本薬剤の血中濃度を低下させるため、それぞれ禁忌とされている。また、NS5A阻害薬であるレジパスビルとの配合剤である**ハーボニー**配合錠が非常に優秀な治療成績を残している。

錠

ソリフェナシンコハク酸塩

副交感神経抑制様薬

主な商品名 ベシケア

適応 過活動膀胱における頻尿、切迫性尿失禁

作用機序 ムスカリン受容体遮断（抗コリン作用）

主な副作用 口渇、**便秘**、排尿困難、心悸亢進、眼圧上昇

ポイント 膀胱平滑筋を弛緩させる（膀胱を広くする）ため、神経因性膀胱や神経性頻尿の治療に用いられる。緑内障患者への投与は禁忌である。頻尿症状に苦しむ場合は、前立腺肥大症患者であっても使用されることがある。本薬剤は膀胱へ選択的に作用する。

錠

国試

ゾルピデム酒石酸塩

非ベンゾジアゼピン系薬

主な商品名 マイスリー

適応 不眠症

作用機序 ベンゾジアゼピン受容体刺激

主な副作用 依存性、呼吸抑制、眠気・**ふらつき**、**前向性健忘**

ポイント 超短時間作用型非ベンゾジアゼピン系薬であり、副作用は**持ち越し効果**に比べ、**前向性健忘**を発現しやすい。ベンゾジアゼピン受容体のうち催眠に関する部位へ選択的に作用しやすく、筋肉に力が入りにくいなどの副作用が他のベンゾジアゼピン系催眠薬に比べてやや弱い。重症筋無力症、緑内障の患者には投与禁忌である。また、呼吸機能が著しく低下している患者にも原則使用しない。

静注

ゾルベツキシマブ

モノクローナル抗体製剤

主な商品名 ビロイ

適応 CLDN18.2陽性の治癒切除不能な進行・再発の胃癌

作用機序 抗CLDN18.2モノクローナル抗体

主な副作用 **インフュージョンリアクション**、過敏症、重度の悪心・嘔吐、白血球減少、貧血、血小板減少、**下痢**

ポイント ゾルベツキシマブは、癌細胞表面に存在するCLDN18.2を標的とするモノクローナル抗体製剤である。ゾルベツキシマブがCLDN18.2に結合すると、癌細胞への傷害反応が活性化され、癌細胞の増殖が抑制される。高頻度で**インフュージョンリアクション**を引き起こす。

錠

ゾルミトリプタン

5-HT$_1$受容体刺激薬

主な商品名 ゾーミッグ

適応 片頭痛（発作時）

作用機序 5-HT$_1$受容体刺激

主な副作用 不整脈、虚血性心疾患、めまい、悪心・嘔吐、眠気

ポイント 脳血管において、セロトニン5-HT$_1$受容体刺激により血管拡張物質の放出を抑制し、脳血管を収縮させる。片頭痛発作時に用いられ、効果不十分の場合は2時間以上間隔をあけて追加投与が可能である。ひと月の間に10日以上トリプタン製剤を用いることで、トリプタン乱用頭痛が引き起こされることがある。

静注

ゾレドロン酸

ビスホスホネート系骨吸収抑制薬

主な商品名 リクラスト、ゾメタ

適応 骨粗鬆症、癌による高カルシウム血症、多発性骨髄腫

作用機序 骨吸収抑制

主な副作用 急性腎障害、低カルシウム血症、顎骨壊死

ポイント 強い骨吸収抑制作用を示す。骨形成促進作用はない。投与の際は、15分以上かけて点滴する。本薬剤の作用持続時間は長く、1年に1回の投与でよい。

錠 点眼 顆粒 カプセル 注 軟膏

国試

タクロリムス

IL-2分泌阻害薬

主な商品名 グラセプター、タリムス、プログラフ、プロトピック

適応 臓器移植での拒絶反応の抑制、アトピー性皮膚炎

作用機序 IL-2分泌阻害

主な副作用 易感染、腎障害、肝障害、心不全、**高カリウム血症**、血圧上昇、振戦

ポイント ヘルパーT細胞に作用し、免疫の活性化に関わるIL-2などの分泌を阻害する。注射や内服によるタクロリムス投与期間中は、生ワクチンを接種してはいけない。本薬剤は、薬物代謝酵素CYP3A4にて分解される。CYP3A4を阻害するグレープフルーツジュースは、内服薬の薬効を増強させてしまう。アトピー性皮膚炎に用いられる軟膏剤は、塗布後に軽い刺激感がみられるが、多くの場合は問題ない。

錠

タダラフィル

ホスホジエステラーゼ阻害薬

主な商品名 シアリス、アドシルカ、ザルティア

適応 勃起不全、肺動脈性肺高血圧症、前立腺肥大症

作用機序 ホスホジエステラーゼ5阻害

主な副作用 ほてり、頭痛、鼻炎、血圧低下

ポイント ヒト陰茎海綿体、肺血管平滑筋、前立腺において、ホスホジエステラーゼ(PDE)5を阻害することで、cGMP量を増加させる。**シアリス**は勃起不全治療薬、**アドシルカ**は肺動脈性肺高血圧症治療薬、**ザルティア**は前立腺肥大症治療薬である。作用持続時間が長く、食事による影響を受けにくいことが特徴である。過度の血圧低下を招くため、硝酸薬(ニトログリセリンなど)との併用は禁忌である。

錠

ダナゾール

性ホルモン受容体刺激薬

主な商品名 ボンゾール

適応 子宮内膜症、乳腺症

作用機序 プロゲステロン及びアンドロゲン受容体刺激

主な副作用 ざ瘡、浮腫、血栓症、心筋梗塞、肝障害

ポイント プロゲステロン受容体及びアンドロゲン受容体への刺激作用を示す。視床下部－下垂体へは負のフィードバックをかけ、LH分泌を抑制し排卵を抑制する。卵巣へは主席卵胞の発育抑制により、血中エストラジオール濃度を低下させる。また、病巣の子宮内膜症細胞に作用して、この細胞の増殖を抑制する。妊娠していないことを確認し、月経周期2～5日目より経口投与を開始する。妊娠中の服用で、女性胎児の男性化を招くことがある。

静注

ダナパロイドナトリウム

抗トロンビン薬

主な商品名 オルガラン

適応 播種性血管内凝固症候群（DIC）

作用機序 抗トロンビン

主な副作用 出血、血小板減少

ポイント アンチトロンビンと複合体を形成した後にトロンビンを阻害する。フィブリンの形成が阻害されるため、抗凝固作用を示す。ヘパリンよりも、作用持続時間は長い。

錠

ダパグリフロジン

選択的SGLT2阻害薬

主な商品名 フォシーガ

適応 1型・2型糖尿病、慢性心不全、慢性腎臓病

作用機序 SGLT2阻害

主な副作用 尿路・性器感染、腎盂腎炎、頻尿、多尿、脱水、**低血糖**

ポイント 近位尿細管にてナトリウム・グルコース共輸送隊(SGLT)2を阻害することで、Na^+及びグルコースの再吸収を阻害する。尿中に排泄されるグルコースが増加するため、血糖降下作用を示す。尿糖の増加は尿路・性器感染の原因となり、Na^+の再吸収抑制による尿量増加は脱水の原因となる。本薬剤が示す利尿作用は、慢性心不全や慢性腎臓病にも有効である。

カプセル

ダビガトランエテキシラートメタンスルホン酸塩

抗トロンビン薬

主な商品名 プラザキサ

適応 血栓塞栓症の発症抑制

作用機序 抗トロンビン

主な副作用 出血、消化器症状、胸痛、**間質性肺炎**

ポイント トロンビンと結合し、フィブリン形成を阻害する。心房細動に伴う血栓形成などを予防する。本薬剤はP糖タンパク質を通して排泄されるため、P糖タンパク質を強力に阻害するイトラコナゾールとの併用は禁忌である。吸湿性が高く、一包化は不可。手術による大量出血を避けるために休薬する場合は、手術の約24時間～4日前に投与を中止する。

静注

ダプトマイシン

環状リポペプチド系抗生物質製剤

主な商品名 キュビシン

適応 MRSAによる感染症

作用機序 膜電位消失

主な副作用 **下痢**、湿疹、発熱、急性汎発性発疹性膿疱症、腎障害

ポイント 細菌の細胞膜と結合後、速やかに膜電位を脱分極させる。その後、K^+を流出させ、膜電位を消失させることで膜機能を障害する。その他、DNA、RNA、タンパク質に対する合成阻害などにより、抗細菌作用を示す。本薬剤は、バンコマイシンやリネゾリドに耐性を示すMRSAにも抗菌作用を発揮できる。

錠

ダプロデュスタット

HIF-PH阻害薬

主な商品名 ダーブロック

適応 腎性貧血

作用機序 HIF-PH阻害薬

主な副作用 血栓塞栓症

ポイント HIF-PHを阻害することにより、HIFを保護・活性化し、エリスロポエチンの産生や鉄吸収を促進させる。通常、1日1回で経口投与を行う。ダプロデュスタットは過敏症以外の禁忌がなく、併用注意に指定されているものもCYP2C8阻害薬(クロピドグレルなど)とリファンピシン程度と、他のHIF-PH阻害薬(ロキサデュスタットなど)と比べて少ない。

錠

タペンタドール塩酸塩

麻薬性鎮痛薬

主な商品名 タペンタ

適応 癌性疼痛

作用機序 μ受容体刺激、セロトニン・ノルアドレナリン再取り込み阻害

主な副作用 依存性、呼吸抑制、眠気、意識消失、悪心･嘔吐、**便秘**、**下痢**

ポイント オピオイドμ受容体刺激作用やセロトニン・ノルアドレナリン再取り込み阻害作用により、鎮痛作用を示す。セロトニン再取り込み阻害による**下痢**、μ受容体刺激による**便秘**、どちらの副作用も起こすことがある。

錠 カプセル

タムスロシン

国試

交感神経抑制様薬

主な商品名 ハルナール

適応 前立腺肥大症に伴う排尿障害

作用機序 α_{1A}受容体遮断

主な副作用 低血圧、失神、肝機能障害

ポイント 選択的に前立腺のα_{1A}受容体を遮断することにより前立腺弛緩作用を示し、尿道括約筋のα_{1A}受容体を遮断することにより尿道拡張作用を示す。血管平滑筋のα_1受容体も遮断してしまうため、低血圧などの副作用が出現することがある。**ハルナールD**錠はコーティングが施された錠剤であり粉砕できない。

錠

国試

タモキシフェンクエン酸塩

エストロゲン受容体遮断薬

主な商品名 ノルバデックス

適応 乳癌

作用機序 エストロゲン受容体遮断

主な副作用 視力異常、悪心･嘔吐、白血球減少、血小板減少、高カルシウム血症、**スティーブンス・ジョンソン症候群**

ポイント 乳癌組織のエストロゲン受容体を選択的に遮断することで、エストロゲン依存性の乳癌に用いられる。乳房の受容体に作用できなかったエストロゲンが子宮に向かうことになるため、本薬剤は、子宮体癌のリスクとなることが知られている。

静注

ダルテパリンナトリウム

抗トロンビン薬

主な商品名 フラグミン

適応 血液凝固防止、播種性血管内凝固症候群(DIC)

作用機序 抗トロンビン

主な副作用 出血、血小板減少

ポイント アンチトロンビンと複合体を形成した後にトロンビンを阻害する。フィブリンの形成が阻害されるため、抗凝固作用を示す。ヘパリンよりも、作用持続時間は長い。

注

ダルベポエチン アルファ

エリスロポエチン受容体刺激薬

主な商品名 ネスプ

適応 腎性貧血、骨髄異形成症候群に伴う貧血

作用機序 エリスロポエチン受容体刺激

主な副作用 高血圧性脳症、血栓症、肝障害

ポイント エリスロポエチン受容体を刺激し、赤芽球前駆細胞からの赤血球の成長・増殖を促進させる。血液の粘稠度を上昇させるため、血圧上昇や血栓症などの副作用が現れることがある。作用持続時間が長く、通常、週に1回、または2週間に1回で静脈内投与を行う。

錠 末 静注

炭酸水素ナトリウム

中和剤

主な商品名 炭酸水素ナトリウム、メイロン

適応 胃・十二指腸潰瘍、胃炎、アシドーシス

作用機序 胃酸中和

主な副作用 アルカローシス、胃酸の二次的分泌

ポイント 胃内pHを上昇させ、胃酸を中和して胃粘膜刺激を抑制する。また、ペプシンを失活させる。胃への作用以外に、尿や血液をアルカリ性に傾ける作用を持ち、酸性薬物(バルビツール系薬、メトトレキサートなど)の排泄促進やアシドーシスの改善にも用いられる。

錠 顆粒 チュアブル錠

炭酸ランタン

高リン血症治療薬

主な商品名 ホスレノール

適応 高リン血症

作用機序 リン酸イオンとの結合

主な副作用 腸閉塞、**便秘**、嘔気

ポイント 経口投与により、消化管内にてリン酸イオンと結合し、そのまま糞便中へ排泄される。慢性腎不全などに伴う高リン血症に用いられる。本薬剤の「チュアブル錠」は、溶けにくいため、しっかり噛み砕いて（10回の咀嚼が目安）服用する旨を指導する。錠・顆粒・チュアブル錠、すべて食直後に服用する。

錠

炭酸リチウム

国試

躁病・躁状態治療薬

主な商品名 リーマス

適応 躁病、躁うつ病の躁状態

作用機序 不明

主な副作用 リチウム中毒、眠気、口渇、腎性尿崩症、急性腎不全、心電図異常

ポイント 作用機序の詳細は不明である。利尿薬（フロセミドやトリクロルメチアジド）との併用では、利尿薬によるNa^+の排泄と引き換えにLi^+の再吸収が促進され、リチウム中毒（悪心・嘔吐、振戦、傾眠、錯乱など）が起こりやすくなる。血中濃度測定（TDM）の対象薬である。

錠

タンドスピロンクエン酸塩

セロトニン作動薬

主な商品名 セディール

適応 不安、睡眠障害

作用機序 5-HT_1受容体刺激

主な副作用 眠気、肝機能障害、黄疸、**セロトニン症候群**、**悪性症候群**

ポイント 脳内のセロトニン受容体のうち、5-HT_1受容体の刺激により、神経活動を抑制し、抗不安作用を示す。

静注 カプセル

ダントロレンナトリウム

リアノジン受容体遮断薬

主な商品名 ダントリウム

適応 痙性麻痺、全身こむら返り病、悪性症候群、悪性高熱症

作用機序 リアノジン受容体遮断

主な副作用 黄疸、肝障害、呼吸不全

ポイント 骨格筋内のリアノジン受容体を遮断することで、骨格筋内でのCa^{2+}の増加を抑制し、骨格筋を弛緩させる。悪性症候群や悪性高熱症における痙攣・硬直などの症状に用いられる薬剤としても知られている。

末

タンニン酸アルブミン

収れん薬

主な商品名 タンニン酸アルブミン

適応 下痢症

作用機序 収れん

主な副作用 肝障害、**便秘**、食欲不振

ポイント 腸管内でタンニン酸を放出する。タンニン酸が腸粘膜に作用して収れん作用（便の通り道を狭くする作用）を示す。**本薬剤は乳性カゼインを含むため、牛乳アレルギーの患者には投与禁忌である。**

錠 細粒

チアプリド塩酸塩

D_2受容体遮断薬

主な商品名 グラマリール

適応 脳梗塞後遺症に伴う興奮やせん妄

作用機序 D_2受容体遮断

主な副作用 眠気、**パーキンソン症候群**、痙攣、**悪性症候群**

ポイント 脳内のD_2受容体を遮断することにより、脳後遺症に伴う精神興奮、攻撃的行為などを抑制する。

錠 注

国試

チアマゾール

抗甲状腺薬

主な商品名 メルカゾール

適応 甲状腺機能亢進症

作用機序 甲状腺ホルモン合成阻害

主な副作用 **無顆粒球症**、**汎血球減少**、肝障害、蕁麻疹

ポイント 甲状腺ホルモン合成酵素を阻害し、甲状腺ホルモン（T_3及びT_4）の合成を阻害する。**無顆粒球症**の発現に注意し、投与開始後2ヶ月間は、2週間に1回は白血球の検査を行う。妊婦への投与は、催奇形性の報告があるため、妊娠初期は避けることが好ましい。しかし、同種同効薬のプロピルチオウラシルは肝障害のリスクがやや大きいため、妊娠中期以降はチアマゾールのほうがよいとされている。

錠

チアラミド塩酸塩

塩基性消炎鎮痛薬

主な商品名 ソランタール

適応 消炎・鎮痛

作用機序 機序不明

主な副作用 **アナフィラキシーショック**、悪心、胸やけ、**アスピリン喘息**

ポイント 塩基性を示すNSAIDs（その他のNSAIDsはほとんどが酸性を示す）。シクロオキシゲナーゼ（COX）の阻害作用はほとんどない。一般的なNSAIDsと比較して消化性潰瘍は起こりにくい。詳細な作用機序は不明。

吸入用カプセル　レスピマット

チオトロピウム臭化物

副交感神経抑制様薬

主な商品名　スピリーバ

適応　慢性閉塞性肺疾患、気管支喘息

作用機序　ムスカリン受容体遮断(抗コリン作用)

主な副作用　口渇、**便秘**、排尿困難、心悸亢進、眼圧上昇

ポイント　本薬剤は、吸入により、気管支平滑筋で作用させる抗コリン薬である。ムスカリン受容体遮断作用により、気管支は拡張する。緑内障や前立腺肥大症患者への投与は禁忌である。

錠

チカグレロル

ADP受容体遮断薬

主な商品名　ブリリンタ

適応　血栓形成の抑制

作用機序　ADP受容体遮断

主な副作用　出血、呼吸困難、高尿酸血症

ポイント　血小板凝集を阻害し、動脈硬化に伴う血栓形成を予防する。肝臓での代謝を必要とせずチカグレロルそのものが作用するため、クロピドグレルやプラスグレルなどと比較して作用発現が速い。また、作用は持続的でなく、投与中止後は速やかに作用が消失する。手術による大量出血を避けるために休薬する場合は、手術の5日以上前に投与を中止する。

カプセル　顆粒

チキジウム臭化物

副交感神経抑制様薬

主な商品名 チアトン

適応 消化管運動亢進、尿路結石

作用機序 ムスカリン受容体遮断（抗コリン作用）

主な副作用 口渇、**便秘**、排尿困難、心悸亢進、眼圧上昇

ポイント 本薬剤は消化管からの吸収性が悪い薬剤である。経口投与により、大部分の抗コリン作用が消化管で現れ（吸収されにくいため）、腸管平滑筋を弛緩することで鎮痙作用を示す。消化管運動が抑制されるため、過敏大腸症の下痢症状に対して用いられる。緑内障や前立腺肥大症患者への投与は禁忌である。

錠　顆粒

チザニジン塩酸塩

α_2受容体刺激

主な商品名 テルネリン

適応 筋緊張、痙性麻痺

作用機序 α_2受容体刺激

主な副作用 急激な血圧低下、眠気、めまい

ポイント 中枢性筋弛緩薬である。α_2受容体を刺激し、γ-運動神経を抑制することで骨格筋を弛緩させる。中枢神経に作用する薬のため、眠気などの副作用が現れることがある。本薬剤は、主として薬物代謝酵素CYP1A2にて代謝される。CYP1A2を強く阻害する薬剤（フルボキサミン、シプロフロキサシン）と併用は、チザニジンの作用を著しく増強させる恐れがあるため、併用禁忌である。

チ

錠 散 シロップ DS

チペピジンヒベンズ酸塩

非麻薬性鎮咳薬

主な商品名 アスベリン

適応 感冒・気管支炎などに伴う咳嗽及び喀痰喀出困難

作用機序 咳中枢の抑制、気管支腺分泌促進

主な副作用 腹痛、嘔吐、発疹、眠気

ポイント 延髄咳中枢を抑制することで鎮咳作用を示す。また、気管支腺分泌促進及び気道粘膜線毛運動促進などにより去痰作用も示す。

点眼

チモロールマレイン酸塩

交感神経抑制様薬

主な商品名 チモプトール、リズモン

適応 緑内障

作用機序 非選択的β（$β_1$及び$β_2$）受容体遮断

主な副作用 徐脈、めまい、低血圧、気管支痙攣

ポイント 非選択的β受容体遮断薬である。$β_2$受容体遮断による血管収縮作用により、眼房水の産生を抑制し、眼圧を降下させる。心停止を招く可能性があるため心不全患者への投与は禁忌であり、気管支の収縮を招くため気管支喘息患者への投与も禁忌である。

皮下注

チルゼパチド

GIP/GLP-1受容体刺激薬

主な商品名 マンジャロ

適応 2型糖尿病

作用機序 GIP受容体及びGLP-1受容体刺激

主な副作用 **低血糖**、食欲減退、悪心・嘔吐、膵炎、**下痢**、**便秘**

ポイント GIP受容体とGLP-1受容体の刺激により、血糖依存的（血糖値が高いときだけ）なインスリン分泌促進やグルカゴン分泌抑制などの作用を示す。GIP受容体への刺激は、インスリン抵抗性の改善や食欲減退、体重減少との関連が深く、これらの作用も現れやすい。持続的に作用するため、本薬剤は、1週間に1回の皮下注射で済む。2.5mg/回からスタートし、4週間後に維持量の5mg/回へ増量する。

錠 DS テープ

ツロブテロール

交感神経興奮様薬

主な商品名 ホクナリン、ベラチン

適応 気管支喘息、気管支炎、肺気腫

作用機序 β_2受容体刺激

主な副作用 **低カリウム血症**、振戦、心悸亢進

ポイント 選択的β_2受容体刺激による平滑筋弛緩作用を示す。気管支平滑筋の弛緩により気管支が拡張するため、気道閉塞による呼吸困難に用いられる。弱いβ_1受容体刺激作用も示し、副作用である心悸亢進や**低カリウム血症**の原因となる。

注 静注

テイコプラニン

グリコペプチド系抗生物質

主な商品名 タゴシッド

適応 MRSAによる感染症、その他の細菌感染症

作用機序 細胞壁合成阻害

主な副作用 発疹、聴覚障害、腎障害、**レッドマン症候群**、ショック、**スティーブンス・ジョンソン症候群**

ポイント 細胞壁合成の前駆体と結合し、細胞壁合成を阻害する。細胞壁を失った細菌は、破裂して死んでいく。特徴的な副作用として、聴覚障害(第8脳神経障害)、腎障害がある。また、ヒスタミン放出による**レッドマン症候群**の予防のため、点滴は30分以上時間をかけて行われる。

錠 顆粒 カプセル DS

国試

テオフィリン

キサンチン系薬

主な商品名 テオドール、ユニコン、ユニフィル

適応 気管支喘息、慢性気管支炎、肺気腫

作用機序 ホスホジエステラーゼ阻害

主な副作用 痙攣、頻脈、意識障害、急性脳症、**横紋筋融解症**

ポイント ホスホジエステラーゼ(PDE)が阻害されると、cAMPの分解が抑制される。このcAMPは、β受容体の刺激と同様の反応を現す。これにより、本薬剤は、気管支拡張作用を示す。また、本薬剤を分解する代謝酵素は喫煙により活性化されるため、喫煙によって薬効は減弱する。血中濃度測定(TDM)の対象薬である。

顆粒 カプセル

テガフール・ウラシル

核酸代謝拮抗薬

主な商品名 ユーエフティ(配合剤)

適応 胃癌、大腸癌、乳癌など

作用機序 ピリミジン塩基合成阻害

主な副作用 **骨髄抑制**、悪心・嘔吐、激しい**下痢**、流涙、結膜炎、**手足症候群**

ポイント テガフールは**5-FU**として作用し、癌細胞のピリミジン塩基の合成を阻害する。ウラシルは**5-FU**の不活化を阻害し、抗腫瘍作用を増大させる。

顆粒 錠 カプセル

テガフール・ギメラシル・オテラシルカリウム

核酸代謝拮抗薬

主な商品名 ティーエスワン(配合剤)

適応 胃癌、大腸癌、乳癌など

作用機序 ピリミジン塩基合成阻害

主な副作用 **骨髄抑制**、悪心・嘔吐、激しい**下痢**、流涙、涙道閉塞、嗅覚脱失、**手足症候群**

ポイント テガフールは**5-FU**として作用し、癌細胞のピリミジン塩基の合成を阻害する。ギメラシルは**5-FU**の不活化を阻害し、抗腫瘍作用を増大させる。また、オテラシルは**5-FU**による消化器症状を軽減させる。

皮下注

デガレリクス酢酸塩

性ホルモン分泌抑制薬

主な商品名 ゴナックス

適応 前立腺癌

作用機序 LH-RH受容体遮断

主な副作用 **間質性肺炎**、肝障害、糖尿病増悪

ポイント 脳下垂体前葉LH-RH受容体を遮断することで、性ホルモン（エストロゲン及びアンドロゲン）の分泌を抑制する。アンドロゲン分泌抑制作用により、前立腺癌の増殖抑制作用を示す。なお、LH-RH受容体はGn-RH受容体とも表記される。

錠 軟膏 クリーム ローション 眼軟膏 エリキシル 点鼻 静注

デキサメタゾン

副腎皮質ステロイド薬

主な商品名 デカドロン、エリザス、アフタゾロン

適応 アレルギー性疾患、抗癌剤投与時の制吐など

作用機序 抗炎症、免疫抑制（抗アレルギー）

主な副作用 易感染性、**満月様顔貌**、骨粗鬆症、高血糖、高血圧、眼圧上昇

ポイント 合成ステロイド薬の1つ。抗炎症及び免疫抑制などの作用を示す。免疫抑制作用は易感染性を招くが、抗アレルギー作用にもなる。急な減量や中止は、リバウンド現象や血圧低下を招くことがあり、これは他のステロイド薬にも共通する。抗癌剤投与時の制吐に用いる際は、セロトニン5-HT_3受容体遮断薬（～セトロン）やアプレピタントと併用される。

錠 散 シロップ 注

デキストロメトルファン臭化水素酸塩

非麻薬性鎮咳薬

主な商品名 メジコン

適応 感冒・上気道炎・慢性気管支炎などに伴う咳嗽

作用機序 咳中枢抑制

主な副作用 発疹、眠気、**便秘**、呼吸抑制、頭痛、悪心・嘔吐

ポイント 非麻薬性の鎮咳薬であり、延髄咳中枢に対して、弱い抑制作用を持つ。SSRI（パロキセチンなど）やMAO阻害薬（セレギリン、ラサギリンなど）との併用でセロトニン作用が増強し、**セロトニン症候群**を生じることがある。

静注

デクスメデトミジン塩酸塩

α_2受容体刺激薬

主な商品名 プレセデックス

適応 鎮静

作用機序 α_2受容体刺激

主な副作用 血圧変動、徐脈、不整脈、悪心・嘔吐

ポイント 集中治療における人工呼吸中及び離脱時の鎮静や、局所麻酔下における非挿管での手術及び処置時の鎮静に用いられる。GABA受容体へ作用しないため、せん妄が起こりにくい。

錠 静注

テジゾリドリン酸エステル

オキサゾリジノン系合成抗菌薬

主な商品名 シベクトロ

適応 MRSAによる感染症

作用機序 タンパク質合成阻害

主な副作用 **下痢**、貧血、発熱、四肢不快感、**骨髄抑制**、視神経症、肝障害、**偽膜性大腸炎**

ポイント 細菌リボソームに結合して、細菌の生存や増殖に必要なタンパク質の合成を阻害する。本薬剤の薬効の消失は主に硫酸抱合にて行われており、腎の関与は少なく、腎機能に依存せずに用いることができる。

筋注

テストステロンエナント酸エステル

男性ホルモン製剤

主な商品名 エナルモン、テスチノン

適応 男子性腺機能不全、再生不良性貧血など

作用機序 アンドロゲン受容体刺激

主な副作用 女性：嗄声、多毛、月経異常／男性：陰茎肥大、持続性勃起、(大量継続投与により)精液減少

ポイント 男性ホルモンとしての補充や、タンパク質同化作用(血球、骨、骨格筋、皮膚の産生補助)を目的に使用される。アンドロゲン依存性の癌(前立腺癌)には投与禁忌である。

吸入

デスフルラン

吸入麻酔薬

主な商品名 スープレン

適応 全身麻酔

作用機序 不規則的下行性麻痺

主な副作用 悪性高熱、呼吸抑制、肝機能障害、咳嗽、不整脈

ポイント 手術時の全身麻酔薬として、吸入にて用いられる。強力な麻酔作用を示す。かつて用いられていたハロタンと比べて、不整脈の副作用は起きにくい。気道刺激性を示すため、小児への麻酔では用いられにくい。

錠 点鼻 静注

デスモプレシン酢酸塩

バソプレシン受容体刺激薬

主な商品名 ミニリンメルト

適応 尿浸透圧の低下に伴う夜尿症、中枢性尿崩症

作用機序 バソプレシン受容体刺激

主な副作用 脳浮腫・昏睡・痙攣などを伴う重篤な**水中毒**

ポイント バソプレシン受容体を刺激し、集合管での水の再吸収を促進することで、抗利尿作用を示す。血管収縮による血圧上昇作用は、体内で分泌されているバソプレシンよりも弱い。

錠

デスロラタジン

抗ヒスタミン薬

主な商品名 デザレックス

適応 アレルギー性疾患・症状

作用機序 H_1受容体遮断

主な副作用 眠気、口渇、肝障害、黄疸

ポイント ロラタジンの活性代謝物である。ヒスタミンH_1受容体遮断及び肥満細胞からの化学伝達物質(ヒスタミン、ロイコトリエンなど)放出抑制作用を示し、アレルギー反応を抑制する。抗コリン作用は弱く、また中枢移行性が低いため眠気の副作用は極めて弱い。また、抗アレルギー薬であるルパタジンは、体内で代謝されて一部がデスロラタジンとなる。

皮下注

テゼペルマブ

モノクローナル抗体製剤

主な商品名 テゼスパイア

適応 気管支喘息

作用機序 抗TSLPモノクローナル抗体

主な副作用 心筋障害、過敏症、関節痛、注射部位のそう痒感

ポイント 気管支喘息におけるアレルギー反応には、「Ⅱ型ヘルパーT細胞」と「グループ2自然リンパ球」が関与しており、この両者を活性化するのが、胸腺間質性リンパ球新生因子(TSLP)である。本薬剤は抗TSLPモノクローナル抗体製剤であり、TSLPによって惹起されるアレルギー反応を抑制する。**TSLPは寄生虫への免疫反応にも関わっているため、投与中に寄生虫感染があり、抗寄生虫薬による治療が無効の場合には、治癒するまで本薬剤の投与を一時中断する。**

注

テセロイキン

IL-2製剤

主な商品名 イムネース

適応 血管肉腫、腎癌

作用機序 IL-2受容体刺激

主な副作用 体液貯留、心不全、抑うつ

ポイント 本薬剤はインターロイキン（IL）-2製剤である。主としてキラーT細胞やNK細胞を活性化することにより、細胞性免疫が増強され、癌細胞を障害する。

末　カプセル　軟膏　トローチ

テトラサイクリン塩酸塩

国試

テトラサイクリン系抗生物質

主な商品名 アクロマイシン

適応 細菌感染症

作用機序 タンパク質合成阻害

主な副作用 **菌交代現象**、歯・骨の着色

ポイント 細菌リボソームに結合して、細菌の生存や増殖に必要なタンパク質の合成を阻害する。鉄・カルシウム・マグネシウムなどと共に服用すると消化管吸収率が低下する（2～3時間ほど間隔を空けるとよい）。幅広い抗菌スペクトルを有し、クラミジア、マイコプラズマ、リケッチアなどへも抗菌作用を発揮できる。

錠

テネリグリプチン

選択的DPP-4阻害薬

主な商品名 テネリア

適応 2型糖尿病

作用機序 DPP-4阻害

主な副作用 **低血糖**、肝障害、**類天疱瘡**

ポイント 消化管ホルモンであるインクレチン(GLP-1、GIP)は、血糖依存的(血糖値が高いときだけ)なインスリン分泌促進やグルカゴン分泌抑制などの作用を示す。しかし、インクレチンは分泌後すぐにジペプチジルペプチダーゼ-4(DPP-4)により分解されてしまう。本薬剤は、DPP-4を阻害し、インクレチン濃度を上昇させることにより、血糖値を低下させる。**本薬剤の大部分は肝代謝によって活性が失われるため、腎機能障害患者への用量調節が必要ない。**

皮下注

デノスマブ

モノクローナル抗体製剤

主な商品名 プラリア、ランマーク

適応 骨粗鬆症、多発性骨髄腫

作用機序 抗RANKLモノクローナル抗体

主な副作用 低カルシウム血症、顎骨壊死、背部痛、貧血、高血圧、重篤な皮膚感染症

ポイント ヒトRANKLは破骨細胞の形成や生存に必須のタンパク質である。本薬剤は、ヒトRANKLに対するモノクローナル抗体製剤であり、破骨細胞の作用を強力に抑制する。特に腎機能障害のある患者では、低カルシウム血症が出現しやすく、もしも現れた場合には速やかにCa製剤や活性化ビタミンD_3製剤を投与して対応すること。**プラリア**は6ヶ月に1回の投与、**ランマーク**は4週間に1回の投与でよい。

錠 細粒

デノパミン

交感神経興奮様薬

主な商品名 カルグート

適応 慢性心不全

作用機序 β_1受容体刺激

主な副作用 頻脈、血圧上昇

ポイント 心筋のβ_1受容体刺激作用により、心収縮力を増大させる。腎臓のβ_1受容体への刺激は、レニン-アンジオテンシン-アルドステロン系を促進させ、血圧の上昇や血清カリウム値の低下などを引き起こすことがある。

錠

テノホビル

DNAポリメラーゼ阻害薬

主な商品名 ベムリディ、ビリアード

適応 B型肝炎、HIV感染症

作用機序 DNAポリメラーゼ阻害

主な副作用 悪心・嘔吐、頭痛、腹部膨満感、腎不全、脂肪肝

ポイント DNAポリメラーゼ・逆転写酵素を阻害し、B型肝炎ウイルスやエイズウイルス(HIV)の増殖を抑制する。

顆粒

デフェラシロクス

鉄キレート剤

主な商品名 ジャドニュ

適応 輸血による慢性鉄過剰症

作用機序 キレート形成

主な副作用 腎障害、肝障害、胃腸出血、頭痛、悪心・嘔吐

ポイント キレート形成により、体内の鉄の排泄を促す。投与により重篤な腎障害、肝障害、胃腸出血が現れることがある。投与期間中は腎機能、肝機能などの検査値に変動はないか注視すること。重篤な副作用は、腎不全や骨髄異形成症候群、癌などで全身状態が悪い患者で現れやすく、本薬剤はこれらの患者には投与禁忌である。

細粒 カプセル

テプレノン

胃粘膜保護薬

主な商品名 セルベックス

適応 急性胃炎、慢性胃炎、胃潰瘍

作用機序 PG合成促進

主な副作用 肝障害

ポイント 胃粘膜のプロスタグランジン(PG)類の合成を促進することで、粘膜保護作用や粘膜血流量増加作用を示す。

静注

テムシロリムス

mTOR阻害薬

主な商品名 トーリセル

適応 腎細胞癌

作用機序 mTOR阻害

主な副作用 **間質性肺炎**、口内炎、高血糖、感染症、貧血、脂質異常、肝障害、無力感

ポイント 癌細胞増殖のためのシグナル伝達を担うmTORを阻害し、抗腫瘍作用を示す。また、本薬剤の投与により肝炎ウイルスの再活性化などがみられている。投与前に肝炎ウイルスの検査をしておくこと。

錠 カプセル

デュタステリド

男性ホルモン活性化阻害薬

主な商品名 アボルブ、ザガーロ

適応 前立腺肥大症、男性型脱毛症

作用機序 5α-還元酵素阻害

主な副作用 肝障害、性欲減退、勃起機能不全、射精障害

ポイント テストステロンを、活性体のジヒドロテストステロンへ変換する、1型及び2型の5α-還元酵素を阻害する（要は、男性ホルモンの活性化を阻害するということ）。前立腺肥大の抑制や、男性型脱毛症（自費診療）に用いられる。女性や小児への投与は禁忌である。

皮下注

デュピルマブ

モノクローナル抗体製剤

主な商品名 デュピクセント

適応 アトピー性皮膚炎、気管支喘息、鼻茸を伴う慢性副鼻腔炎

作用機序 抗IL-4受容体αモノクローナル抗体

主な副作用 過敏症、結膜炎、口腔ヘルペス、頭痛、注射部位紅斑

ポイント デュピルマブは、IL-4受容体αへと結合し、IL-4受容体αを介したアレルギー反応を抑制する。どの疾患に使用するケースでも、既存治療で効果不十分な場合に、治療に精通した医師のもとで投与を行うこととされている。通常、2週間に1回、皮下注射にて投与する。

皮下注

デュラグルチド

GLP-1受容体作動薬

主な商品名 トルリシティ

適応 2型糖尿病

作用機序 GLP-1受容体刺激

主な副作用 **低血糖**、食欲減退、悪心・嘔吐、膵炎、**下痢**、**便秘**

ポイント 消化管ホルモンであるインクレチン(GLP-1、GIP)の受容体、GLP-1受容体を刺激することにより、血糖依存的(血糖値が高いときだけ)なインスリン分泌促進やグルカゴン分泌抑制などの作用を示す。持続的に作用するため、本薬剤は、1週間に1回の皮下注射で済む。

カプセル

デュロキセチン塩酸塩

セロトニン・ノルアドレナリン再取り込み阻害薬(SNRI)

主な商品名 サインバルタ

適応 うつ病、糖尿病性神経障害、線維筋痛症、慢性腰痛症、変形性関節症

作用機序 セロトニン・ノルアドレナリン再取り込み阻害

主な副作用 眠気、頭痛、悪心・嘔吐、**便秘**、**下痢**、倦怠感、**セロトニン症候群**、**悪性症候群**

ポイント 脳内の神経終末でのセロトニンとノルアドレナリンの再取り込みを阻害し、抗うつ作用を示す。三環系抗うつ薬(イミプラミンなど)のような抗コリン作用はなく、緑内障患者であっても問題なく使用できる。また、セロトニンとノルアドレナリンは、痛覚の抑制にも関与しているため、本薬剤は鎮痛作用も有する。

皮下注

テリパラチド酢酸塩

副甲状腺ホルモン(パラソルモン・PTH)製剤

主な商品名 テリボン、フォルテオ

適応 骨折の危険性の高い骨粗鬆症

作用機序 PTH受容体刺激

主な副作用 悪心・嘔吐、頭痛、高カルシウム血症

ポイント 副甲状腺ホルモン(PTH)受容体刺激薬である。間欠投与(投与と休薬の繰り返し)により、骨芽細胞を活性化させ、骨形成を促進する。PTH受容体の単回刺激では骨吸収が促進されるため、骨粗鬆症治療のためには継続的に投与する必要がある。なお、本薬剤の投与は24ヶ月間以内にとどめなければならない(投与期間のトータルが24ヶ月を超えない)。

静注

デルイソマルトース第二鉄

鉄剤

主な商品名 モノヴァー

適応 鉄欠乏性貧血

作用機序 鉄補充

主な副作用 過敏症、血中リン減少

ポイント 第一鉄(Fe^{2+})が服用できない場合に限り用いられる。週に1～2回、静脈注射にて投与し、血中ヘモグロビン値や体重によって治療期間が異なる。1回の投与可能鉄量が多く、1～2週間で治療を終えることもできる。カルボキシマルトース第二鉄と比較して低リン血症が起きにくいことが示唆されている。投与経路が静脈であるため、経口鉄剤のような便の黒色化は生じない。

軟膏

デルゴシチニブ

アトピー性皮膚炎治療薬

主な商品名 コレクチム

適応 アトピー性皮膚炎

作用機序 JAK阻害

主な副作用 毛包炎、ざ瘡

ポイント デルゴシチニブはJAKを阻害することで、TNF-αやIL-6による刺激が核に伝わるのを阻害し、アトピー性皮膚炎への治療効果を示す。タクロリムス軟膏でみられるような皮膚への刺激感がなく、外用ステロイド薬により寛解を達成した後の、維持療法に使いやすい。

錠 クリーム 外用液 スプレー

テルビナフィン塩酸塩

アリルアミン系抗真菌薬

主な商品名 ラミシール

適応 深在性皮膚真菌症、表在性皮膚真菌症

作用機序 スクアレンエポキシダーゼ阻害

主な副作用 胃部不快感、重篤な肝障害、**汎血球減少、横紋筋融解症**

ポイント 真菌の細胞膜合成酵素の1つであるスクアレンエポキシダーゼを阻害し、細胞膜を作らせないことで抗真菌作用を示す。内服、もしくは外用で真菌症の治療に用いられる。

錠

テルミサルタン

AT_1受容体遮断薬

主な商品名 ミカルディス

適応 高血圧症

作用機序 AT_1受容体遮断（ARB）

主な副作用 **ふらつき、血管浮腫**、肝障害、腎障害、**高カリウム血症**

ポイント アンジオテンシンⅡ受容体のうち、AT_1受容体を遮断することで、血管収縮及びアルドステロン分泌を抑制する。**空腹時投与に比べ、食後投与では血中濃度が低下する（食後投与で薬の効きが悪くなる）**。

テ

錠

ドキサゾシンメシル酸塩

交感神経抑制様薬

主な商品名 カルデナリン

適応 高血圧症、褐色細胞腫による高血圧症

作用機序 α_1受容体遮断

主な副作用 低血圧、失神、頻脈

ポイント 選択的にα_1受容体を遮断することにより血管拡張作用を示す。また、血管拡張により反射的な交感神経の興奮を引き起こし、頻脈を起こすことがある。

注

ドキサプラム塩酸塩

呼吸循環賦活薬

主な商品名 ドプラム

適応 呼吸抑制、覚醒遅延

作用機序 末梢化学受容器の興奮

主な副作用 血圧上昇、熱感、悪心・嘔吐、発汗

ポイント 頸動脈小体や大動脈小体にある末梢化学受容器を介して、呼吸中枢を興奮させる。延髄の血管運動中枢を興奮させるため、血圧上昇を起こす。

カプセル

ドキシフルリジン

核酸代謝拮抗薬

主な商品名 フルツロン

適応 胃癌、大腸癌、乳癌など

作用機序 ピリミジン塩基合成阻害

主な副作用 **骨髄抑制**、悪心・嘔吐、激しい**下痢**、流涙、**手足症候群**

ポイント 体内で代謝され、フルオロウラシルに変換されて作用を示す。チミジル酸合成酵素を不可逆的に阻害する。それによりシトシンやチミンといったピリミジン塩基の合成が抑制され、癌細胞のDNA合成を阻害する。

注

ドキソルビシン塩酸塩

国試

抗腫瘍性抗生物質

主な商品名 アドリアシン、ドキシル

適応 悪性リンパ腫、乳癌、子宮体癌など

作用機序 インターカレーション

主な副作用 心筋障害、心不全、**骨髄抑制**、悪心・嘔吐、脱毛、排尿痛

ポイント DNA鎖への嵌まり込み（インターカレーション）により、DNAを起点とした反応を抑制し、DNAポリメラーゼ及びRNAポリメラーゼを阻害する。それにより、癌細胞のDNAやRNAの合成を阻害する。また、トポイソメラーゼⅡ阻害作用も示す。ドキソルビシンの心筋障害は投与量と相関性があり、累積投与量にも注意を要する。ドキソルビシンをリポソームに封入した**ドキシル**は、腫瘍への移行性が高い。

皮下注 静注

トシリズマブ

モノクローナル抗体製剤

主な商品名 アクテムラ

適応 関節リウマチ、キャッスルマン病

作用機序 IL-6受容体モノクローナル抗体

主な副作用 感染症、腸管穿孔、**無顆粒球症**、血小板減少

ポイント IL-6受容体へのモノクローナル抗体製剤である。IL-6と受容体との結合を阻害し、炎症反応を抑制する。IL-6は関節リウマチ患者の血清中に最も多く認められるサイトカインで、IL-6のレベルは疾患活動性及び関節破壊と相関する。生物学的製剤に分類され、既存治療で効果不十分な場合に用いられる。

細粒 錠 点眼

トスフロキサシントシル酸塩

ニューキノロン系抗菌薬

主な商品名 オゼックス

適応 細菌感染症 **作用機序** DNAジャイレース阻害

主な副作用 腎障害、**下痢**、肝障害、**横紋筋融解症**、**光線過敏症**、アキレス腱炎

ポイント DNAの複製に関わるDNAジャイレースを阻害することで、細菌のDNA合成を阻害する。鉄・カルシウム・マグネシウムなどと共に服用すると消化管吸収率が低下する(2～3時間ほど間隔を空けるとよい)。また、NSAIDs(ジクロフェナク、ロキソプロフェンなど)との併用で抗GABA作用による痙攣が起きることがある。本薬剤は他のニューキノロン系抗菌薬よりも副作用の発現頻度が低く、小児への投与が可能である。

静注

ドセタキセル

タキソイド系抗悪性腫瘍薬

主な商品名 タキソテール、ワンタキソテール

適応 乳癌、非小細胞肺癌、胃癌、頭頸部癌など

作用機序 微小管脱重合抑制

主な副作用 **骨髄抑制**、浮腫、肝障害、腎障害、脱毛、食欲不振

ポイント 細胞内タンパク質であるチュブリンと結合し、微小管の機能を障害することで、癌細胞の分裂を阻害する。**タキソテール**は溶解が必要だが、溶解不要の**ワンタキソテール**も販売されている。

錠

ドチヌラド

尿酸排泄促進薬

主な商品名 ユリス

適応 痛風、高尿酸血症

作用機序 尿酸排泄促進

主な副作用 関節炎、腎結石、肝障害

ポイント 尿細管において、尿酸の再吸収を選択的に阻害し、尿酸排泄を促進する。尿酸の排泄促進に伴い尿の酸性化がみられる場合には、尿アルカリ化薬を併用することとされている。尿酸に選択的に作用し、他への影響が少ないことから、軽～中等度の腎機能障害の患者にも比較的使用しやすい。痛風発作を機に服用を開始する場合は、腫れや痛みが落ち着いてからとする。

錠 細粒 DS ゼリー 内用液 パッチ

国試

ドネペジル塩酸塩

コリンエステラーゼ阻害薬

主な商品名 アリセプト、アリドネ

適応 アルツハイマー型及びレビー小体型認知症

作用機序 アセチルコリンエステラーゼ阻害

主な副作用 心障害、**下痢**、悪心・嘔吐、血小板減少

ポイント アセチルコリンエステラーゼは、アセチルコリンを分解する酵素である。本薬剤は、中枢のアセチルコリンエステラーゼを阻害し、脳内アセチルコリン濃度を上昇させることで、アルツハイマー型認知症及びレビー小体型認知症の治療に用いられる。ドネペジル錠には3mg、5mg、10mgの規格があるが、3mg/日は導入における用量であり、使用は1～2週間とする。本薬剤の有効用量は5mg/日もしくは10mg/日であり、これらを維持量とする。

錠

トファシチニブクエン酸塩

ヤヌスキナーゼ(JAK)阻害薬

主な商品名 ゼルヤンツ

適応 関節リウマチ、潰瘍性大腸炎

作用機序 JAK阻害

主な副作用 感染症、鼻・咽頭炎、頭痛、消化管穿孔、貧血、白血球減少、肝機能障害、**間質性肺炎**

ポイント 炎症性サイトカインであるTNF-αやIL-6などが炎症を引き起こす際、それらは各受容体に作用する。各受容体にはヤヌスキナーゼ(JAK)と呼ばれるタンパク質が付随しており、JAKを介して炎症は生じる。本薬剤はJAKを阻害することで、TNF-αやIL-6による炎症反応を阻害し、関節リウマチや潰瘍性大腸炎への治療効果を示す。

錠 細粒

トフィソパム

自律神経調整薬

主な商品名 グランダキシン

適応 自律神経失調症

作用機序 自律神経の緊張不均衡改善

主な副作用 眠気、めまい、口渇、悪心・嘔吐

ポイント 自律神経失調症や頭部損傷、更年期障害に伴う自律神経症状に用いられる。ここでいう自律神経症状とは、頭痛、倦怠感、心悸亢進、発汗などを指す。弱い抗不安作用を示す。

注 静注

ドブタミン塩酸塩

交感神経興奮様薬

主な商品名 ドブトレックス

適応 心不全による急性循環不全

作用機序 β_1受容体刺激

主な副作用 不整脈、血圧上昇、心停止、**低カリウム血症**

ポイント 心筋のβ_1受容体刺激作用により、心収縮力を増大させる。腎臓のβ_1受容体への刺激は、レニン-アンジオテンシン-アルドステロン系を促進させ、血圧の上昇や血清カリウム値の低下などを引き起こすことがある。

注 静注

国試

トラスツズマブ

モノクローナル抗体製剤

主な商品名 ハーセプチン、カドサイラ、エンハーツ

適応 乳癌、胃癌

作用機序 抗HER2モノクローナル抗体

主な副作用 心障害、**間質性肺炎**、肝障害、敗血症、悪心・嘔吐、発熱

ポイント HER2過剰発現が確認された乳癌または胃癌に使用される抗HER2モノクローナル抗体製剤である。特徴的な副作用に心障害があり、この作用発現は投与量に無関係である。トラスツズマブにチュブリン重合阻害薬を結合させた**カドサイラ**や、トポイソメラーゼⅠ阻害薬のデルクステカンを結合させた**エンハーツ**もあり、主に乳癌で使用される。抗体と抗癌剤を結合させた薬剤をADCと呼ぶ。

錠

トラセミド

ループ利尿薬

主な商品名 ルプラック

適応 心性浮腫、腎性浮腫、肝性浮腫

作用機序 Na^+-K^+-$2Cl^-$共輸送系抑制

主な副作用 **低カリウム血症**、**低ナトリウム血症**、**高カリウム血症**、**ふらつき**、尿酸値上昇

ポイント Na^+の尿中排泄量の増加は、尿量の増加も引き起こす。本薬剤は、ヘンレ係蹄上行脚においてNa^+-K^+-$2Cl^-$共輸送系を抑制することでNa^+の尿中排泄量を増加させ、それに伴い尿量も増加させる。抗アルドステロン作用も示すため、他のループ利尿薬（フロセミドなど）と比較して**低カリウム血症**を起こしにくい。

錠

トラゾドン塩酸塩

トリアゾロピリジン系抗うつ薬

主な商品名 デジレル、レスリン

適応 うつ病、うつ状態

作用機序 セロトニン再取り込み阻害

主な副作用 眠気、血圧低下、肝障害、**セロトニン症候群**、**QT延長**、**悪性症候群**

ポイント 脳内におけるセロトニンの神経への再取り込みを阻害し、抗うつ作用を示す。その他、セロトニン受容体のうち5-HT_1受容体には刺激作用を、5-HT_2受容体には遮断作用を示し、これらも抗うつ作用に関与する。薬効の発現には、数週間を要する。

カプセル 細粒 DS 点眼

トラニラスト

化学伝達物質放出抑制薬

主な商品名 リザベン、トラメラス

適応 アレルギー性疾患、ケロイド・肥厚性瘢痕

作用機序 化学伝達物質放出抑制作用

主な副作用 膀胱炎様症状、肝障害、白血球・血小板減少

ポイント 化学伝達物質(ヒスタミン、ロイコトリエンなど)放出抑制作用により、アレルギー性疾患の治療に用いられる。H_1受容体遮断作用はない。本薬剤は、肥満細胞だけでなく、炎症細胞からの化学伝達物質放出やサイトカイン(TGF-β)産生、活性酸素産生を抑制し、ケロイド及び肥厚性瘢痕由来線維芽細胞のコラーゲン合成を抑制する。

散 錠 カプセル 注 シロップ

トラネキサム酸

抗プラスミン薬

主な商品名 トランサミン

適応 出血傾向、湿疹、扁桃炎、咽喉頭炎

作用機序 抗プラスミン、抗プラスミノーゲン

主な副作用 食欲不振、胸やけ

ポイント プラスミン及びプラスミノーゲンに結合し、フィブリン分解を阻害する。また、湿疹や咽喉頭炎の改善効果も示すため、皮膚科や耳鼻咽喉科からの処方も多い。

点鼻

トラマゾリン塩酸塩

交感神経興奮様薬

主な商品名 トラマゾリン

適応 鼻閉

作用機序 α_1受容体刺激

主な副作用 心悸亢進、悪心・嘔吐、刺激痛

ポイント 選択的なα_1受容体刺激作用により末梢血管を収縮させ、鼻粘膜の充血を除去することができる。血管の収縮・充血の除去により鼻閉が改善する。点鼻薬は即効性があり、短時間で鼻閉による不快感が軽減されるが、継続して使用すると徐々に薬の効果が現れにくくなる。また、**本薬剤のような血管収縮薬を点鼻しすぎると、薬によって鼻粘膜が荒れる薬剤性鼻炎を招いてしまうことがある。**

錠 注

トラマドール塩酸塩

非麻薬性鎮痛薬

主な商品名 トラマール、ワントラム、ツートラム、トラムセット(配合剤)、トアラセット(配合剤)

適応 癌性疼痛、慢性疼痛

作用機序 μ受容体刺激、セロトニン・ノルアドレナリン再取り込み阻害

主な副作用 依存性、眠気、悪心・嘔吐、**便秘**、**下痢**

ポイント 非麻薬性鎮痛薬である。オピオイドμ受容体刺激作用やセロトニン・ノルアドレナリン再取り込み阻害作用により、鎮痛作用を示す。臨床ではトラマドールとアセトアミノフェンの配合剤である**トラムセット**や**トアラセット**も頻用されている。**トラマール**は通常、1日4回投与で用いられるが、1日1回製剤が**ワントラム**、1日2回製剤が**ツートラム**である。

錠

トリアゾラム

国試

ベンゾジアゼピン系薬

主な商品名 ハルシオン

適応 不眠症、麻酔前投薬

作用機序 ベンゾジアゼピン受容体刺激

主な副作用 依存性、呼吸抑制、眠気・**ふらつき**、**前向性健忘**

ポイント 超短時間作用型ベンゾジアゼピン系薬であるため、副作用は**持ち越し効果**に比べ、**前向性健忘**を発現しやすい。重症筋無力症、緑内障の患者には投与禁忌である。また、呼吸機能が著しく低下している患者にも原則使用しない。本薬剤は、薬物代謝酵素CYP3A4にて代謝されるため、CYP3A4を強く阻害する薬剤(イトラコナゾール、リトナビルなど)との併用は禁忌である。

錠

トリクロルメチアジド

サイアザイド系利尿薬

主な商品名 フルイトラン

適応 高血圧症、心性浮腫、腎性浮腫、肝性浮腫

作用機序 Na^{+}-Cl^{-}共輸送系抑制

主な副作用 **低カリウム血症、低ナトリウム血症、ふらつき、**血清脂質増加、尿酸値上昇

ポイント Na^{+}の尿中排泄量の増加は、尿量の増加も引き起こす。本薬剤は、遠位尿細管におけるNa^{+}-Cl^{-}共輸送系を抑制することでNa^{+}の尿中排泄量を増加させ、それに伴い尿量も増加させる。サイアザイド系利尿薬は脂質、尿酸、グルコースの血中濃度を上昇させることから、代謝系疾患の患者への使用は敬遠されているが、Ca^{2+}の排泄は促進しないため、骨粗鬆症患者に対しては使いやすい。

錠 散

トリヘキシフェニジル塩酸塩

副交感神経抑制様薬

主な商品名 アーテン、セドリーナ、パーキネス

適応 **パーキンソン症候群**（薬剤性など）

作用機序 ムスカリン受容体遮断（抗コリン作用）

主な副作用 幻覚、排尿困難、口渇、眼圧上昇、**悪性症候群**

ポイント 中枢でムスカリン受容体を遮断するため、パーキンソン症候群の治療に用いられる。特に統合失調症治療薬による副作用に対して投与されることが多い。緑内障や前立腺肥大症患者への投与は禁忌である。

錠 細粒

トリメブチンマレイン酸塩

μ受容体刺激薬

主な商品名 セレキノン

適応 慢性胃炎における消化器症状、過敏性腸症候群

作用機序 μ受容体刺激

主な副作用 肝機能障害、黄疸

ポイント 腸管のオピオイドμ受容体に作用する。腸運動亢進時には低下作用を、腸運動低下時には亢進作用を示し、腸運動を正常に近づける。

錠

トリロスタン

副腎皮質ホルモン合成阻害薬

主な商品名 デソパン

適応 原発性アルドステロン症、クッシング症候群

作用機序 副腎皮質ホルモン合成阻害

主な副作用 悪心・嘔吐、肝障害

ポイント 副腎皮質ホルモン(ヒドロコルチゾン、コルチゾール、アルドステロン)の合成を阻害する。クッシング症候群(コルチゾール過剰症)や原発性アルドステロン症(アルドステロン過剰症)の治療に用いられる。

点眼

ドルゾラミド塩酸塩

炭酸脱水酵素阻害薬

主な商品名 トルソプト

適応 緑内障

作用機序 炭酸脱水酵素阻害

主な副作用 代謝性アシドーシス、電解質異常

ポイント 毛様体に存在する炭酸脱水酵素（CA）を阻害することで、眼房水産生を抑制し、眼圧降下作用を示す。

錠

ドルテグラビルナトリウム

HIVインテグラーゼ阻害薬

主な商品名 テビケイ、ジャルカ（配合剤）

適応 HIV感染症

作用機序 インテグラーゼ阻害

主な副作用 頭痛、めまい、不眠、肝障害

ポイント 逆転写酵素を持つRNAウイルスは、ヒトの細胞内へ侵入後、ウイルスRNAからDNAを合成する（逆転写）。このDNAは、インテグラーゼによってヒトDNAに組み込まれ、ヒトの転写翻訳機構を利用して、元のウイルスRNAを増殖させる。本薬剤は、HIVのインテグラーゼを阻害することで、ウイルスの増殖を抑制する。用法は1日1回、経口投与である。

吸入

ドルナーゼ アルファ

肺機能改善薬

主な商品名 プルモザイム

適応 嚢胞性線維症

作用機序 DNA加水分解

主な副作用 咽頭炎、発声障害、呼吸困難

ポイント ドルナーゼ アルファはDNAを選択的に加水分解する酵素製剤である。嚢胞性線維症患者の粘液・及び痰中に大量に含まれる好中球由来のDNAを分解することで、これら膿性分泌液の粘稠性を低下させる。去痰を容易とすることで肺機能を改善する。

錠 顆粒 静注

トルバプタン

バソプレシン受容体遮断薬

主な商品名 サムスカ、サムタス

適応 心性浮腫、肝性浮腫、多発性嚢胞腎

作用機序 バソプレシン受容体遮断

主な副作用 口渇、頻尿、**高ナトリウム血症**、腎不全、尿酸値上昇、血栓塞栓症

ポイント バソプレシン受容体を遮断し、腎集合管でのバソプレシンによる水の再吸収を阻害することで選択的に水を排泄し、Na^+の排泄を伴わない利尿作用を示す。心不全や肝硬変による浮腫に用いられるが、他の利尿薬でも十分に効果が得られなかった場合に使用することとされている。重篤な**高ナトリウム血症**を起こすことがあり、投与開始は必ず入院下にて行われる。

ト

カプセル

トレチノイン

ビタミンA活性代謝物

主な商品名 ベサノイド

適応 急性前骨髄球性白血病

作用機序 分化誘導

主な副作用 レチノイン酸症候群、白血球増多症、血栓症、血管炎、感染症、錯乱

ポイント PML-RARαキメラ遺伝子による幼若白血球の成長抑制作用を解除し、白血球の成長・分化を誘導する。ビタミンA製剤であり、催奇形性があるため、妊婦には禁忌である。妊娠する可能性のある婦人に使用する際は、少なくとも投与の開始前・中止後の1ヶ月間は必ず避妊すること。

錠

トレラグリプチンコハク酸塩

選択的DPP-4阻害薬

主な商品名 ザファテック

適応 2型糖尿病

作用機序 DPP-4阻害

主な副作用 **低血糖**、膵炎、肝障害、腎不全、**類天疱瘡**

ポイント 消化管ホルモンであるインクレチン(GLP-1、GIP)は、血糖依存的(血糖値が高いときだけ)なインスリン分泌促進やグルカゴン分泌抑制などの作用を示す。しかし、インクレチンは分泌後すぐにジペプチジルペプチダーゼ-4(DPP-4)により分解されてしまう。本薬剤は、DPP-4を阻害し、インクレチン濃度を上昇させることにより、血糖値を低下させる。1回の服用で、作用が1週間持続する。

錠 細粒 カプセル

ドロキシドパ

交感神経興奮様薬

主な商品名 ドプス

適応 パーキンソン病、低血圧

作用機序 ノルアドレナリンへの変換

主な副作用 幻覚、血圧上昇、動悸、悪心·嘔吐、白血球減少、血小板減少、**悪性症候群**

ポイント 脳内に移行した後、ノルアドレナリンに変換され、パーキンソン病における「すくみ足」の症状の改善に用いられる。ノルアドレナリンの増加により、昇圧作用も現れる。

錠

ドロスピレノン・エチニルエストラジオール ベータデクス

卵胞ホルモン・黄体ホルモン配合剤

主な商品名 ヤーズ(配合剤)、ヤーズフレックス(配合剤)

適応 月経困難症、子宮内膜症

作用機序 プロゲステロン及びエストロゲン受容体刺激

主な副作用 悪心、頭痛、血栓症、性器出血

ポイント 負のフィードバックにより、LH分泌を抑制し排卵を抑制する。排卵の抑制により、子宮内膜の増殖が抑制され、子宮内膜症や月経困難症に伴う痛みや症状を改善できる。血栓症のリスクが増すため、35歳以上かつ15本以上/日の喫煙者へは投与禁忌である。

細粒 外用液

トロンビン

局所用止血薬

主な商品名 経口用トロンビン

適応 局所出血

作用機序 トロンビン補充

主な副作用 凝固異常、異常出血

ポイント トロンビンとして作用し、フィブリン形成を促す。手術中に出血部位への噴霧や散布によって用いられる。また、経口投与することもあるが、胃で分解されるため、全身作用を目的とはしない(上部消化管の止血に用いる)。

錠 DS 坐

ドンペリドン

D_2受容体遮断薬

主な商品名 ナウゼリン

適応 消化器症状(悪心・嘔吐、腹部膨満、胸やけ)

作用機序 D_2受容体遮断

主な副作用 **悪性症候群**、**パーキンソン症候群**、乳汁分泌

ポイント ドパミンD_2受容体を遮断し、消化管の副交感神経系を活性化させ、消化管運動を促進させる。また、延髄D_2受容体を遮断し、制吐作用を示すことができる。本薬剤は妊婦及び消化管の出血・閉塞のある患者には禁忌である。

錠

ナテグリニド

速効型インスリン分泌促進薬

主な商品名 スターシス、ファスティック

適応 2型糖尿病における食後高血糖

作用機序 SU受容体刺激

主な副作用 **低血糖**、肝障害、心筋梗塞

ポイント 膵臓ランゲルハンス島B（β）細胞に存在するスルホニル尿素（SU）受容体を刺激し、インスリン分泌を促進させる。本薬剤の作用持続時間は短時間である。食後高血糖の改善に用いられ、食直前に投与する。**低血糖**のリスクが増大するため、透析患者への投与は禁忌である。

点眼 液

ナファゾリン硝酸塩

交感神経興奮様薬

主な商品名 プリビナ

適応 表在性充血（眼）、鼻閉、局所麻酔薬の持続時間の延長

作用機序 α_1受容体刺激

主な副作用 高血圧症、頭痛、刺激痛

ポイント 選択的なα_1受容体刺激作用により末梢血管を収縮させ、結膜や鼻粘膜の充血を除去することができる。鼻粘膜では血管の収縮・充血の除去により鼻閉が改善する。液剤を点鼻薬として使用すると、即効性があり、短時間で鼻閉による不快感が軽減されるが、継続して使用すると徐々に薬の効果が現れにくくなる。また、本薬剤のような血管収縮薬を点鼻しすぎると、薬によって鼻粘膜が荒れる薬剤性鼻炎を招いてしまうことがある。

注

ナファモスタットメシル酸塩

タンパク分解酵素阻害薬

主な商品名 フサン

適応 急性膵炎、慢性膵炎の症状増悪時、DIC

作用機序 タンパク分解酵素阻害

主な副作用 **高カリウム血症**、血小板・白血球減少、肝障害

ポイント タンパク分解酵素阻害薬であり、膵臓で自己消化を起こすタンパク分解酵素の作用を抑制する。また、トロンビンの活性を阻害することにより、フィブリン合成阻害作用、血小板凝集抑制作用を示すためDICの治療に用いられる。

錠

ナフトピジル

交感神経抑制様薬

主な商品名 フリバス

適応 前立腺肥大症に伴う排尿障害

作用機序 α_{1D}受容体遮断

主な副作用 低血圧、失神、肝機能障害

ポイント 選択的に前立腺のα_{1D}受容体を遮断することにより前立腺弛緩作用を示し、尿道括約筋のα_{1D}受容体を遮断することにより尿道拡張作用を示す。血管平滑筋のα_1受容体も遮断してしまうため、低血圧などの副作用が出現することがある。

錠

ナプロキセン

COX阻害薬

主な商品名 ナイキサン

適応 解熱・鎮痛・抗炎症

作用機序 COX阻害

主な副作用 消化性潰瘍、腎障害、**アスピリン喘息**、**スティーブンス・ジョンソン症候群**

ポイント シクロオキシゲナーゼ(COX)を阻害し、プロスタグランジン(PG)の産生を抑制することで解熱・鎮痛・抗炎症などの作用を示す。PGは胃粘膜保護や腎血流量増加などの身体にとってプラスとなる作用も示すため、PG産生抑制は、消化性潰瘍や腎障害の原因になる。胎児循環への異常や、子宮収縮力の減弱を招くことがあり、妊娠後期の女性に禁忌である。

錠

ナルデメジントシル酸塩

末梢性μ受容体遮断薬

主な商品名 スインプロイク

適応 オピオイド誘発性便秘症

作用機序 μ受容体遮断

主な副作用 重度の**下痢**、腹痛、悪心・嘔吐

ポイント 消化管にて、オピオイドμ受容体を遮断することで、オピオイド系薬剤(モルヒネなど)により誘発される便秘症を改善する。通常の便秘症には使用せず、オピオイドを中止する際には、本薬剤も必ず中止する必要がある。

錠 カプセル

ナルフラフィン塩酸塩

そう痒症改善薬

主な商品名 レミッチ

適応 慢性肝疾患・透析に伴うそう痒症

作用機序 κ受容体刺激

主な副作用 肝障害、不眠、**便秘**

ポイント オピオイド受容体のうちκ受容体への刺激により、「抗ヒスタミン薬で改善できなかった、慢性肝疾患などに伴う痒み」を改善する。

静注

ナロキソン塩酸塩

麻薬拮抗薬

主な商品名 ナロキソン

適応 麻薬による呼吸抑制・覚醒遅延

作用機序 μ受容体遮断

主な副作用 肺水腫、血圧上昇

ポイント オピオイド受容体のうち、μ受容体の遮断作用を示すため、麻薬による呼吸抑制(急性中毒)の解毒に用いられる。慢性中毒患者に対して使用すると、退薬症候群(いわゆる禁断症状)を起こすことがあるため、使用しない。

貼

ニコチン

ニコチン受容体刺激薬

主な商品名 ニコチネル

適応 禁煙の補助

作用機序 ニコチン補充

主な副作用 皮膚炎、皮膚膨張、不眠、悪夢

ポイント タバコ中に含まれるニコチンを経皮的に吸収させることで、禁煙時の離脱症状を軽減することを目的とした薬剤である。高用量から開始し、2週間ごとに使用量を漸減していく。10週を超えて使用しないこと。**皮膚膨張や不眠などの副作用が出現した際には投与を中止する**。妊婦への使用は禁忌。

錠 注 静注

ニコランジル

硝酸薬

主な商品名 シグマート

適応 狭心症、急性心不全

作用機序 薬からの一酸化窒素放出、K^+チャネル開口

主な副作用 血圧低下、**ふらつき**、頭痛、肝機能障害、血小板減少、動悸

ポイント 一酸化窒素の放出により、強い血管拡張作用を示す。冠血管の拡張により、狭心症発作時の胸痛を軽減できる。また、血管平滑筋細胞のK^+チャネルを開口させ、この作用によっても血管は拡張する。血圧低下作用が増強される恐れがあるため、勃起不全治療薬(シルデナフィルなど)やアルコールとは併用しない。

舌下錠 テープ 注 冠動注 スプレー

国試

ニトログリセリン

硝酸薬

主な商品名 ニトロペン、ニトロダーム、バソレーター、ミリスロール、ミオコール、ミニトロ

適応 狭心症、心筋梗塞

作用機序 薬からの一酸化窒素放出

主な副作用 血圧低下、**ふらつき**、心拍出量低下、動悸、頭痛

ポイント 一酸化窒素の放出により、強い血管拡張作用を示す。冠血管の拡張により、狭心症発作時の胸痛を軽減できる。舌下錠や舌下スプレーは発作時に、テープは定期的に用いられる。**特に舌下投与では、急激な血圧低下によるふらつきが現れる可能性があるため、座って、または横になって使用する。**血圧低下作用が増強される恐れがあるため、勃起不全治療薬(シルデナフィルなど)やアルコールとは併用しない。

静注

ニフェカラント塩酸塩

ボーン・ウィリアムズ分類Ⅲ群

主な商品名 シンビット

適応 他剤が使用できない場合の頻脈性不整脈(心室性)

作用機序 K^+チャネル遮断

主な副作用 心室頻拍、**QT延長**、トルサード・ド・ポアント、肝障害、ほてり

ポイント ボーン・ウィリアムズ分類におけるⅢ群。K^+チャネル遮断作用により、抗不整脈作用を示す。心電図上のQT間隔を延長させ、心室性の頻脈を起こすことがある。

錠 カプセル 細粒

国試

ニフェジピン

Ca拮抗薬

主な商品名 アダラート、セパミット

適応 高血圧症、狭心症

作用機序 Ca^{2+}チャネル遮断

主な副作用 **ふらつき**、頻脈、徐脈、頭痛、**便秘**、**歯肉肥厚**、肝障害、白血球減少、血小板減少

ポイント 血管選択的にCa^{2+}チャネルを遮断し、血管拡張作用を示す。急な血管拡張により、反射性の頻脈を起こすことがある。心臓のCa^{2+}チャネルに遮断が及んだ場合には徐脈を起こすこともある。本薬剤は、薬物代謝酵素CYP3A4にて分解される。CYP3A4を阻害するグレープフルーツジュースは、内服薬の薬効を増強させてしまう。

点眼 錠

ニプラジロール

交感神経抑制様薬

主な商品名 ハイパジール、ニプラノール

適応 緑内障、高血圧症、労作性狭心症

作用機序 非選択的β(β_1及びβ_2)受容体遮断

主な副作用 徐脈、めまい、低血圧、気管支痙攣

ポイント 非選択的β受容体遮断薬であり、β_1、β_2受容体をともに遮断する。β_1受容体遮断により、レニン分泌及び心機能を抑制し、降圧作用や心拍数の低下作用を示す。β_2受容体遮断による血管収縮作用により、眼房水の産生を抑制し、眼圧を降下させる。心不全患者、気管支喘息患者への投与は禁忌である。その他、ニトログリセリン同様の血管拡張作用や、弱いα_1受容体の遮断作用も併せ持つ。

静注

国試

ニボルマブ

免疫チェックポイント阻害薬

主な商品名 オプジーボ

適応 悪性黒色腫、非小細胞肺癌、腎細胞癌など

作用機序 抗PD-1モノクローナル抗体

主な副作用 **間質性肺炎**、悪心、大腸炎、**下痢**、甲状腺機能低下症、甲状腺機能亢進症、ニューロパチー

ポイント 癌細胞のPD-L1とT細胞(免疫担当細胞)のPD-1が結合すると、癌細胞は免疫の攻撃対象から除外される。この仕組みを「免疫チェックポイント」といい、本薬剤は抗PD-1モノクローナル抗体製剤であるため、PD-L1とPD-1の結合を阻害し、癌細胞を免疫の攻撃対象にすることができる。特徴的な副作用として、自己免疫疾患(甲状腺機能異常、1型糖尿病、重度の**下痢**、大腸炎など)の発症がある。

錠

ニルマトレルビル

3CLプロテアーゼ阻害薬

主な商品名 パキロビッド(パック)

適応 COVID-19

作用機序 3CLプロテアーゼ阻害

主な副作用 味覚障害、**下痢**、肝障害

ポイント 新型コロナウイルス(SARS-CoV-2)はRNAウイルスであり、RNAポリメラーゼや3CLプロテアーゼによって細胞内にて増殖する。ニルマトレルビルは、3CLポリメラーゼを阻害することで、ウイルスの増殖を抑制する。薬物代謝酵素CYP3Aの阻害作用が強く、併用禁忌となる薬剤は多い。本薬剤の代謝を阻害し、抗ウイルス作用を増強する目的で、リトナビルとのパックとなっている。

錠

ネビラピン

HIV逆転写酵素阻害薬

主な商品名 ビラミューン

適応 HIV-1感染症

作用機序 逆転写酵素阻害

主な副作用 悪心･嘔吐、眠気、頭痛、発疹、発熱、皮膚障害、肝機能障害

ポイント 逆転写酵素を持つRNAウイルスは、ヒトの細胞内へ侵入後、ウイルスRNAからDNAを合成する（逆転写）。このDNAは、インテグラーゼによってヒトDNAに組み込まれ、ヒトの転写翻訳機構を利用して、元のウイルスRNAを増殖させる。本薬剤は、HIVの逆転写酵素を阻害することで、ウイルスの増殖を抑制する。

注

ノルアドレナリン

交感神経興奮様薬

主な商品名 ノルアドリナリン

適応 急性低血圧、ショック

作用機序 α,β受容体刺激

主な副作用 高血圧症、心悸亢進

ポイント α,β受容体直接刺激作用を有する交感神経興奮様薬である。α受容体、心臓のβ_1受容体を刺激するが、β_2受容体に対する作用は弱い。ヒトの体内では、主に交感神経節後線維終末より分泌されている。

錠

国試

ノルエチステロン・エチニルエストラジオール

卵胞ホルモン・黄体ホルモン配合剤

主な商品名 シンフェーズ(配合剤)、ルナベル(配合剤)

適応 避妊、月経困難症、子宮内膜症

作用機序 プロゲステロン及びエストロゲン受容体刺激

主な副作用 悪心、頭痛、血栓症、性器出血、乳房痛

ポイント 負のフィードバックにより、LH分泌を抑制し排卵を抑制する。排卵の抑制により、避妊、月経困難症、子宮内膜症などへの効果を示す。血栓症のリスクが増すため、35歳以上でかつ15本以上/日の喫煙者へは投与禁忌である。

錠 点眼

ノルフロキサシン

ニューキノロン系抗菌薬

主な商品名 バクシダール、バクシダール(小児用)、ノフロ

適応 細菌感染症

作用機序 DNAジャイレース阻害

主な副作用 腎障害、**下痢**、**横紋筋融解症**、**光線過敏症**、アキレス腱炎

ポイント DNAの複製に関わるDNAジャイレースを阻害することで、細菌のDNA合成を阻害する。鉄・カルシウム・マグネシウムなどと共に服用すると消化管吸収率が低下する(2～3時間ほど間隔を空けると良い)。また、NSAIDs(ロキソプロフェンなど)との併用で抗GABA作用による痙攣が起きることがある。薬効は濃度依存的であるため、複数回に分割するよりも、1回の投与量を多くしたほうが抗菌作用は強く現れる。

錠

バカンピシリン塩酸塩

ペニシリン系抗生物質

主な商品名 ペングッド

適応 細菌感染症

作用機序 トランスペプチダーゼ阻害

主な副作用 発疹、**下痢**、腎障害、大腸炎、ショック、**スティーブンス・ジョンソン症候群**

ポイント β-ラクタム系のうち、ペニシリン系に属する抗菌薬である。体内で代謝され、アンピシリンに変換される。細菌の産生するβ-ラクタマーゼにより分解されてしまう(つまり、β-ラクタマーゼ産生菌には効かない)。**ペングッド**錠は溶解性が優れている。

顆粒 細粒

麦門冬湯(ばくもんどうとう)

漢方製剤

主な商品名 ツムラ麦門冬湯エキス

適応 咳嗽、気管支喘息

作用機序 気道過敏性の低下など

主な副作用 **偽アルドステロン症**、**ミオパチー**、肝障害、**間質性肺炎**

ポイント 気道過敏性やサブスタンスPによる咳反射を抑制する。Na^+の再吸収及びK^+の排泄を促進させるカンゾウを含有するため、**偽アルドステロン症**の発現に注意が必要である。乾性の咳嗽や口腔内の乾燥症状を改善する。作用は強力ではないものの、咳中枢の抑制作用、去痰作用、気管支拡張作用などを幅広く有する。

注 静注

パクリタキセル

タキソイド系抗悪性腫瘍薬

主な商品名 タキソール、アブラキサン

適応 卵巣癌、非小細胞肺癌、乳癌、胃癌、子宮体癌

作用機序 微小管脱重合抑制

主な副作用 **骨髄抑制**、末梢神経障害、悪心・嘔吐、脱毛、麻痺、関節痛、筋肉痛

ポイント 細胞内タンパク質であるチュブリンと結合し、微小管の機能を障害することで、癌細胞の分裂を阻害する。通常、パクリタキセル製剤にはアルコールが含まれており、アルコールによる中枢神経系への影響が現れる恐れがある。パクリタキセルをアルブミンに結合させた**アブラキサン**もあり、こちらはアルコールを含まない。

錠 髄注

バクロフェン

$GABA_B$受容体刺激薬

主な商品名 ギャバロン、リオレサール

適応 痙性麻痺

作用機序 $GABA_B$受容体刺激

主な副作用 意識障害、呼吸抑制、依存性

ポイント 中枢性筋弛緩薬である。GABA誘導体であり、$GABA_B$受容体を刺激し、γ-運動神経を抑制することで骨格筋を弛緩させる。

静注

バシリキシマブ

モノクローナル抗体製剤

主な商品名 シムレクト

適応 腎移植後の急性拒絶反応の抑制

作用機序 抗CD25モノクローナル抗体

主な副作用 易感染、頭痛、血圧上昇、**下痢**、急性過敏症反応、進行性多巣性白質脳症

ポイント IL-2受容体α鎖(CD25)に対するモノクローナル抗体製剤であり、IL-2のIL-2受容体に対する結合を阻害し、免疫抑制作用を示す。

錠

バゼドキシフェン酢酸塩

選択的エストロゲン受容体調節薬

主な商品名 ビビアント

適応 閉経後骨粗鬆症

作用機序 エストロゲン受容体刺激

主な副作用 静脈血栓塞栓症、ほてり、関節痛

ポイント 選択的エストロゲン受容体調節薬(SERM)の1つ。骨ではエストロゲン受容体刺激作用を発揮し、骨吸収を抑制する。乳房や子宮においては、エストロゲン受容体を遮断するため、乳癌や子宮体癌を悪化させない。静脈血栓塞栓症のリスクとなるため、車椅子使用時や長期臥床の患者には投与禁忌である。

静注

パニツムマブ

モノクローナル抗体製剤

主な商品名 ベクティビックス

適応 大腸癌

作用機序 抗EGFRモノクローナル抗体

主な副作用 重度の**インフュージョンリアクション**、重度の皮膚障害、低マグネシウム血症、**下痢**

ポイント 抗ヒト上皮増殖因子受容体(EGFR)へのモノクローナル抗体製剤であり、RAS遺伝子野生型の大腸癌に抗腫瘍作用を示す。特徴的な副作用に重度の皮膚障害(ざ瘡など)などがある。RAS(KRAS/NRAS)遺伝子変異型の癌細胞は、EGFRとは無関係に増殖するため、本薬剤による治療効果が期待できない。

顆粒 錠

バラシクロビル塩酸塩

DNAポリメラーゼ阻害薬

主な商品名 バルトレックス

適応 単純疱疹、帯状疱疹、性器ヘルペス

作用機序 DNAポリメラーゼ阻害

主な副作用 血液障害、急性腎不全、**間質性肺炎**

ポイント アシクロビルのプロドラッグであり、吸収性が改善されている(1日の服薬回数が少なくて済む。5回→2回へ改善)。DNAポリメラーゼを阻害し、ウイルスDNA鎖の伸長を停止させる。本薬剤の内服薬は腎排泄により薬効が消失するため、腎機能障害がある場合では、腎機能の低下に応じて投与量や投与間隔の調節を行う必要がある。

錠 筋注

パリペリドン

セロトニン・ドパミン遮断薬

主な商品名 インヴェガ、ゼプリオン

適応 統合失調症

作用機序 D_2受容体遮断、5-HT_2受容体遮断

主な副作用 **パーキンソン症候群**、**アカシジア**、**ジスキネジア**、不眠、眠気、不安、悪心・嘔吐、**便秘**、高プロラクチン血症、女性化乳房、体重増加、**悪性症候群**、**水中毒**

ポイント 脳内において、ドパミンD_2受容体及びセロトニン5-HT_2受容体を遮断することにより、統合失調症の陽性症状、陰性症状をともに改善する。パリペリドンはリスペリドンの活性体である。**インヴェガ**錠は徐放錠でもあるため、リスペリドンよりも強力な薬効と、長い作用持続時間が特徴的である。

錠

バルサルタン

AT_1受容体遮断薬

主な商品名 ディオバン

適応 高血圧症

作用機序 AT_1受容体遮断（ARB）

主な副作用 **ふらつき**、**血管浮腫**、肝障害、腎障害、**高カリウム血症**

ポイント アンジオテンシンⅡ受容体のうち、AT_1受容体を遮断することで、血管収縮及びアルドステロン分泌を抑制する。

顆粒 錠 細粒 シロップ

バルプロ酸ナトリウム

ベンゾジアゼピン系薬

主な商品名 セレニカ、デパケン

適応 てんかん、躁病、片頭痛発作の予防

作用機序 GABAトランスアミナーゼ阻害

主な副作用 眠気、肝障害、貧血、白血球減少、血小板減少、**スティーブンス・ジョンソン症候群**

ポイント GABAトランスアミナーゼ阻害作用によりGABAの分解を抑制し、GABA濃度を上昇させることができる。GABA量の増加によって、抗てんかん作用、抗躁病作用、片頭痛発作の予防作用を示す。また、バルプロ酸の血中濃度を低下させ、てんかん発作を誘発してしまうことがあるため、カルバペネム系抗菌薬とは併用禁忌である。

カプセル

バルベナジントシル酸塩

VMAT2阻害薬

主な商品名 ジスバル

適応 遅発性ジスキネジア

作用機序 VMAT2阻害

主な副作用 傾眠、**パーキンソン症候群**、**アカシジア**、流涎、**便秘**

ポイント 遅発性ジスキネジアはドパミンD_2受容体遮断薬（統合失調症治療薬）の長期投与により、D_2受容体の感受性やドパミン分泌が亢進することで発生すると考えられている。バルベナジンは、神経終末の小胞トランスポーターであるVMAT2を阻害し、ドパミンの放出量を減少させることで遅発性ジスキネジアを改善する。

錠 カプセル

パルボシクリブ

CDK 4/6阻害薬

主な商品名 イブランス

適応 乳癌

作用機序 CDK 4/6阻害

主な副作用 **骨髄抑制**、**間質性肺炎**、脱毛、疲労、発疹、**下痢**

ポイント ホルモン受容体陽性の乳癌では、細胞周期におけるG1からS期への移行がE2Fという因子によって過剰に促進されている。本薬剤は、そのE2Fを活性化させているサイクリン依存性キナーゼ（CDK）4/6を阻害することにより、癌細胞の細胞周期の進行を抑制し、抗腫瘍作用を示す。原則、ホルモン療法薬と併用して使用する。

錠

バレニクリン酒石酸塩

禁煙補助薬

主な商品名 チャンピックス

適応 ニコチン依存症の喫煙者に対する禁煙の補助

作用機序 ニコチン受容体遮断

主な副作用 不眠、めまい、傾眠、頭痛、**便秘**、悪心・嘔吐

ポイント 低用量にて服用を開始し、計12週間禁煙治療を行う。また、服用開始から8日目以降は完全に禁煙しないといけない。服用中のめまいや傾眠により、自動車事故を起こした報告があり、運転など危険を伴う機械の操作はしないよう指導を行う。本薬剤による中枢内ニコチン受容体遮断作用により、喫煙による快感は断たれる。しかし、本薬剤は弱いニコチン受容体刺激作用を併せ持つため、急激な快感の遮断にはならず、精神や身体への負担が少ない禁煙補助効果を示す。

顆粒 錠

バロキサビル マルボキシル

エンドヌクレアーゼ阻害薬

主な商品名 ゾフルーザ

適応 A型またはB型インフルエンザ

作用機序 キャップ依存性エンドヌクレアーゼ阻害

主な副作用 ショック、出血、**下痢**、悪心

ポイント インフルエンザウイルスは、単純な一本鎖RNA構造のため、そのままでは増殖できない。ヒトのmRNAからキャップと呼ばれる構造を切断し、インフルエンザウイルス自身のRNAに結合させることで、以後の増殖が可能となる。本薬剤は、キャップの切断に必要なキャップ依存性エンドヌクレアーゼを阻害し、インフルエンザウイルスの増殖を抑制する。症状発現後、48時間以内の投与が必要である。**効果に持続性があり、1回の経口投与で治療が完結する**。

錠

国試

パロキセチン塩酸塩

選択的セロトニン再取り込み阻害薬(SSRI)

主な商品名 パキシル

適応 うつ病、強迫性障害、パニック障害、PTSD

作用機序 セロトニン再取り込み阻害

主な副作用 眠気、悪心·嘔吐、勃起障害、**セロトニン症候群**、自殺企図(特に18歳未満)、**悪性症候群**

ポイント 脳内の神経にてセロトニンの再取り込みを阻害し、放出状態のセロトニン量を増加させることで抗うつ作用を示す。三環系抗うつ薬(イミプラミンなど)のような抗コリン作用はなく、緑内障患者であっても問題なく使用できる。薬効の発現には、数週間を要する。

静注

パロノセトロン塩酸塩

5-HT_3受容体遮断薬

主な商品名 アロキシ

適応 抗癌剤投与に伴う消化器症状（遅発期含む）

作用機序 5-HT_3受容体遮断

主な副作用 **便秘**、頭痛、**QT延長**

ポイント 延髄へとつながる、求心性神経のセロトニン5-HT_3受容体を遮断することにより、抗癌剤投与に伴う嘔吐を抑制する。通常、5-HT_3受容体遮断薬は急性嘔吐（抗癌剤投与直後～24時間までに現れる嘔吐）のみに効果を示すが、本薬剤は遅発性嘔吐（抗癌剤投与後24時間以降に現れ、数日持続する嘔吐）にも効果を発揮する。

錠 細粒 内用液 注

ハロペリドール

ブチロフェノン系抗精神病薬

主な商品名 セレネース、ハロマンス

適応 統合失調症、躁病

作用機序 D_2受容体遮断

主な副作用 **パーキンソン症候群**、不眠、眠気、高プロラクチン血症、女性化乳房、血圧低下、**便秘**、**アカシジア**、**ジスキネジア**、体重増加、**悪性症候群**

ポイント ドパミン受容体のうち、D_2受容体を遮断する。中脳辺縁系のD_2受容体を遮断することにより、統合失調症の陽性症状を改善する。**ハロマンス**は、ハロペリドールの作用を持続化した製剤である。

散 静注 眼軟膏

国試

バンコマイシン塩酸塩

グリコペプチド系抗生物質

主な商品名 バンコマイシン

適応 MRSAによる感染症、偽膜性大腸炎

作用機序 細胞壁合成阻害

主な副作用 発疹、聴覚障害、腎障害、**レッドマン症候群**、ショック、**スティーブンス・ジョンソン症候群**

ポイント 細胞壁合成の前駆体と結合し、細胞壁合成を阻害する。細胞壁を失った細菌は、破裂して死んでいく。特徴的な副作用として、聴覚障害(第8脳神経障害)、腎障害がある。また、ヒスタミン放出による**レッドマン症候群**の予防のため、点滴は60分以上時間をかけて行われる。経口薬である散剤は、消化管からはほとんど吸収されないため、消化管管腔内の殺菌に用いられる。

錠

ピオグリタゾン塩酸塩

インスリン抵抗性改善薬

主な商品名 アクトス

適応 2型糖尿病

作用機序 インスリン抵抗性改善

主な副作用 心不全、浮腫、肝障害、**低血糖**

ポイント 炎症性サイトカインTNF-α産生の抑制、脂肪燃焼タンパクであるアディポネクチンの産生を促進することで、インスリン抵抗性を改善する(インスリンが効きやすくなる)。特徴的な副作用として、心不全や浮腫が起こることがあり、これらの副作用は女性で発生しやすい。

錠

ビカルタミド

アンドロゲン受容体遮断薬

主な商品名 カソデックス

適応 前立腺癌

作用機序 アンドロゲン受容体遮断

主な副作用 乳房腫脹、乳房圧痛、勃起力低下、重篤な肝障害

ポイント 前立腺癌組織のアンドロゲン受容体を選択的に遮断する(男性ホルモン受容体の遮断)。

錠 内用液 顆粒 DS

ピコスルファートナトリウム

大腸刺激性下剤

主な商品名 ラキソベロン、ピコプレップ(配合剤)

適応 各種便秘症、造影剤投与後の排便促進

作用機序 大腸刺激、水分吸収阻害

主な副作用 腹痛、**下痢**、腸閉塞、腸管穿孔、虚血性大腸炎

ポイント 大腸で活性体となり、大腸を刺激して排便を促進する。また、水分吸収阻害作用により、腸管に水分を留めて便を軟化させる。効果発現には8時間程度を要する。妊婦への投与は可能。

錠 テープ

ビソプロロール

交感神経抑制様薬

主な商品名 メインテート、ビソノ

適応 高血圧症、労作性狭心症、頻脈、慢性心不全

作用機序 β_1受容体遮断

主な副作用 徐脈、めまい、低血圧、気管支痙攣

ポイント 選択的にβ_1受容体を遮断し、心機能抑制やレニン分泌抑制などの作用を示す。また、β_2受容体の遮断作用はわずかであるため、気管支収縮作用は弱く、気管支喘息患者へは慎重投与ではあるものの使用することができる。慢性心不全に対して使用する場合は、低用量(**メインテート**錠の場合、0.625mg/日)から開始する。

錠

ピタバスタチンカルシウム

HMG-CoA還元酵素阻害薬

主な商品名 リバロ

適応 高コレステロール血症(家族性含む)

作用機序 HMG-CoA還元酵素阻害

主な副作用 **横紋筋融解症**、重症筋無力症、肝障害

ポイント 作用の強いスタチン薬の1つ。HMG-CoA還元酵素を阻害することで、肝臓内のコレステロール合成を抑制する。本薬剤服用中の患者が、筋肉の痛みや褐色尿を訴えた場合、重大な副作用である**横紋筋融解症**の可能性がある。

静注 軟膏 クリーム

ビダラビン

DNAポリメラーゼ阻害薬

主な商品名 アラセナ-A

適応 単純ヘルペス脳炎、帯状疱疹、単純疱疹

作用機序 DNAポリメラーゼ阻害

主な副作用 精神神経障害、骨髄機能抑制、ショック

ポイント DNAポリメラーゼを阻害し、ウイルスDNA鎖の伸長を停止させる。

錠 散 注

ヒドララジン塩酸塩

血管直接作用薬

主な商品名 アプレゾリン

適応 高血圧症、妊娠高血圧症

作用機序 機序不明

主な副作用 めまい、**ふらつき**、頻脈、頭痛、SLE様症状、劇症肝炎

ポイント 血管平滑筋に直接的に作用し、血管を拡張することが主作用と考えられている。ACE阻害薬（エナラプリルなど）、ARB（アジルサルタンなど）の妊婦への投与は禁忌であり、妊婦に使用できる高血圧治療薬は限られている。本薬剤は、妊娠高血圧症に用いることができる治療薬のうちの1つである。

錠

ヒドロキシクロロキン硫酸塩

免疫調整薬

主な商品名 プラケニル

適応 SLE、皮膚エリテマトーデス

作用機序 免疫調整

主な副作用 眼障害、**低血糖**、**下痢**、皮膚障害、**QT延長**

ポイント 投与されたヒドロキシクロロキンは、リソソーム内へと蓄積する。これによるリソソームのpH変化が、免疫抑制やSLEに伴う症状の改善に関与していると考えられている。眼に副作用を生じることがあるため、網膜症や黄斑症の患者には投与禁忌である。毒薬である。

錠　カプセル　シロップ　散　注　DS

ヒドロキシジン

ヒスタミンH_1受容体遮断薬

主な商品名 アタラックス

適応 不安、蕁麻疹・皮膚疾患における痒み

作用機序 中枢抑制作用

主な副作用 眠気、倦怠感、肝障害、**QT延長**

ポイント 視床、視床下部、大脳辺縁系にて中枢作用を示すものと考えられている。抗アレルギー性精神安定薬とも呼ばれ、ジフェンヒドラミンと同程度のヒスタミンH_1受容体遮断作用を示す。抗不安・鎮静などを目的にするだけでなく、痒みに対しても用いられる。

ヒ

錠

ヒドロクロロチアジド

サイアザイド系利尿薬

主な商品名 ヒドロクロロチアジド

適応 高血圧症、心性浮腫、腎性浮腫、肝性浮腫

作用機序 Na^{+}-Cl^{-}共輸送系抑制

主な副作用 **低カリウム血症**、**低ナトリウム血症**、**ふらつき**、血清脂質増加、尿酸値上昇

ポイント Na^{+}の尿中排泄量の増加は、尿量の増加も引き起こす。本薬剤は、遠位尿細管におけるNa^{+}-Cl^{-}共輸送系を抑制することでNa^{+}の尿中排泄量を増加させ、それに伴い尿量も増加させる。サイアザイド系利尿薬は脂質、尿酸、グルコースの血中濃度を上昇させることから、代謝系疾患の患者への使用は敬遠されているが、Ca^{2+}の排泄は促進しないため、骨粗鬆症患者に対しては使いやすい。

錠 軟膏 クリーム

ヒドロコルチゾン

副腎皮質ステロイド薬

主な商品名 コートリル、ロコイド

適応 副腎皮質機能不全、ネフローゼ症候群、湿疹など

作用機序 抗炎症、免疫抑制(抗アレルギー)

主な副作用 易感染性、**満月様顔貌**、骨粗鬆症、高血糖、高血圧、眼圧上昇

ポイント 体内で分泌される天然の糖質コルチコイドの1つ。マクロファージの活動抑制、抗炎症及び免疫抑制などの作用を示す。免疫抑制作用は易感染性を招くが、抗アレルギー作用にもなる。体内での糖質コルチコイド分泌タイミングに合わせて、内服のタイミングは朝に設定されることが多い。

錠 注

ヒドロモルフォン塩酸塩

麻薬性鎮痛薬

主な商品名 ナルサス、ナルラピド、ナルベイン

適応 癌性疼痛

作用機序 μ受容体刺激

主な副作用 依存性、呼吸抑制、悪心・嘔吐、**便秘**、眠気

ポイント オピオイド受容体のうちμ受容体を刺激し、痛覚伝導系の抑制及び下行性抑制神経の活性化により鎮痛作用を示す。モルヒネよりも強力な鎮痛作用を示す。モルヒネと同様、呼吸困難感の改善が期待できる。また、オキシコドンと同様、肝代謝で速やかに薬効が消失するため、腎機能が低下している患者にも使用しやすい。

錠

ビベグロン

交感神経興奮様薬

主な商品名 ベオーバ

適応 過活動膀胱、切迫性尿失禁

作用機序 β_3受容体刺激

主な副作用 心悸亢進、口内乾燥

ポイント 選択的β_3受容体刺激により、膀胱平滑筋を弛緩させ（膀胱を広くし）、過活動膀胱による尿意切迫感などの改善を行う。**生殖器系、心血管系、薬物代謝酵素CYPへの影響が同種同効薬のミラベグロンよりも少なく、禁忌が少ないという特徴がある。生殖可能な年齢の患者にも投与が可能である。**

注 静注

ピペラシリンナトリウム

ペニシリン系抗生物質

主な商品名 ペントシリン

適応 細菌感染症（緑膿菌含む）

作用機序 トランスペプチダーゼ阻害

主な副作用 発疹、**下痢**、腎障害、大腸炎、ショック、**スティーブンス・ジョンソン症候群**

ポイント β-ラクタム系のうち、ペニシリン系に属する抗菌薬である。細菌の細胞壁合成酵素であるトランスペプチダーゼを阻害し、細胞壁を作らせないことで抗菌作用を示す。細菌の産生するβ-ラクタマーゼにより分解されてしまう。β-ラクタマーゼ産生菌に対して使用する場合は、タゾバクタムなどのβ-ラクタマーゼ阻害薬を併用する。

錠 散 細粒 注

ビペリデン

副交感神経抑制様薬

主な商品名 アキネトン

適応 **パーキンソン症候群**（薬剤性など）

作用機序 ムスカリン受容体遮断（抗コリン作用）

主な副作用 幻覚、排尿困難、口渇、眼圧上昇、**悪性症候群**

ポイント 中枢でムスカリン受容体を遮断するため、パーキンソン症候群の治療に用いられる。特に統合失調症治療薬による副作用に対して投与されることが多い。緑内障や前立腺肥大症患者への投与は禁忌である。

錠

ピペリドレート塩酸塩

副交感神経抑制様薬

主な商品名 ダクチル

適応 消化管の痙攣性疼痛、切迫流・早産

作用機序 ムスカリン受容体遮断(抗コリン作用)

主な副作用 口渇、**便秘**、排尿困難、心悸亢進、眼圧上昇

ポイント ムスカリン受容体遮断作用により、消化管や子宮の平滑筋を弛緩させることで、痙攣性疼痛や切迫流・早産の治療に用いられる。緑内障や前立腺肥大症患者への投与は禁忌である。

内用液

ヒマシ油

小腸刺激性下剤

主な商品名 ヒマシ油

適応 便秘症、食中毒における腸管内容物の排除

作用機序 小腸刺激

主な副作用 悪心・嘔吐、腹痛

ポイント 小腸で加水分解を受けリシノール酸とグリセリンとなる。うち、リシノール酸が小腸を刺激して消化管の蠕動運動を高め、さらにグリセリンによる粘滑作用により排便を促進する。即効性があり、就寝前の服用を避けさせる。

ヒ

点眼 外用液

ビマトプロスト

プロスタマイド誘導体

主な商品名 ルミガン、グラッシュビスタ

適応 緑内障、高眼圧症、まつ毛貧毛症

作用機序 プロスタマイド受容体刺激

主な副作用 虹彩色素沈着、結膜充血、眼そう痒症

ポイント プロスタマイド受容体への刺激により、ぶどう膜強膜流出路からの眼房水排出を促進させることで、眼圧を降下させる。眼の周りや虹彩への色素沈着を起こすが、点眼直後の洗顔により着色を軽減することができるので、「朝の洗顔前」や「夜の入浴前」と使用タイミングが指示されることもある。また、**まつ毛の毛包に作用し、毛周期における成長期を延長することで、まつ毛の成長を促進させると考えられている。**

原末

ピラジナミド

結核化学療法剤

主な商品名 ピラマイド

適応 肺結核及びその他の結核症

作用機序 イソニアジド作用増強

主な副作用 重篤な肝障害、間質性腎炎

ポイント イソニアジドの耐性獲得を遅らせる作用を持つ。イソニアジドとの併用により抗結核作用が増強する。

錠

ビラスチン

抗ヒスタミン薬

主な商品名 ビラノア

適応 アレルギー性疾患・症状

作用機序 H_1受容体遮断

主な副作用 眠気、口渇、肝障害、黄疸

ポイント ヒスタミンH_1受容体遮断及び肥満細胞からの化学伝達物質(ヒスタミン、ロイコトリエンなど)放出抑制作用を示し、アレルギー反応を抑制する。抗コリン作用は弱く、また中枢移行性が低いため眠気の副作用は極めて弱い。**食後投与で血中濃度が約50%低下するため、空腹時に投与する。**

錠 注

ピリドキサールリン酸エステル

補酵素型ビタミンB_6

主な商品名 ピドキサール

適応 鉄芽球性貧血、ビタミンB6欠乏症

作用機序 ビタミンB_6補充

主な副作用 発疹、悪心・嘔吐

ポイント ビタミンB_6の不足により、鉄芽球性貧血や末梢神経障害を起こすことがある。また、抗結核薬イソニアジドなどの使用によってもビタミンB_6不足を招くことがある。本薬剤はこれらの症状の治療、または予防に対して用いられる。また、末梢でのレボドパの代謝を促し、レボドパの薬効を減弱させる。

カプセル 注

ピルシカイニド塩酸塩

ボーン・ウィリアムズ分類Ⅰc群

主な商品名 サンリズム

適応 他剤が使用できない場合の頻脈性不整脈

作用機序 Na^+チャネル遮断

主な副作用 心室細動、腎不全、肝障害、悪心・嘔吐、めまい

ポイント ボーン・ウィリアムズ分類におけるⅠc群。Na^+チャネル遮断作用により、抗不整脈作用を示す。

錠

ビルダグリプチン

選択的DPP-4阻害薬

主な商品名 エクア

適応 2型糖尿病

作用機序 DPP-4阻害

主な副作用 **低血糖**、肝障害、腎不全、**類天疱瘡**

ポイント 消化管ホルモンであるインクレチン(GLP-1、GIP)は、血糖依存的(血糖値が高いときだけ)なインスリン分泌促進やグルカゴン分泌抑制などの作用を示す。しかし、インクレチンは分泌後すぐにジペプチジルペプチダーゼ-4(DPP-4)により分解されてしまう。本薬剤は、DPP-4を阻害し、インクレチン濃度を上昇させることにより、血糖値を低下させる。血糖依存的に作用するため、**低血糖**のリスクは低い。

点眼

ピレノキシン

水晶体タンパク質変性防止薬

主な商品名 カタリンK

適応 白内障

作用機序 水晶体タンパク質変性防止

主な副作用 過敏症

ポイント 難溶性アミノ酸(キノン体)と水晶体タンパク質が結合するとタンパク質の変性により白濁が生じる。本薬剤は、これらの結合を阻害して、水晶体の透明性を維持することで白内障の進行を抑制する。すでに生じた白濁を透明化させる作用はない。

錠　顆粒　点眼

ピロカルピン塩酸塩

副交感神経興奮様薬

主な商品名 サラジェン、サンピロ

適応 緑内障、眼科検査、口腔乾燥症状

作用機序 ムスカリン受容体刺激

主な副作用 **眼類天疱瘡**、頭痛、頻尿、**下痢**

ポイント 毛様体筋の収縮を促し、シュレム管からの眼房水排泄による眼圧降下作用と水晶体肥厚による近視性調節麻痺を示す。瞳孔では縮瞳を起こす。また、唾液腺のムスカリン受容体の刺激により、副交感神経興奮様作用を示し、唾液分泌を促すことで口腔乾燥症状を改善する。副交感神経興奮様作用に伴い、頻尿や**下痢**といった副作用が生じやすい。

ヒ

カプセル 軟膏

ピロキシカム

COX阻害薬

主な商品名 バキソ、フェルデン

適応 消炎・鎮痛

作用機序 COX阻害

主な副作用 消化性潰瘍、腎障害、**アスピリン喘息**、**スティーブンス・ジョンソン症候群**

ポイント シクロオキシゲナーゼ（COX）を阻害し、プロスタグランジン（PG）の産生を抑制することで鎮痛・抗炎症などの作用を示す。PGは胃粘膜保護や腎血流量増加などの身体にとってプラスとなる作用も示すため、PG産生抑制は、消化性潰瘍や腎障害の原因になる。胎児循環への異常や、子宮収縮力の減弱を招くことがあり、内服薬は妊娠後期の女性に禁忌である。

注

ビンクリスチン硫酸塩

抗腫瘍植物アルカロイド

主な商品名 オンコビン

適応 急性白血病、慢性白血病、悪性リンパ腫など

作用機序 微小管重合阻害

主な副作用 末梢神経障害、**骨髄抑制**、**間質性肺炎**、悪心・嘔吐、脱毛

ポイント 細胞内タンパク質であるチュブリンと結合し、微小管重合を阻害することで、癌細胞の分裂を阻害する。特徴的な副作用として末梢神経障害がある。

静注

ファスジル塩酸塩

脳血管攣縮抑制薬

主な商品名 エリル

適応 くも膜下出血後の脳血管攣縮

作用機序 Rhoキナーゼ阻害

主な副作用 頭蓋内出血、消化管出血、肝障害

ポイント くも膜下出血後4～14日以内に、脳血管の攣縮が起こり、意識レベルの低下や片麻痺などの原因となることがある。最悪の場合、死に至るケースもある。本薬剤は、Rhoキナーゼを阻害することで、脳血管の攣縮を抑制する。くも膜下出血発症からできるだけ早期に投与を開始し、発症後2週間を目安に投与する。

錠 散 細粒 注 静注

国試

ファモチジン

H_2受容体遮断薬

主な商品名 ガスター

適応 胃潰瘍、十二指腸潰瘍、胃炎、逆流性食道炎

作用機序 H_2受容体遮断

主な副作用 **便秘**、腎障害、肝障害、せん妄、貧血、**汎血球減少**、**無顆粒球症**、血小板減少

ポイント ヒスタミンH_2受容体を遮断することにより、胃酸分泌を抑制する。腎排泄型の薬剤であるため、腎機能の低下に応じて投与量を調整する必要がある。

フ

硝子体内注

ファリシマブ

バイスペシフィック抗体製剤

主な商品名 バビースモ

適応 加齢黄斑変性症、糖尿病黄斑浮腫

作用機序 抗VEGF/Ang-2抗体

主な副作用 眼障害、脳卒中

ポイント 網膜に老廃物が増加すると、それらを除去・回収するために新生血管が形成される。しかし、この新生血管は非常に脆く、血液成分が漏出することで周囲を圧迫し、視細胞が集まっている黄斑に異常を来す。本薬剤は、新生血管の形成に関与する血管内皮増殖因子(VEGF)やAng-2へのヒト化バイスペシフィック(二重特異性)モノクローナル抗体として作用し、新生血管の形成を阻害することで加齢黄斑変性症の進行を防止する。**維持期には約4ヶ月間隔で治療可能である。**

錠 散

フィトナジオン

ビタミンK_1製剤

主な商品名 カチーフN、ケーワン

適応 ビタミンK_1欠乏、ワルファリンの解毒

作用機序 ビタミンK_1補充

主な副作用 悪心、軟便、高ビリルビン血症

ポイント ビタミンK_1として体内に補充される。プロトロンビン産生に利用され、止血作用を示す。ワルファリンの作用に拮抗する。

錠

フィナステリド

男性ホルモン活性化阻害薬

主な商品名 プロペシア

適応 男性型脱毛症

作用機序 5α-還元酵素2型阻害

主な副作用 肝障害、性欲減退、勃起機能不全、射精障害

ポイント テストステロンを、活性体のジヒドロテストステロンへ変換する、2型の5α-還元酵素を阻害する（要は、男性ホルモンの活性化を阻害するということ）。男性型脱毛症（自費診療）に用いられる。女性や小児への投与は禁忌である。

錠

フィネレノン

抗アルドステロン薬

主な商品名 ケレンディア

適応 2型糖尿病を合併する慢性腎不全

作用機序 アルドステロン受容体遮断

主な副作用 **高カリウム血症**、低血圧、尿酸値上昇

ポイント 遠位尿細管から集合管にかけてのアルドステロン受容体を遮断することにより、Na^+-K^+交換系を抑制しNa^+の尿中排泄量を増加させ、それに伴い尿量も増加させる。また、作用機序より、体内にK^+が残ることになるため、**高カリウム血症**を起こすことがある。本薬剤は、ステロイド骨格を持たないため、他の抗アルドステロン薬（スピロノラクトンなど）でみられる女性化乳房の副作用は起こさない。

フ

注 皮下注

フィルグラスチム

顆粒球コロニー刺激因子製剤

主な商品名 グラン、ジーラスタ

適応 好中球減少症

作用機序 顆粒球コロニー刺激

主な副作用 急性呼吸窮迫症候群、芽球の増加、脾破裂

ポイント 好中球前駆細胞から成熟好中球までの細胞に存在する受容体に結合する。好中球前駆細胞は分化・増殖が促進され、成熟好中球は貪食などの作用が亢進する。抗癌剤の投与に伴う好中球減少症などに用いられる。**ジーラスタ**は、作用持続時間を延長させた製剤である。

錠

フェキソフェナジン塩酸塩

国試

抗ヒスタミン薬

主な商品名 アレグラ、ディレグラ(配合剤)、プソフェキ(配合剤)

適応 アレルギー性疾患・症状 **作用機序** H_1受容体遮断

主な副作用 眠気、口渇、白血球減少、肝障害、黄疸

ポイント ヒスタミンH_1受容体遮断及び肥満細胞からの化学伝達物質(ヒスタミン、ロイコトリエンなど)放出抑制作用を示し、アレルギー反応を抑制する。抗コリン作用は弱く、また、脳に侵入したフェキソフェナジンは速やかに脳外に排出されるため、眠気の副作用は極めて弱い。**ディレグラ**及び**プソフェキ**は交感神経興奮物質との配合剤であり、鼻閉の改善に優れている。これら配合剤の作用は食事によって減弱するため、空腹時に投与する。

錠

フェソテロジンフマル酸塩

副交感神経抑制様薬

主な商品名 トビエース

適応 過活動膀胱における頻尿、切迫性尿失禁

作用機序 ムスカリン受容体遮断（抗コリン作用）

主な副作用 口渇、**便秘**、排尿困難、心悸亢進、眼圧上昇

ポイント 経口投与後、速やかに代謝され、活性代謝物が薬効を示す。膀胱平滑筋を弛緩させる（膀胱を広くする）ため、神経因性膀胱や神経性頻尿の治療に用いられる。緑内障患者への投与は禁忌である。頻尿症状に苦しむ場合は、前立腺肥大症患者であっても使用されることがある。本薬剤は膀胱へ選択的に作用する。

錠 散 注

フェニトイン

Na^+チャネル遮断薬

主な商品名 アレビアチン、ヒダントール

適応 てんかん

作用機序 Na^+チャネル遮断

主な副作用 貧血、白血球減少、**スティーブンス・ジョンソン症候群**、**歯肉肥厚**

ポイント Na^+チャネル遮断により、神経の興奮性を抑制し、抗てんかん作用を示す。薬物代謝酵素CYP3A4や薬物の排泄を行うP糖タンパクの活性化作用を示すため、これらが関与する併用薬の薬効を減弱させることがある。相乗作用を目的とした、フェノバルビタールとの配合剤が用いられることもある。

フ

フ

注 点眼

フェニレフリン塩酸塩

交感神経興奮様薬

主な商品名 ネオシネジン

適応 急性低血圧またはショック、診断または治療を必要とする散瞳

作用機序 α_1受容体刺激

主な副作用 高血圧症、頭痛

ポイント α_1受容体刺激作用による血管収縮作用により血圧を上昇させるため、低血圧やショックの治療に用いられる。また、瞳孔散大筋のα_1受容体を刺激し、瞳孔散大筋収縮による散瞳を引き起こす。アドレナリンやノルアドレナリンといったカテコールアミン類と比較すると、代謝を受けにくいため作用は持続的である。

原末 錠 散 エリキシル 坐 注 静注

フェノバルビタール

バルビツール酸系薬

主な商品名 フェノバール、ルピアール、ワコビタール

適応 てんかん、不眠症、不安

作用機序 バルビツレート結合部位への結合

主な副作用 呼吸抑制、眠気・**ふらつき**、依存性、耐性

ポイント 長時間作用型バルビツール酸系薬である。本薬剤は、上行性脳幹網様体賦活系の抑制により中枢神経抑制作用を示す。過量投与時の呼吸麻痺には、解毒薬として炭酸水素ナトリウムやジモルホラミンが使用される。薬物代謝酵素CYP3A4の作用を活性化させるため、併用薬の薬効を減弱させることがある。

錠 カプセル

国試

フェノフィブラート

フィブラート系薬

主な商品名 トライコア、リピディル

適応 高脂血症（家族性を含む）

作用機序 PPARα刺激

主な副作用 **横紋筋融解症**、肝障害、膵炎

ポイント ペルオキシソーム増殖因子活性化受容体（PPAR）αを刺激し、トリグリセリドの加水分解を促進する。また、脂肪酸のβ酸化を促進し、トリグリセリドの合成を抑制する。本薬剤服用中の患者が、筋肉の痛みや褐色尿を訴えた場合、重大な副作用である**横紋筋融解症**の可能性がある。

錠

フェブキソスタット

尿酸合成阻害薬

主な商品名 フェブリク

適応 高尿酸血症、痛風

作用機序 キサンチンオキシダーゼ阻害

主な副作用 肝機能障害、関節痛、過敏症

ポイント 尿酸合成酵素であるキサンチンオキシダーゼを阻害することにより、尿酸の合成を抑制する。キサンチン骨格を含むアザチオプリン、メルカプトプリンの代謝を阻害し、これらの薬剤の血中濃度を上昇させるため併用禁忌とされている。服薬回数は1日1回であり、アロプリノールと比較して利便性が高い。痛風発作を機に服用を開始する場合は、腫れや痛みが落ち着いてからとする。

フ

パップ　テープ　軟膏　クリーム　ローション　スプレー

フェルビナク

COX阻害薬

主な商品名 セルタッチ、ナパゲルン

適応 解熱・鎮痛・抗炎症

作用機序 COX阻害

主な副作用 消化性潰瘍、腎障害、**アスピリン喘息**、**スティーブンス・ジョンソン症候群**

ポイント シクロオキシゲナーゼ（COX）を阻害し、プロスタグランジン（PG）の産生を抑制することで解熱・鎮痛・抗炎症などの作用を示す。PGは胃粘膜保護や腎血流量増加などの身体にとってプラスとなる作用も示すため、PG産生抑制は消化性潰瘍や腎障害の原因になる。

舌下錠　バッカル錠　パッチ　テープ　注

国試

フェンタニル

麻薬性鎮痛薬

主な商品名 アブストラル、イーフェン、デュロテップMT、フェントス

適応 癌性疼痛、全身麻酔　**作用機序** μ受容体刺激

主な副作用 依存性、呼吸抑制、悪心・嘔吐、**便秘**、眠気

ポイント オピオイド受容体のうち、μ受容体を選択的に刺激することにより、非常に強い鎮痛作用を示す。様々な剤形があり、舌下錠やバッカル錠はレスキュードーズ（緊急の痛み止め）に、テープやパッチなどの貼付剤は定期薬として用いられる。貼付剤では貼った部位が高温になると、フェンタニルの吸収性が増大し、呼吸抑制などの致死的症状を引き起こす危険性がある（貼付薬使用時にはサウナ、電気毛布などは控える）。

皮下注

フォンダパリヌクスナトリウム

抗Xa因子薬

主な商品名 アリクストラ

適応 静脈血栓塞栓症の発症抑制

作用機序 抗Xa因子

主な副作用 出血、肝障害、黄疸

ポイント アンチトロンビンⅢと結合して複合体を形成し、この複合体が、血液凝固第Xa因子の活性を選択的に阻害する。Xa因子活性の阻害により、トロンビンの産生を阻害する。

注 軟膏

ブクラデシンナトリウム

cAMP誘導体

主な商品名 アクトシン

適応 急性循環不全、褥瘡、皮膚潰瘍

作用機序 cAMP変換

主な副作用 高度な血圧低下、不整脈

ポイント 細胞膜を通過してブクラデシン自体がcAMPに変化し、細胞内のcAMPを直接増加させる。このcAMPは、β受容体の刺激と同様の反応を現す。心機能促進作用を示すため、急性心不全に用いられる。また、血流改善作用も持ち、褥瘡や皮膚潰瘍の際の回復を促す。軟膏剤では、塗布部の疼痛や皮膚炎が現れてしまうことがある。

フ

錠

ブシラミン

疾患修飾性抗リウマチ薬(DMARD)

主な商品名 リマチル

適応 関節リウマチ

作用機序 ジスルフィド結合開裂

主な副作用 再生不良性貧血、赤芽球癆、**汎血球減少**

ポイント 免疫複合体内部で、リウマトイド因子中の化学結合を開裂させる。疾患修飾性抗リウマチ薬(DMARD)の1つで、効果が発現するまでに半年ほどかかることがある。

静注 散

ブスルファン

アルキル化薬

主な商品名 ブスルフェクス、マブリン

適応 慢性骨髄性白血病、造血幹細胞移植の前治療

作用機序 アルキル化

主な副作用 肝障害、発熱、静脈閉塞性肝疾患、**骨髄抑制**、悪心・嘔吐

ポイント DNAのグアニン塩基をアルキル化することで、癌細胞のDNA合成を阻害する。注射剤である**ブスルフェクス**は、造血幹細胞移植の前処置として、大量投与される。

点鼻

ブセレリン酢酸塩

性ホルモン分泌抑制薬

主な商品名 スプレキュア

適応 子宮内膜症、子宮筋腫

作用機序 LH-RH受容体脱感作

主な副作用 脱毛、不正出血、卵巣嚢胞破裂、肝障害

ポイント 継続投与により、脳下垂体前葉のLH-RH受容体を持続的に刺激することで、受容体数の脱感作（受容体の感受性低下）を引き起こし、性ホルモン（エストロゲン及びアンドロゲン）の分泌を抑制する。なお、LH-RH受容体はGn-RH受容体とも表記される。

錠 注

ブチルスコポラミン臭化物

副交感神経抑制様薬

主な商品名 ブスコパン

適応 消化管運動亢進・疼痛、消化管検査の前処置

作用機序 ムスカリン受容体遮断（抗コリン作用）

主な副作用 口渇、**便秘**、排尿困難、心悸亢進、眼圧上昇

ポイント 本薬剤は消化管からの吸収性が悪い薬剤である。経口投与により、大部分の抗コリン作用が消化管で現れ（吸収されにくいため）、腸管平滑筋を弛緩することで鎮痙作用を示す。副交感神経抑制様作用によって、眼圧上昇や排尿困難などが現れる可能性があるため、緑内障や前立腺肥大症患者への投与は禁忌である。

フ

カプセル　注腸　タービュヘイラー　錠

ブデソニド

副腎皮質ステロイド薬

主な商品名 ゼンタコート、レクタブル、パルミコート、シムビコート(配合剤)、コレチメント

適応 気管支喘息、クローン病、潰瘍性大腸炎

作用機序 抗炎症、免疫抑制(抗アレルギー)

主な副作用 易感染性、**満月様顔貌**、骨粗鬆症、高血糖、高血圧

ポイント 副腎皮質ステロイド薬の1つ。本薬剤を吸入で使用した場合、骨粗鬆症や高血糖などの全身性の副作用はほとんど生じないが、口腔内に残存すると口腔感染症のリスクが増大するため、うがい指導などが必要である。吸入薬である**シムビコート**は、ホルモテロールとの配合剤であり、気管支喘息の発作予防にも発作時にも使用可能である。

クリーム　外用液　スプレー

ブテナフィン塩酸塩

ベンジルアミン系抗真菌薬

主な商品名 ボレー、メンタックス

適応 皮膚真菌症

作用機序 スクアレンエポキシダーゼ阻害

主な副作用 皮膚炎、刺激感、水疱

ポイント 真菌の細胞膜合成酵素の1つであるスクアレンエポキシダーゼを阻害し、細胞膜を作らせないことで抗真菌作用を示す。外用で真菌症の治療に用いられる。

錠 内用液

フドステイン

気道分泌細胞正常化薬

主な商品名 クリアナール、スペリア

適応 去痰

作用機序 杯細胞の過形成抑制

主な副作用 肝障害、悪心・嘔吐、発疹

ポイント 気道上皮杯細胞の過形成を抑制しムチンの分泌量を抑制する他、抗炎症作用、漿液性の気管支腺分泌の促進など多様な去痰作用を示す。

錠 点眼

ブナゾシン塩酸塩

交感神経抑制様薬

主な商品名 デタントール

適応 高血圧症、緑内障

作用機序 α_1受容体遮断

主な副作用 低血圧、失神、頻脈

ポイント 選択的にα_1受容体を遮断することにより血管拡張作用を示す。また、眼でのα_1受容体遮断により、ぶどう膜強膜流出路からの房水流出を促進することで眼圧を下降させる。血管拡張により反射的な交感神経の興奮を引き起こし、頻脈を起こすことがある。

テープ 坐 注

ブプレノルフィン

非麻薬性鎮痛薬

主な商品名 ノルスパン、レペタン

適応 癌性疼痛、麻酔前投薬、胃・尿路などの鎮痛

作用機序 主にμ受容体刺激

主な副作用 呼吸抑制、依存性

ポイント 非麻薬性鎮痛薬であるが、モルヒネよりも強力な鎮痛作用を示す。オピオイド受容体のうち、μ受容体への刺激作用により、鎮痛作用を示す。麻薬拮抗作用を併せ持つため、他のオピオイド系薬とは併用しない。

錠

プラスグレル塩酸塩

ADP受容体遮断薬

主な商品名 エフィエント

適応 血栓形成の抑制

作用機序 ADP受容体遮断

主な副作用 出血、血栓性血小板減少性紫斑病、肝障害

ポイント 血小板凝集を阻害し、動脈硬化に伴う血栓形成を予防する。クロピドグレルがCYP2C19で代謝されて活性体になるのに対し、本薬剤はエステラーゼによる加水分解及びCYP3A4による代謝を経て活性体となる。CYP3A4は個人差の少ない代謝酵素であるため、**プラスグレルはクロピドグレルと比較して、効果のばらつきが少ないという特徴を持つ。**手術による大量出血を避けるために休薬する場合は、手術の約14日前に投与を中止する。

錠

プラゾシン塩酸塩

交感神経抑制様薬

主な商品名 ミニプレス

適応 高血圧症、前立腺肥大症に伴う排尿障害

作用機序 α_1受容体遮断

主な副作用 低血圧、失神、頻脈

ポイント 選択的にα_1受容体を遮断することにより血管拡張作用を示す。その他、前立腺のα_1受容体を遮断することにより前立腺弛緩作用を示し、尿道括約筋のα_1受容体を遮断することにより尿道拡張作用を示す。また、血管拡張により反射的な交感神経の興奮を引き起こし、頻脈を起こすことがある。

細粒 錠

プラバスタチンナトリウム

HMG-CoA還元酵素阻害薬

主な商品名 メバロチン

適応 高脂血症、家族性高コレステロール血症

作用機序 HMG-CoA還元酵素阻害

主な副作用 **横紋筋融解症**、重症筋無力症、肝障害

ポイント 標準的なスタチン薬の1つ。HMG-CoA還元酵素を阻害することで、肝臓内のコレステロール合成を抑制する。本薬剤服用中の患者が、筋肉の痛みや褐色尿を訴えた場合、重大な副作用である**横紋筋融解症**の可能性がある。

フ

錠 顆粒

フラボキサート塩酸塩

フラボン系頻尿治療薬

主な商品名 ブラダロン

適応 頻尿、残尿感

作用機序 Ca^{2+}チャネル遮断

主な副作用 胃部不快感、発疹、肝機能障害、黄疸

ポイント 電位依存性Ca^{2+}チャネル遮断、ホスホジエステラーゼ阻害、抗コリンなどの作用を有し、様々な機序で膀胱平滑筋を弛緩させ、頻尿を改善する。

錠

プラミペキソール塩酸塩

D_2受容体刺激薬

主な商品名 ビ・シフロール、ミラペックス

適応 パーキンソン病、レストレスレッグス症候群

作用機序 D_2受容体刺激

主な副作用 幻覚、悪心・嘔吐、眠気、めまい、**ジスキネジア**、突発性睡眠、**悪性症候群**

ポイント 大脳基底核・線条体のD_2受容体を刺激することにより、抗パーキンソン病作用を示す。突発性睡眠や傾眠などの副作用が他の麦角系の抗パーキンソン病薬（ブロモクリプチンなど）に比べて強く、本薬剤服用中は自動車の運転や高所作業など、危険を伴う作業には従事しないよう伝える必要がある。

錠 カプセル DS

プランルカスト

ロイコトリエン受容体遮断薬

主な商品名 オノン

適応 気管支喘息、アレルギー性鼻炎

作用機序 LT受容体遮断

主な副作用 頭痛、胃不快感、眠気、白血球減少、血小板減少、肝障害

ポイント LT（ロイコトリエン）受容体を選択的に遮断することにより、気管支喘息やアレルギー性鼻炎の治療に用いられる。気道収縮の抑制、鼻腔の通気性の改善などの作用を示す。

点眼

ブリモニジン酒石酸塩

α_2受容体刺激薬

主な商品名 アイファガン

適応 緑内障

作用機序 α_2受容体刺激

主な副作用 過敏症

ポイント α_2受容体の刺激により、ぶどう膜強膜流出路からの眼房水排出促進作用と、眼房水産生抑制作用を示す。

フ

点眼

ブリンゾラミド

炭酸脱水酵素阻害薬

主な商品名 エイゾプト

適応 緑内障

作用機序 炭酸脱水酵素阻害

主な副作用 代謝性アシドーシス、電解質異常

ポイント 毛様体に存在する炭酸脱水酵素(CA)を阻害することで、眼房水産生を抑制し、眼圧降下作用を示す。

注 軟膏

国試

フルオロウラシル

核酸代謝拮抗薬

主な商品名 5-FU

適応 胃癌、肝癌、大腸癌など

作用機序 ピリミジン塩基合成阻害

主な副作用 **骨髄抑制**、悪心・嘔吐、激しい**下痢**、流涙、結膜炎、**手足症候群**

ポイント チミジル酸合成酵素を不可逆的に阻害し、シトシンやチミンといったピリミジン塩基の合成を抑制することで、癌細胞のDNA合成を阻害する。特徴的な副作用に、消化器症状(悪心・嘔吐、激しい**下痢**など)や**手足症候群**などがある。

錠

フルシトシン

フッ化ピリミジン系抗真菌薬

主な商品名 アンコチル

適応 真菌感染症

作用機序 チミジル酸合成酵素阻害

主な副作用 食欲不振、**汎血球減少**、**無顆粒球症**、腎不全

ポイント 真菌細胞内でフルオロウラシルとなり、チミジル酸合成酵素を阻害し、真菌の核酸合成を阻害する。同成分である、抗癌剤のフルオロウラシル系薬（**5-FU**、テガフールなど）との併用は禁忌である。

錠 静注

フルダラビン

核酸代謝拮抗薬

主な商品名 フルダラ

適応 低悪性度B細胞性非ホジキンリンパ腫、慢性リンパ性白血病

作用機序 DNA/RNAポリメラーゼ阻害

主な副作用 **骨髄抑制**、**間質性肺炎**、**腫瘍崩壊症候群**、悪心・嘔吐、不整脈

ポイント DNAポリメラーゼ及びRNAポリメラーゼを阻害し、癌細胞のDNA合成を阻害する。腎機能に応じて投与量が設定されている。シタラビンの薬効を増強させてしまうため、シタラビンとは併用注意である。

フ

点鼻 エアゾール ディスカス

フルチカゾン

副腎皮質ステロイド薬

主な商品名 アラミスト、フルタイド、フルナーゼ、アドエア(配合剤)、レルベア(配合剤)

適応 気管支喘息、アレルギー性鼻炎

作用機序 抗炎症、免疫抑制(抗アレルギー)

主な副作用 鼻刺激感(点鼻)、嗄声(吸入)、易感染性

ポイント 合成ステロイド薬の1つ。抗炎症及び免疫抑制(抗アレルギー)などの作用を示す。点鼻、吸入といった外用薬では、副腎皮質ステロイド薬特有の全身性の副作用(**満月様顔貌**、骨粗鬆症、高血糖、高血圧)は、ほとんど現れない。ただ、吸入で使用した場合、口腔内に薬剤が残存すると口腔感染症のリスクが増大するため、うがい指導などが必要である。

錠 静注

フルニトラゼパム

ベンゾジアゼピン系薬

主な商品名 サイレース

適応 不眠症、麻酔前投薬、全身麻酔の導入、局所麻酔時の鎮静

作用機序 ベンゾジアゼピン受容体刺激

主な副作用 依存性、呼吸抑制、眠気・**ふらつき**、**持ち越し効果**、健忘

ポイント 中時間作用型ベンゾジアゼピン系薬である。中枢神経のベンゾジアゼピン受容体を刺激作用することでGABA作用を増強し、中枢神経系の抑制作用を示す。重症筋無力症、緑内障の患者には投与禁忌である。また、呼吸機能が著しく低下している患者にも原則使用しない。注射製剤は、全身麻酔の導入や局所麻酔時の鎮静にも用いられる。

筋注

フルベストラント

選択的エストロゲン受容体分解薬

主な商品名 フェソロデックス

適応 乳癌

作用機序 エストロゲン受容体遮断

主な副作用 肝機能障害、血栓塞栓症、ほてり、注射部位反応

ポイント 選択的エストロゲン受容体分解薬(SERD)の1つ。乳癌組織のエストロゲン受容体を選択的に遮断することで、エストロゲン依存性かつ閉経後の乳癌に用いられる。また、エストロゲン受容体数の分解作用も示す。閉経後乳癌に使用する際は、LH-RH受容体刺激薬(リュープロレリンなど)投与下で、CDK4/6阻害薬(パルボシクリブなど)と併用する

錠

フルボキサミンマレイン酸塩

選択的セロトニン再取り込み阻害薬(SSRI)

主な商品名 デプロメール、ルボックス

適応 うつ病、うつ状態、強迫性障害、社会不安障害

作用機序 セロトニン再取り込み阻害

主な副作用 痙攣、せん妄、眠気、悪心・嘔吐、**便秘**、**セロトニン症候群**、**悪性症候群**

ポイント 脳内の神経にてセロトニンの再取り込みを阻害し、放出状態のセロトニン量を増加させることで抗うつ作用を示す。三環系抗うつ薬(イミプラミンなど)のような抗コリン作用はなく、緑内障患者であっても問題なく使用できる。また、本薬剤は薬物代謝酵素CYP1A2の阻害作用を持つことから、これらの酵素で分解されるチザニジンやラメルテオンとの併用は禁忌である。薬効の発現には、数週間を要する。

フ

注 静注

フルマゼニル

ベンゾジアゼピン受容体拮抗薬

主な商品名 アネキセート

適応 ベンゾジアゼピン系薬による呼吸抑制の解除

作用機序 ベンゾジアゼピン受容体遮断

主な副作用 ショック、血圧上昇

ポイント ベンゾジアゼピン受容体を遮断し、ベンゾジアゼピン系薬の作用に拮抗することで、解毒薬として用いられる。

カプセル

フルラゼパム塩酸塩

ベンゾジアゼピン系薬

主な商品名 ダルメート

適応 不眠症、麻酔前投薬

作用機序 ベンゾジアゼピン受容体刺激

主な副作用 依存性、呼吸抑制、眠気・**ふらつき**、**持ち越し効果**

ポイント 中枢神経のベンゾジアゼピン受容体を刺激作用することでGABA作用を増強し、中枢神経系の抑制作用を示す。本薬剤は、長時間作用型ベンゾジアゼピン系薬であるため、副作用は**前向性健忘**に比べ、**持ち越し効果**を発現しやすい。重症筋無力症、緑内障の患者には投与禁忌である。また、呼吸機能が著しく低下している患者にも原則使用しない。

パップ　錠　顆粒　静注　テープ

フルルビプロフェン

COX阻害薬

主な商品名　アドフィード、ゼポラス、フロベン、ヤクバン、ロピオン

適応　消炎・鎮痛　作用機序　COX阻害

主な副作用　消化性潰瘍、腎障害、**アスピリン喘息**、**スティーブンス・ジョンソン症候群**

ポイント　シクロオキシゲナーゼ（COX）を阻害し、プロスタグランジン（PG）の産生を抑制することで鎮痛・抗炎症などの作用を示す。PGは胃粘膜保護や腎血流量増加などの身体にとってプラスとなる作用も示すため、PG産生抑制は、消化性潰瘍や腎障害の原因になる。胎児循環への異常や、子宮収縮力の減弱を招くことがあり、内服薬や注射薬は妊娠後期の女性に禁忌である。

軟膏　注　国試

ブレオマイシン

抗腫瘍性抗生物質

主な商品名　ブレオ

適応　皮膚癌、頭頸部癌、肺癌、食道癌など

作用機序　DNA鎖切断

主な副作用　**間質性肺炎**、肺線維症、ショック、脱毛、出血、貧血

ポイント　主に扁平上皮癌に対して用いられる。フリーラジカル（活性酵素）を生成し、DNA鎖を切断し、抗腫瘍作用を示す。特徴的な副作用として、**間質性肺炎**、肺線維症などがある。

フ

錠 細粒 静注

フレカイニド酢酸塩

ボーン・ウィリアムズ分類Ⅰc群

主な商品名 タンボコール

適応 他剤が使用できない場合の頻脈性不整脈

作用機序 Na^+チャネル遮断

主な副作用 心房粗動、心室細動、洞房ブロック、肝機能障害、黄疸

ポイント ボーン・ウィリアムズ分類におけるⅠc群。Na^+チャネル遮断作用により、抗不整脈作用を示す。他剤が使用できない場合の頻脈性不整脈に用いられる。

カプセル 錠

プレガバリン

疼痛治療薬

主な商品名 リリカ

適応 神経障害性疼痛、線維筋痛症

作用機序 Ca^{2+}チャネル遮断

主な副作用 めまい、眠気、心不全、腎不全、悪心・嘔吐

ポイント 非麻薬性鎮痛薬である。中枢神経系におけるCa^{2+}チャネルを遮断し、グルタミン酸など痛みに関与する伝達物質の放出を抑制する。特徴的な副作用にめまいや眠気がある。急な服薬中止は離脱症状（不眠、悪心、下痢など）の発現を招くため、服薬を中止する際は、徐々に減量する。腎排泄型の薬剤で、腎機能の程度により、用量が細かく設定されている。

錠

ブレクスピプラゾール

ドパミン作用調節薬

主な商品名 レキサルティ

適応 統合失調症

作用機序 D_2受容体遮断、5-HT_2受容体遮断

主な副作用 **パーキンソン症候群**、**アカシジア**、**ジスキネジア**、不眠、眠気、不安、**便秘**、高プロラクチン血症、女性化乳房、体重増加、**悪性症候群**

ポイント ドパミンD_2受容体及びセロトニン5-HT_2受容体を遮断することにより、統合失調症の陽性症状、陰性症状をともに改善する。また、うつ病や自閉症スペクトラムの改善作用も示す。D_2受容体への遮断作用が強すぎる場合には、刺激作用に転じることから、副作用の**錐体外路障害**(**パーキンソン症候群**)は特に起こりにくい。

注 錠 軟膏 クリーム

プレドニゾロン

国試

副腎皮質ステロイド薬

主な商品名 プレドニン

適応 アレルギー性疾患、ネフローゼ症候群など

作用機序 抗炎症、免疫抑制(抗アレルギー)

主な副作用 易感染性、**満月様顔貌**、骨粗鬆症、高血糖、高血圧、眼圧上昇

ポイント 合成ステロイド薬の1つ。抗炎症及び免疫抑制などの作用を示す。免疫抑制作用は易感染性を招くが、抗アレルギー作用にもなる。体内での糖質コルチコイド分泌タイミングに合わせて、内服のタイミングは朝に設定されることが多い。急な減量や中止は、リバウンド現象やショック症状を招くことがあり、これは他のステロイド薬にも共通する。

フ

皮下注

フレマネズマブ

抗CGRPモノクローナル抗体製剤

主な商品名 アジョビ

適応 片頭痛(発作予防)

作用機序 抗CGRPモノクローナル抗体

主な副作用 過敏症反応、注射部位疼痛

ポイント 何らかの原因で三叉神経が刺激されると、CGRPなどの血管拡張物質が分泌される。脳内における過度な血管拡張は周囲の神経を圧迫し、痛みを引き起こす。また、CGRPは起炎症作用も有する。フレマネズマブは抗CGRPモノクローナル抗体製剤であり、CGRPによる痛みや炎症を抑制する。4週間または12週間に1回の皮下注射にて片頭痛発作の予防効果を示す。

錠 注

プロカインアミド塩酸塩

ボーン・ウィリアムズ分類Ⅰa群

主な商品名 アミサリン

適応 頻脈・期外収縮(心房性、心室性)

作用機序 Na^+チャネル遮断、K^+チャネル遮断

主な副作用 心室頻拍、心室細動、心不全、**無顆粒球症**

ポイント ボーン・ウィリアムズ分類におけるⅠa群。Na^+チャネル遮断、K^+チャネル遮断作用により、抗不整脈作用を示す。心電図上のQT間隔を延長させ、心室性の頻脈を起こすことがある。

注

プロカイン塩酸塩

Na⁺チャネル遮断薬

主な商品名 プロカニン、ロカイン

適応 伝達麻酔、硬膜外麻酔

作用機序 Na^+チャネル遮断

主な副作用 ショック、振戦、痙攣などの中毒症状

ポイント 感覚神経のNa^+チャネルを遮断し、痛覚伝導を抑制する。作用の持続化のためには、アドレナリンなどの血管収縮薬を併用する。胃などの酸性部位では薬効を発揮しない。組織浸透性が低く、表面麻酔に用いることができない。

錠 DS シロップ 吸入

プロカテロール塩酸塩

国試

交感神経興奮様薬

主な商品名 メプチン

適応 気管支喘息、慢性気管支炎、肺気腫

作用機序 β_2受容体刺激

主な副作用 **低カリウム血症**、振戦、頻脈

ポイント 選択的β_2受容体刺激による平滑筋弛緩作用を示す。気管支平滑筋の弛緩により気管支が拡張するため、気道閉塞による呼吸困難などに用いられる。弱いβ_1受容体刺激作用も示し、副作用である心悸亢進や**低カリウム血症**の原因となる。

フ

注 錠 末

プロキシフィリン

キサンチン系薬

主な商品名 モノフィリン

適応 うっ血性心不全、気管支喘息、慢性気管支炎

作用機序 ホスホジエステラーゼ阻害

主な副作用 痙攣、頻脈、意識障害、肝障害、**横紋筋融解症**

ポイント ホスホジエステラーゼ（PDE）が阻害されると、cAMPの分解が抑制される。このcAMPは、β受容体の刺激と同様の反応を現す。心機能促進及び気管支拡張作用を示す。

錠 筋注

プロクロルペラジン

フェノチアジン系抗精神病薬

主な商品名 ノバミン

適応 統合失調症、術前や術後の悪心・嘔吐

作用機序 D_2受容体遮断

主な副作用 食欲亢進、体重増加、**パーキンソン症候群**、血圧低下、高プロラクチン血症、女性化乳房、**便秘**、**アカシジア**、**ジスキネジア**、**悪性症候群**、突然死

ポイント ドパミン受容体のうち、D_2受容体を遮断する。中脳辺縁系のD_2受容体を遮断することにより、統合失調症の陽性症状を改善する。延髄のD_2受容体も遮断するため、制吐作用を示す。本薬剤は、制吐薬としての使用頻度も高い。

膣錠 カプセル 膣用カプセル ゲル 筋注

プロゲステロン

黄体ホルモン製剤

主な商品名 プロゲホルモン

適応 無月経、黄体機能不全による不妊症

作用機序 プロゲステロン受容体刺激

主な副作用 発疹、肝障害

ポイント 女性ホルモンとしての補充を目的に使用される。子宮内膜、子宮筋に作用し、妊娠の成立や維持に関与する。

錠 細粒 注

国試

フロセミド

ループ利尿薬

主な商品名 ラシックス

適応 高血圧症、心性浮腫、腎性浮腫、肝性浮腫

作用機序 Na^+-K^+-$2Cl^-$共輸送系抑制

主な副作用 **低カリウム血症、低ナトリウム血症、ふらつき、**難聴、尿酸値上昇

ポイント Na^+の尿中排泄量の増加は、尿量の増加も引き起こす。本薬剤は、ヘンレ係蹄上行脚においてNa^+-K^+-$2Cl^-$共輸送系を抑制することでNa^+の尿中排泄量を増加させ、それに伴い尿量も増加させる。利尿効果は強い。**血清カリウム値を低下させるため、ジギタリス製剤（ジゴキシンなど）と併用した場合には、ジギタリス中毒が起こりやすくなる。**

静注

プロタミン硫酸塩

抗ヘパリン薬

主な商品名 プロタミン硫酸塩

適応 ヘパリン過量投与時の中和

作用機序 ヘパリン中和

主な副作用 肺高血圧症、呼吸困難

ポイント 本薬剤が塩基性の性質を持っており、酸性のヘパリンと複合体を形成し、中和する。ヘパリン解毒薬である。

錠

ブロチゾラム

ベンゾジアゼピン系薬

主な商品名 レンドルミン

適応 不眠症、麻酔前投薬

作用機序 ベンゾジアゼピン受容体刺激

主な副作用 依存性、呼吸抑制、眠気・**ふらつき**、**前向性健忘**

ポイント 中枢神経のベンゾジアゼピン受容体を刺激作用することでGABA作用を増強し、中枢神経系の抑制作用を示す。本薬剤は、短時間作用型ベンゾジアゼピン系薬であるため、副作用は**持ち越し効果**に比べ、**前向性健忘**を発現しやすい。重症筋無力症、緑内障の患者には投与禁忌である。また、呼吸機能が著しく低下している患者にも原則使用しない。

錠

プロパフェノン塩酸塩

ボーン・ウィリアムズ分類Ⅰc群

主な商品名 プロノン

適応 他剤が使用できない場合の頻脈性不整脈

作用機序 Na^+チャネル遮断

主な副作用 心室頻拍、肝障害

ポイント ボーン・ウィリアムズ分類におけるⅠc群。Na^+チャネル遮断作用により、抗不整脈作用を示す。他剤が使用できない場合の頻脈性不整脈に用いられる。

錠 細粒

プロピベリン塩酸塩

副交感神経抑制様薬

主な商品名 バップフォー

適応 頻尿、尿意切迫感、尿失禁、過活動膀胱

作用機序 ムスカリン受容体遮断(抗コリン作用)

主な副作用 口渇、**便秘**、排尿困難、心悸亢進、眼圧上昇

ポイント 膀胱平滑筋を弛緩させる(膀胱を広くする)ため、神経因性膀胱や神経性頻尿の治療に用いられる。緑内障患者への投与は禁忌である。頻尿症状に苦しむ場合は、前立腺肥大症患者であっても使用されることがある。本薬剤は膀胱へ選択的に作用する。

フ

錠

プロピルチオウラシル

国試

抗甲状腺薬

主な商品名 チウラジール、プロパジール

適応 甲状腺機能亢進症

作用機序 甲状腺ホルモン合成阻害

主な副作用 **無顆粒球症、汎血球減少**、劇症肝炎、蕁麻疹

ポイント 甲状腺ホルモン合成酵素を阻害し、甲状腺ホルモン(T_3及びT_4)の合成を阻害する。**無顆粒球症**の発現に注意し、投与開始後2ヶ月間は、2週間に1回は白血球の検査を行う。妊婦への投与は、妊娠初期においてのみ、チアマゾールよりもよいとされている。

錠 カプセル 注 シロップ

プロプラノロール

国試

交感神経抑制様薬

主な商品名 インデラル、ヘマンジオル

適応 労作性狭心症、頻脈、高血圧症

作用機序 非選択的β(β_1及びβ_2)受容体遮断

主な副作用 徐脈、めまい、低血圧、気管支痙攣、血小板減少、**無顆粒球症**

ポイント 非選択的β受容体遮断薬であり、β_1、β_2受容体をともに遮断する。主作用はβ_1受容体の遮断によるものである。心停止を招く可能性があるため心不全患者への投与は禁忌であり、気管支の収縮を招くため気管支喘息患者への投与も禁忌である。

錠 カプセル

フロプロピオン

肝・胆・消化機能改善薬

主な商品名 コスパノン

適応 肝胆道疾患・膵疾患・尿路結石などでの鎮痙

作用機序 COMT阻害

主な副作用 悪心・嘔吐、胸やけ、腹部膨満感

ポイント COMTの阻害により、アドレナリンやノルアドレナリンの分解を阻害できる。これらはOddi括約筋(総胆管から十二指腸へのゲート)を弛緩させるため、胆汁や膵液の消化管への排出が促される。

錠

プロベネシド

尿酸排泄促進薬

主な商品名 ベネシッド

適応 痛風、ペニシリンの血中濃度維持

作用機序 尿酸排泄促進

主な副作用 皮膚炎、食欲不振、溶血性貧血、再生不良性貧血、ネフローゼ症候群

ポイント 尿細管において、尿酸再吸収を阻害し、尿酸の排泄を促進する。本薬剤は、ペニシリン、メトトレキサート、インドメタシンなどの排泄を阻害することが知られており、併用した際には、これら薬剤の血中濃度を上昇させる。腎臓結石または高度な腎障害のある患者へは投与禁忌である。

フ

注 静注 キット

プロポフォール

イソプロピルフェノール系薬

主な商品名 ディプリバン

適応 全身麻酔

作用機序 $GABA_A$受容体賦活化

主な副作用 低血圧、不整脈、覚醒遅延

ポイント 超短時間作用型イソプロピルフェノール系薬である。GABA作用を増強し、中枢神経において抑制作用を示す。プロポフォール注入症候群(治療抵抗性の徐脈、**横紋筋融解症**、代謝性アシドーシスなど)を起こすことがあり、小児への投与は禁忌である。

吸入 注 錠 シロップ

ブロムヘキシン塩酸塩

気道粘液溶解薬

主な商品名 ビソルボン

適応 去痰

作用機序 気管支腺分泌促進

主な副作用 悪心・嘔吐、頭痛、心悸亢進

ポイント 気管支腺分泌促進及び気道粘膜線毛運動促進などにより去痰作用を示す。また、肺胞Ⅱ型細胞から肺表面活性物質(肺サーファクタント)が分泌され、この作用も去痰作用に関与する。

細粒 錠 散 注

プロメタジン

抗ヒスタミン薬

主な商品名 ヒベルナ、ピレチア

適応 アレルギー性疾患、パーキンソニスム

作用機序 ヒスタミンH_1受容体遮断

主な副作用 眠気、口渇、眼圧上昇、排尿困難、てんかん、**悪性症候群**

ポイント ヒスタミンH_1受容体を遮断することで、ヒスタミンによるアレルギー反応(血管透過性亢進、気管支平滑筋収縮など)を抑制する。**強い中枢作用及び抗コリン作用を示すため、本薬剤はパーキンソニスムにも用いられる。**

錠

ブロモクリプチンメシル酸塩

D_2受容体刺激薬

主な商品名 パーロデル

適応 パーキンソン病、高プロラクチン血症

作用機序 D_2受容体刺激

主な副作用 悪心・嘔吐、幻覚、血圧変動、**ジスキネジア**、心臓弁膜症

ポイント 化学構造上の特徴から、麦角系と呼ばれる群に属する。大脳基底核・線条体のドパミンD_2受容体を刺激することにより、抗パーキンソン病作用を示す。また、下垂体前葉からのプロラクチンの分泌を抑制するため、高プロラクチン血症の治療薬としても用いられる。

錠

ベザフィブラート

フィブラート系薬

主な商品名 ベザトール

適応 高脂血症(家族性を含む)

作用機序 PPARα刺激

主な副作用 **横紋筋融解症**、肝機能障害

ポイント ペルオキシソーム増殖因子活性化受容体(PPAR)αを刺激し、トリグリセリドの加水分解を促進する。また、脂肪酸のβ酸化を促進し、トリグリセリドの合成を抑制する。本薬剤服用中の患者が、筋肉の痛みや褐色尿を訴えた場合、重大な副作用である**横紋筋融解症**の可能性がある。本薬剤は、腎排泄型の薬剤で、腎機能の程度により、用量が細かく設定されている。著しい腎機能障害や透析患者への投与は**横紋筋融解症**のリスクが増すため投与禁忌である。

散

ベタネコール塩化物

副交感神経興奮様薬

主な商品名 ベサコリン

適応 排尿困難、腸管麻痺

作用機序 ムスカリン受容体刺激

主な副作用 コリン作動性クリーゼ、低血圧

ポイント ムスカリン受容体を刺激することにより、副交感神経興奮様作用を示し、排尿困難や腸管麻痺の治療に用いられる。

錠

ベタヒスチンメシル酸塩

めまい・平衡障害治療薬

主な商品名 メリスロン

適応 メニエール病、眩暈症

作用機序 内耳微小循環改善

主な副作用 悪心・嘔吐、発疹

ポイント ヒスタミン様作用によって血管を拡張させ、内耳循環を改善させる。胃酸分泌促進や気管支平滑筋収縮などの副作用を起こすことがあるため、胃潰瘍や気管支喘息の患者への投与は慎重に行う必要がある。

軟膏 クリーム ローション 散 錠 シロップ 注 坐 点眼 点鼻 点耳 眼・耳科用軟膏 ゾル

ベタメタゾン

副腎皮質ステロイド薬

主な商品名 アンテベート、ベトネベート、リンデロン

適応 アレルギー性疾患など

作用機序 抗炎症、免疫抑制（抗アレルギー）

主な副作用 易感染性、**満月様顔貌**、骨粗鬆症、高血糖、高血圧、眼圧上昇・緑内障、白内障など

ポイント 合成ステロイド薬の1つ。軟膏、外用液では、副腎皮質ステロイド薬特有の全身性の副作用（**満月様顔貌**、骨粗鬆症、高血糖、高血圧）は、ほとんど現れない。点眼での使用や眼の周囲に塗布する場合には、特に眼圧上昇や緑内障、白内障の発現に注意を要する（内服や坐剤、注射であってもこれらを引き起こす可能性はある）。

注

ペチジン塩酸塩

麻薬性鎮痛薬

主な商品名 ペチジン、ペチロルファン（配合剤）

適応 疼痛、麻酔前投薬、無痛分娩

作用機序 μ受容体刺激

主な副作用 依存性、呼吸抑制、悪心・嘔吐、**便秘**、眠気

ポイント オピオイド受容体のうちμ受容体を刺激し、痛覚伝導系の抑制及び下行性抑制神経の活性化により鎮痛作用を示す。唯一、鎮痙作用を有し、無痛分娩の際にも用いられる。**ペチロルファン**は、麻薬拮抗薬であるレバロルファンとの配合剤で、呼吸抑制の発生を防ぎながら鎮痛効果を発揮することができる。

皮下注 静注

ベドリズマブ

モノクローナル抗体製剤

主な商品名 エンタイビオ

適応 クローン病、潰瘍性大腸炎

作用機序 抗ヒト$\alpha_4\beta_7$インテグリンモノクローナル抗体

主な副作用 過敏症反応、感染症、頭痛、悪心

ポイント 炎症の原因となるT細胞が炎症部位に向かう際、接着→浸潤→遊走のプロセスを経るが、本薬剤は接着に関与している$\alpha_4\beta_7$インテグリンを選択的に阻害する。結核の既感染者に本薬剤を投与すると、結核菌の活発化を招くことがある。既存治療で効果不十分な場合に用いられる。

カプセル

ペニシラミン

疾患修飾性抗リウマチ薬(DMARD)

主な商品名 メタルカプターゼ

適応 関節リウマチ、ウィルソン病

作用機序 ジスルフィド結合開裂

主な副作用 **汎血球減少**症、ネフローゼ症候群、肺胞炎

ポイント 免疫複合体内部で、リウマトイド因子中の化学結合を開裂させる。**また、銅の吸収抑制や排泄促進作用を示すため、高用量にてウィルソン病(銅中毒)の解毒に用いられる。**疾患修飾性抗リウマチ薬(DMARD)の1つで、効果が発現するまでに半年ほどかかることがある。

静注

ベバシズマブ

モノクローナル抗体製剤

主な商品名 アバスチン

適応 大腸癌、非小細胞肺癌、卵巣癌、乳癌、悪性神経膠腫

作用機序 抗VEGFモノクローナル抗体

主な副作用 高血圧性脳症、高血圧性クリーゼ、消化管穿孔、瘻孔、創傷治癒遅延、出血、脳出血、血栓塞栓症、ネフローゼ症候群、**骨髄抑制**、感染症、うっ血性心不全、**間質性肺炎**、血栓性微小血管症

ポイント 血管内皮増殖因子(VEGF)に対するモノクローナル抗体製剤であり、癌細胞に栄養を供給する新生血管の伸長を阻害する。特徴的な副作用に高血圧、脳出血(血圧上昇による)、消化管穿孔などがある。

シリンジ 注 皮下注 軟膏

国試

ヘパリン

抗トロンビン薬

主な商品名 ヘパフラッシュ、ヘパリンZ

適応 血栓塞栓症、血液凝固防止、DIC

作用機序 抗トロンビン

主な副作用 出血、ヘパリン起因性血小板減少症(HIT)

ポイント アンチトロンビンと複合体を形成した後にトロンビンを阻害する。フィブリンの形成が阻害されるため、抗凝固作用を示す。分子量が大きく、経口投与では吸収されない。胎盤を通過しないため、妊婦への使用も可能(ワルファリンは妊婦に禁忌)。臓器を介さずに血中で作用できるため、投与後の作用発現は極めて速やかである。本薬剤の解毒にはプロタミンが有効である。播種性血管内凝固症候群(DIC)への適応も持つ。

ソフト軟膏 クリーム ゲル ローション フォーム スプレー

ヘパリン類似物質

皮膚保湿薬

主な商品名 ヒルドイド

適応 血栓性静脈炎、血行障害に基づく疼痛・炎症、肥厚性瘢痕、ケロイドなど

作用機序 皮膚への機序は不明

主な副作用 皮膚炎、そう痒、皮膚刺激感

ポイント 血行促進や皮膚への保湿を目的に用いられる、ソフト軟膏・クリーム・ローション・フォーム・ゲルなど様々な剤形がある外用薬である。血液に対し、ヘパリンと同様の抗凝固作用も示すため、出血性血液疾患(血友病、血小板減少症、紫斑病など)の患者へは投与禁忌である。

錠

ベプリジル塩酸塩

ボーン・ウィリアムズ分類Ⅳ群

主な商品名 ベプリコール

適応 他剤が使用できない場合の頻脈性不整脈、狭心症

作用機序 Ca^{2+}チャネルを遮断

主な副作用 **QT延長**、心室頻拍、心室細動、トルサード・ド・ポアント、徐脈、**無顆粒球症**

ポイント ボーン・ウィリアムズ分類におけるⅣ群。洞房結節や房室結節のCa^{2+}チャネルを遮断することで、刺激伝導系における興奮性を抑制する。心拍数調整（レートコントロール）により頻脈を改善する。その他、Na^{+}チャネル遮断、Ca^{2+}チャネル遮断などの作用を示す。

錠

ペマフィブラート

フィブラート系薬

主な商品名 パルモディア

適応 高脂血症（家族性を含む）

作用機序 PPARα刺激

主な副作用 **横紋筋融解症**、胆石症、糖尿病

ポイント ペルオキシソーム増殖因子活性化受容体（PPAR）αを刺激し、トリグリセリドの加水分解を促進する。また、脂肪酸のβ酸化を促進し、トリグリセリドの合成を抑制する。本薬剤服用中の患者が、筋肉の痛みや褐色尿を訴えた場合、重大な副作用である**横紋筋融解症**の可能性がある。胆石症の患者には投与禁忌である。

静注

ペムブロリズマブ

免疫チェックポイント阻害薬

主な商品名 キイトルーダ

適応 悪性黒色腫、非小細胞肺癌、腎細胞癌など

作用機序 抗PD-1モノクローナル抗体

主な副作用 **間質性肺炎**、悪心、大腸炎、**下痢**、甲状腺機能低下症、甲状腺機能亢進症、好中球減少、貧血

ポイント 癌細胞のPD-L1とT細胞（免疫担当細胞）のPD-1が結合すると、癌細胞は免疫の攻撃対象から除外される。この仕組みを「免疫チェックポイント」といい、本薬剤は抗PD-1モノクローナル抗体製剤であるため、PD-L1とPD-1の結合を阻害し、癌細胞を免疫の攻撃対象にすることができる。日本で初めて癌の臓器横断的な適応を取得した薬剤である。

注 静注

ペメトレキセドナトリウム

葉酸代謝拮抗薬

主な商品名 アリムタ

適応 悪性胸膜中皮腫、非小細胞肺癌

作用機序 ジヒドロ葉酸還元酵素阻害など

主な副作用 **骨髄抑制**、腎障害、**間質性肺炎**、激しい**下痢**、悪心・嘔吐、血糖値上昇

ポイント ペメトレキセドは、複数の葉酸代謝酵素を同時に阻害することによってDNA合成を阻害して、抗腫瘍効果を発現する。本薬剤は、細胞に取り込まれた後に、ジヒドロ葉酸還元酵素やチミジル酸合成酵素などを阻害する。**副作用軽減のため、必ず葉酸及びビタミンB_{12}製剤を併用する。**

注

ヘモコアグラーゼ

酵素止血薬

主な商品名 レプチラーゼ

適応 出血

作用機序 トロンビン様作用

主な副作用 発疹

ポイント トロンビン様作用により、フィブリンを形成する。本薬剤の止血作用は、ヘパリンに拮抗されない。

錠 静注

ベラパミル塩酸塩

ボーン・ウィリアムズ分類Ⅳ群

主な商品名 ワソラン

適応 心室頻拍、心房細動、狭心症

作用機序 Ca^{2+}チャネル遮断

主な副作用 徐脈、血圧低下、心室性頻脈、胸痛

ポイント ボーン・ウィリアムズ分類におけるⅣ群。心臓に選択的に作用し、洞房結節や房室結節のCa^{2+}チャネルを遮断することで、刺激伝導系における興奮性を抑制する。心拍数調整(レートコントロール)により頻脈を改善する。また、本薬剤により、心機能が抑制され、心筋の酸素消費量が減少することから狭心症治療にも用いられる。本薬剤は、薬物代謝酵素CYP3A4にて分解される。CYP3A4を阻害するグレープフルーツジュースは、内服薬の薬効を増強させてしまう。

錠

ベラプロストナトリウム

プロスタグランジンI_2製剤

主な商品名 ドルナー、プロサイリン、ケアロード、ベラサス

適応 原発性肺高血圧症、血栓形成の抑制

作用機序 PGI_2受容体刺激

主な副作用 出血傾向、頭痛、潮紅、肝障害、狭心症、心筋梗塞

ポイント アデニル酸シクラーゼとは、cAMP量を増加させる酵素である。cAMPには血管拡張や血小板凝集抑制などの作用がある。本薬剤は、血小板及び血管平滑筋のプロスタグランジン(PG)I_2受容体を刺激し、アデニル酸シクラーゼを活性化することでcAMP産生を促進し、血管拡張や血小板凝集阻害などの作用を示す。

静注

ペラミビル

ノイラミニダーゼ阻害薬

主な商品名 ラピアクタ

適応 A型またはB型インフルエンザ

作用機序 ノイラミニダーゼ阻害

主な副作用 肝障害、腎障害、**下痢**、悪心・嘔吐、血糖上昇

ポイント A型及びB型インフルエンザウイルスのノイラミニダーゼを選択的に阻害し、感染細胞からのウイルスの放出、体内での感染拡大を阻害し、ウイルスの増殖を抑制する。症状発現後、48時間以内の投与が必要である。A型またはB型インフルエンザの治療に用いられる。**効果に持続性があり、1回の点滴静注で治療が完結する**。

錠 細粒 静注

ペランパネル

AMPA受容体遮断薬

主な商品名 フィコンパ

適応 てんかん

作用機序 AMPA受容体遮断

主な副作用 攻撃性などの精神症状、めまい、眠気、頭痛、発疹、悪心・嘔吐

ポイント 中枢神経において、シナプス後膜に存在するグルタミン酸AMPA受容体を遮断して、グルタミン酸による神経細胞の過剰興奮を抑制する。**副作用による眠気の影響を最小限にするため、服用は就寝前に行う**。

錠

ペルゴリドメシル酸塩

D_2受容体刺激薬

主な商品名 ペルマックス

適応 パーキンソン病

作用機序 D_2受容体刺激

主な副作用 幻覚、めまい、不安、悪心·嘔吐、**ジスキネジア**、心臓弁膜症

ポイント 化学構造上の特徴から、麦角系と呼ばれる群に属する。大脳基底核・線条体のD_2受容体を刺激することにより、抗パーキンソン病作用を示す。

錠

ペロスピロン塩酸塩

セロトニン・ドパミン遮断薬

主な商品名 ルーラン

適応 統合失調症

作用機序 D_2受容体遮断、5-HT_2受容体遮断

主な副作用 **パーキンソン症候群、アカシジア、ジスキネジア、**不眠、眠気、不安、悪心・嘔吐、高プロラクチン血症、女性化乳房、体重増加、**悪性症候群、水中毒**

ポイント 脳内において、ドパミンD_2受容体及びセロトニン5-HT_2受容体を遮断することにより、統合失調症の陽性症状、陰性症状をともに改善する。クロルプロマジンやハロペリドールに比べ、副作用の**錐体外路障害（パーキンソン症候群）**が少ない。

注 顆粒

ベンジルペニシリン

国試

ペニシリン系抗生物質

主な商品名 ペニシリンG、バイシリンG

適応 細菌感染症

作用機序 トランスペプチダーゼ阻害

主な副作用 **アナフィラキシーショック、偽膜性大腸炎、スティーブンス・ジョンソン症候群**

ポイント β-ラクタム系のうち、ペニシリン系に属する抗菌薬である。細菌の細胞壁合成酵素であるトランスペプチダーゼを阻害し、細胞壁を作らせないことで抗菌作用を示す。細菌の産生するβ-ラクタマーゼにより分解されてしまう（つまり、β-ラクタマーゼ産生菌には効かない）。他剤と比較して**アナフィラキシーショック**を起こしやすく、本薬剤によるアナフィラキシーショックを特にペニシリンショックという。

錠

ベンズブロマロン

尿酸排泄促進薬

主な商品名 ユリノーム

適応 高尿酸血症、痛風

作用機序 尿酸排泄促進

主な副作用 劇症肝炎

ポイント 尿細管において、尿酸の再吸収を抑制し、尿酸排泄を促進する。投与開始から6ヶ月以内に劇症肝炎など重篤な肝障害の発生が報告されているため、投与開始後少なくとも6ヶ月間は定期的に肝機能の検査を行うこととされている。肝障害のある患者や、腎結石または高度な腎障害のある患者へは投与禁忌である（尿中尿酸排泄量の増大は、腎結石の症状を悪化させるおそれがある）。痛風発作を機に服用を開始する場合は、腫れや痛みが落ち着いてからとする。

錠

ベンセラジド塩酸塩

芳香族L-アミノ酸脱炭酸酵素阻害薬

主な商品名 マドパー（配合剤）、イーシー・ドパール（配合剤）、ネオドパゾール（配合剤）

適応 パーキンソン病

作用機序 芳香族L-アミノ酸脱炭酸酵素阻害

主な副作用 幻覚、悪心・嘔吐、**便秘**、**下痢**、眠気、血圧変動、**悪性症候群**

ポイント 芳香族L-アミノ酸脱炭酸酵素を阻害し、末梢でのレボドパの分解を抑制し、レボドパの脳内移行量を増加させる。レボドパの抗パーキンソン病薬としての主作用を増大させるだけでなく、嘔吐などの副作用の軽減に寄与する。なお、ベンセラジドにはレボドパとの配合剤しか存在しない。

錠 注

ペンタゾシン

非麻薬性鎮痛薬

主な商品名 ソセゴン

適応 癌性疼痛、麻酔前投薬、胃・尿路などの鎮痛

作用機序 κ受容体刺激

主な副作用 呼吸抑制、依存性

ポイント 非麻薬性鎮痛薬であり、鎮痛作用はモルヒネよりは弱い。オピオイド受容体のうち、κ受容体刺激作用により、鎮痛作用を示す。麻薬拮抗作用を併せ持つため、他のオピオイド系薬とは併用しない。

静注

ベンダムスチン

アルキル化薬

主な商品名 トレアキシン

適応 B細胞性非ホジキンリンパ腫など

作用機序 アルキル化

主な副作用 血管痛、悪心・嘔吐、**骨髄抑制**、感染症

ポイント DNAのアルキル化によって癌細胞のDNA合成を阻害するが、既存のアルキル化薬によるDNA修復機構の影響を受けないため、交差耐性(同効薬の使用で、本薬剤が効きにくくなること)が少ないと考えられている。

錠

ボグリボース

国試

α-グルコシダーゼ阻害薬

ホ

主な商品名 ベイスン

適応 糖尿病による食後高血糖、2型糖尿病の発症予防

作用機序 α-グルコシダーゼ阻害

主な副作用 腹部膨満感、放屁、**下痢**、肝機能障害

ポイント 糖類は単糖まで分解されてから消化管粘膜へと吸収される。本薬剤は、α-グルコシダーゼ(二糖類分解酵素)の阻害により、単糖類(グルコースなど)の吸収を遅延させ、食後高血糖を改善する。投与タイミングは、食直前である。また、本薬剤投与中の**低血糖**では、多糖や二糖の補充で速やかに回復しない可能性があるため、必ず単糖(ブドウ糖など)を用いる。

静注

ホスアプレピタントメグルミン

NK_1受容体遮断薬

主な商品名 プロイメンド

適応 抗癌剤投与に伴う消化器症状(遅発期含む)

作用機序 NK_1受容体遮断

主な副作用 **便秘**、しゃっくり、穿孔性十二指腸潰瘍、**スティーブンス・ジョンソン症候群**

ポイント 延髄にある、ニューロキニンNK_1受容体を遮断することにより、抗癌剤投与による嘔吐を抑制する。原則として副腎皮質ステロイド薬(デキサメタゾンなど)、セロトニン$5\text{-}HT_3$受容体遮断薬との併用で用いられる。抗癌剤投与直後に現れる嘔吐(急性嘔吐)、抗癌剤投与後から数日続く嘔吐(遅発性嘔吐)のどちらにも使用できる。本薬剤は注射製剤であり、成人だけでなく、12歳未満の小児へも適応が拡大されている。

錠 DS 静注 耳科用

ホスホマイシン

ホスホマイシン系抗生物質

ホ

主な商品名 ホスミシン、ホスミシンS

適応 細菌感染症

作用機序 UDPサイクル阻害

主な副作用 発疹、大腸炎、悪心・嘔吐

ポイント 細胞壁合成初期段階におけるUDP（ウリジン2リン酸）サイクルを阻害し、細胞壁合成を阻害する。細胞壁を失った細菌は、破裂して死んでいく。

錠 小児分散錠 DS

ボセンタン

ET受容体遮断薬

主な商品名 トラクリア

適応 肺動脈性肺高血圧症

作用機序 ET受容体遮断

主な副作用 重篤な肝機能障害、頭痛、筋痛、**汎血球減少**、心不全

ポイント エンドセリンET（ET_A及びET_B）受容体を遮断することにより、血管収縮を抑制する。薬物代謝酵素CYP2C9、CYP3A4により代謝を受けるため、これらの酵素を阻害、活性化する薬剤との相互作用がある。肝障害の発現頻度は10%以上と高く、定期的な肝機能検査が必要である。

錠

ボノプラザンフマル酸塩

プロトンポンプ阻害薬

主な商品名 タケキャブ

適応 胃潰瘍、十二指腸潰瘍、逆流性食道炎、ピロリ除菌

作用機序 プロトンポンプ阻害

主な副作用 **汎血球減少**、発疹

ポイント 胃壁細胞でプロトンポンプ（H^+, K^+-ATPase）のうちのK^+の動きを抑制し、強力で持続的な胃酸分泌抑制作用を示す。錠剤は腸溶錠ではないため粉砕が可能である（光による分解を受けるため、遮光することが好ましい）。低用量アスピリンによる消化性潰瘍の予防のためにも用いられる。

錠　顆粒

ポラプレジンク

亜鉛製剤

主な商品名 プロマック

適応 胃潰瘍

作用機序 潰瘍部保護

主な副作用 肝障害、**便秘**、銅欠乏症

ポイント 潰瘍部と結合することで、粘膜保護作用を示す。長時間潰瘍部に付着することで、直接保護して治癒促進作用を示す。また、適応外ではあるが、亜鉛を含有するため、亜鉛欠乏性の味覚障害へ用いられることがある。

ホ

錠 細粒

ポリカルボフィルカルシウム

過敏性腸症候群治療薬

主な商品名 コロネル、ポリフル

適応 過敏性腸症候群における便通異常(下痢、便秘)

作用機序 消化管内水分保持、消化管内容物輸送調節

主な副作用 発疹、嘔気、肝障害

ポイント 本薬剤は、吸収されずに、消化管内で作用を発現する。胃酸で分解されてポリカルボフィルとなり、腸内で高い吸水性を示しゲル化する。このゲル化により、軟便は硬化し、また、硬便であれば軟化する。過敏性腸症候群における下痢、便秘の両方の改善に用いられる。

散 DS ゼリー 経口液

ポリスチレンスルホン酸カルシウム

陽イオン交換樹脂

主な商品名 カリメート、ケイキサレート

適応 高カリウム血症

作用機序 陽イオン交換樹脂

主な副作用 腸閉塞、**便秘**、悪心・嘔吐、**低カリウム血症**

ポイント 経口投与により、消化・吸収されることなく作用する。消化管内にて本薬剤のカルシウムイオンと腸管内のカリウムイオンが交換され、カリウムを吸着したまま糞便中へ排泄される。慢性腎不全などに伴う高カリウム血症に用いられる。

錠 注

ホリナートカルシウム

抗葉酸代謝拮抗薬

主な商品名 ユーゼル、ロイコボリン

適応 テガフールの増強、葉酸代謝拮抗剤の毒性軽減

作用機序 葉酸補充

主な副作用 **骨髄抑制**、血液障害、重篤な肝障害、色素沈着

ポイント 細胞に取り込まれ、活性型葉酸となり、細胞の核酸合成を再開させることでメトトレキサートの毒性を軽減させる。また、ホリナートのl体であるレボホリナートは、レボホリナート・フルオロウラシル・チミジル酸合成酵素の3者間で複合体を形成し、チミジル酸合成酵素を強力に阻害する。上記「主な副作用」は、テガフールやメトトレキサート併用時のものである。

注

ボルテゾミブ

プロテアソーム阻害薬

主な商品名 ベルケイド

適応 多発性骨髄腫、マントル細胞リンパ腫

作用機序 プロテアソーム阻害

主な副作用 末梢神経障害、肺障害、心障害、**骨髄抑制**、食欲不振、**下痢**、**便秘**、悪心・嘔吐

ポイント プロテアソームはすべての真核細胞に存在し、細胞内で不要になったタンパク質を分解する役割を担っている。癌細胞のプロテアソームを選択的に阻害、NF-κBの働きを抑制することにより、癌細胞の増殖抑制やアポトーシスの誘導を招く。特徴的な副作用に末梢神経障害がある。

マ

タービュヘイラー　エアゾール

ホルモテロールフマル酸塩

交感神経興奮様薬

主な商品名 シムビコート（配合剤）、フルティフォーム（配合剤）

適応 気管支喘息、慢性閉塞性肺疾患

作用機序 β_2受容体刺激

主な副作用 **低カリウム血症**、振戦、心悸亢進

ポイント 選択的β_2受容体刺激により気管支が拡張するため、気道閉塞による呼吸困難に用いられる。弱いβ_1受容体刺激作用も示し、副作用である心悸亢進や**低カリウム血症**の原因となる。ホルモテロールは、作用が長時間持続し、また効き始めも早いため、気管支喘息の発作予防及び発作時の両方のケースで使用できる（シムビコートによるSMART療法）。**シムビコート**及び**フルティフォーム**は、ホルモテロールとステロイド薬との配合剤である。

顆粒　細粒

麻黄湯（まおうとう）

漢方製剤

主な商品名 ツムラ麻黄湯エキス

適応 悪寒、発熱、感冒、頭痛、腰痛、インフルエンザ、乳児の鼻閉

作用機序 プロスタグランジン産生抑制など

主な副作用 **偽アルドステロン症**、肝障害、発疹、不眠、排尿障害

ポイント 発熱の原因となるプロスタグランジンの産生を抑制する。一方、Na^+の再吸収及びK^+の排泄を促進させるカンゾウを含有するため、**偽アルドステロン症**の発現に注意を要する。また、発汗による解熱も促す。身体の冷えや食欲の減退により、効果が減弱することがある。

顆粒 細粒 カプセル

麻黄附子細辛湯（まおうぶしさいしんとう）

漢方製剤

主な商品名 ツムラ麻黄附子細辛湯エキス、コタロー麻黄附子細辛湯

適応 悪寒、微熱、全身倦怠感、低血圧での頭痛、四肢に疼痛・冷感のある感冒

作用機序 セロトニン受容体の関与が考えられる

主な副作用 肝障害、発疹、不眠、排尿障害

ポイント 内臓の冷えを改善し、温めることで風邪症状の回復を早める。葛根湯や麻黄湯が使用できないケースに用いられることが多い（これらの薬剤で現れることがある**偽アルドステロン症**は、本薬剤では生じない）。

注 静注 軟膏 ローション

マキサカルシトール

ビタミンD_3誘導体

主な商品名 オキサロール、マーデュオックス（配合剤）

適応 維持透析下の二次性副甲状腺機能亢進症、尋常性乾癬、掌蹠角化症

作用機序 PTH遺伝子発現抑制

主な副作用 高カルシウム血症

ポイント マキサカルシトール注は、PTH（副甲状腺ホルモン）遺伝子発現を強力に抑制するため、維持透析下の二次性副甲状腺機能亢進症に用いられる。また、マキサカルシトールローションやマキサカルシトール軟膏は、表皮角化細胞の分化誘導作用やサイトカインの分泌抑制作用により、乾癬・角化症への治療効果を示す。

マ

内容剤

マクロゴール4000

浸透圧性下剤

主な商品名 モビコール(配合剤)

適応 慢性便秘症

作用機序 浸透圧下剤

主な副作用 発疹、**下痢**、腹痛

ポイント 有効成分のマクロゴール4000やNaClなどによって腸管内の浸透圧が高くなり、腸管内の水分が吸収されることなく滞留する。その結果、蠕動運動の促進などの作用を示し、便秘症を改善する。2歳から適応があり、また、水以外でもジュース類に溶かしての服用が可能である。

錠

マジンドール

食欲抑制薬

主な商品名 サノレックス

適応 高度肥満症

作用機序 モノアミン類再取り込み阻害

主な副作用 依存性、口渇感、**便秘**、肺高血圧症

ポイント 中枢神経においてモノアミン類(ノルアドレナリン・ドパミン・セロトニン)の再取り込みを阻害することにより、食欲中枢に作用して食欲を抑える。摂取エネルギー抑制及び消費エネルギー促進をもたらし、肥満症を改善する。

錠

マプロチリン塩酸塩

四環系抗うつ薬

主な商品名 ルジオミール

適応 うつ病、うつ状態

作用機序 ノルアドレナリン再取り込み阻害

主な副作用 口渇、**便秘**、排尿困難、血圧変動、紫斑、脱毛、**悪性症候群**

ポイント 化学構造上の特徴から、四環系抗うつ薬という。脳内におけるノルアドレナリンの神経終末への再取り込みを阻害し、放出状態のノルアドレナリン量を増加させることで抗うつ作用を示す。三環系抗うつ薬(イミプラミンなど)と比較すると弱めではあるものの、抗コリン作用を持つ。薬効の発現には、数週間を要する。

錠

マラビロク

CCR5阻害薬

主な商品名 シーエルセントリ

適応 HIV感染症

作用機序 CCR5阻害

主な副作用 心筋虚血、肝障害、貧血、不眠症、咳嗽

ポイント HIVが細胞に侵入する際に利用する補助受容体であるケモカインレセプター5(CCR5)の阻害薬である。HIV-1の細胞内への侵入を阻害する。本薬剤は腎排泄及び薬物代謝酵素CYP3A4により薬効が消失するため、腎機能障害があり、かつCYP3A4阻害薬を投与している場合では、腎機能の低下に応じて投与量や投与間隔の調節を行う必要がある。

錠

ミアンセリン塩酸塩

四環系抗うつ薬

主な商品名 テトラミド

適応 うつ病、うつ状態

作用機序 α_2受容体遮断

主な副作用 眠気、**ふらつき**、**悪性症候群**、**無顆粒球症**、**QT延長**

ポイント 化学構造上の特徴から、四環系抗うつ薬という。脳内アドレナリン作動性神経のα_2受容体を遮断し、ノルアドレナリンの放出を促進することで抗うつ作用を示す。三環系抗うつ薬(イミプラミンなど)のような抗コリン作用はなく、緑内障患者であっても問題なく使用できる。薬効の発現には、数週間を要する。

点滴

ミカファンギンナトリウム

キャンディン系抗真菌薬

主な商品名 ファンガード

適応 真菌感染症

作用機序 壁合成阻害

主な副作用 血液障害、肝機能障害、急性腎不全

ポイント 真菌細胞の壁成分である1，3-β-D-グルカンの生合成を阻害する。

錠

ミグリトール

α-グルコシダーゼ阻害薬

主な商品名 セイブル

適応 糖尿病による食後高血糖

作用機序 α-グルコシダーゼ阻害

主な副作用 腹部膨満感、放屁、**下痢**、肝機能障害

ポイント 糖類は単糖まで分解されてから消化管粘膜へと吸収される。本薬剤は、α-グルコシダーゼ（二糖類分解酵素）及びβ-ガラクトシダーゼ（乳糖分解酵素）の阻害により、単糖類（グルコースなど）の吸収を遅延させ、食後高血糖を改善する。投与タイミングは、食直前である。また、本薬剤投与中の**低血糖**では、多糖や二糖の補充で速やかに回復しない可能性があるため、必ず単糖（ブドウ糖など）を用いる。

口腔用錠 内用ゲル 膣坐剤 クリーム 注

ミコナゾール

アゾール系抗真菌薬

主な商品名 フロリード

適応 真菌感染症

作用機序 C-14脱メチル酵素阻害

主な副作用 肝障害、黄疸、急性腎不全、**QT延長**

ポイント 真菌の細胞膜合成酵素の1つであるC-14脱メチル酵素を阻害し、細胞膜を作らせないことで抗真菌作用を示す。本薬剤が阻害するC-14脱メチル酵素はヒト体内の薬物代謝酵素でもある。この酵素で代謝されるワルファリン・トリアゾラム・アゼルニジピン・シンバスタチン・リバーロキサバンなどとの併用は禁忌である。

錠

ミソプロストール

プロスタグランジンE_1誘導体

主な商品名 サイトテック、メフィーゴパック

適応 NSAIDsの長期投与時にみられる胃潰瘍

作用機序 PGE_1受容体刺激

主な副作用 **下痢**、肝障害、腎障害、貧血

ポイント プロスタグランジン(PG)E_1受容体を刺激し、粘膜保護作用や粘膜血流量増加作用を示す。また、本薬剤は強い子宮収縮作用を示すため、妊婦への投与は禁忌である。なお、複数の性ホルモン受容体を遮断するミフェプリストンとのパック製剤は、人工妊娠中絶に経口薬として用いられている。

錠

ミゾリビン

プリン塩基合成阻害薬

主な商品名 ブレディニン

適応 腎移植における拒否反応の抑制、ループス腎炎

作用機序 プリン塩基合成阻害

主な副作用 **骨髄抑制**、易感染、急性腎不全、肝障害

ポイント 本薬剤はアデニル酸・グアニル酸の合成を阻害する。それにより、アデニンやグアニンといったプリン塩基の合成系が抑制され、DNAの合成が阻害される。造血幹細胞の増殖抑制により、白血球は減少し、免疫機能は抑制される。

注 静注 口腔用液

ミダゾラム

ベンゾジアゼピン系薬

主な商品名 ドルミカム、ミダフレッサ

適応 全身麻酔、てんかん重積状態

作用機序 ベンゾジアゼピン受容体刺激

主な副作用 依存性、不整脈、呼吸抑制

ポイント ベンゾジアゼピン系薬である。ベンゾジアゼピン受容体を刺激作用することでGABA作用を増強し、中枢神経において抑制作用を示す。せん妄の誘因となることがある。口腔用液はてんかん重積状態に用いられる。

錠

ミチグリニドカルシウム

速効型インスリン分泌促進薬

主な商品名 グルファスト

適応 2型糖尿病における食後高血糖

作用機序 SU受容体刺激

主な副作用 **低血糖**、肝障害、心筋梗塞

ポイント 膵臓ランゲルハンス島B（β）細胞に存在するスルホニル尿素(SU)受容体を刺激し、インスリン分泌を促進させる。本薬剤の作用持続時間は短時間である。食後高血糖の改善に用いられ、食直前に投与する。

ミ

ミ

顆粒　錠　カプセル　軟膏　静注

ミノサイクリン塩酸塩

テトラサイクリン系抗生物質

主な商品名 ミノマイシン、ペリオクリン

適応 細菌感染症

作用機序 タンパク質合成阻害

主な副作用 **菌交代現象**、歯・骨の着色

ポイント 細菌リボソームに結合して、細菌の生存や増殖に必要なタンパク質の合成を阻害する。鉄・カルシウム・マグネシウムなどと共に服用すると消化管吸収率が低下する（2～3時間ほど間隔を空けるとよい）。幅広い抗菌スペクトルを有し、クラミジア、マイコプラズマ、リケッチアなどへも抗菌作用を発揮できる。

錠

ミノドロン酸

ビスホスホネート系骨吸収抑制薬

主な商品名 ボノテオ、リカルボン

適応 骨粗鬆症

作用機序 骨吸収抑制

主な副作用 消化性潰瘍、肝障害、**汎血球減少**、顎骨壊死

ポイント 強い骨吸収抑制作用を示す。骨形成促進作用はない。消化性潰瘍の原因となりやすいため服薬はコップ1杯の水で行う。また、食物が消化管吸収量を減少させるため、起床時に服用し、服用後30分は水以外の飲食物を口にせず、横にもならないように指導する。

錠

ミフェプリストン

人工妊娠中絶用製剤

主な商品名 メフィーゴパック

適応 人工妊娠中絶（妊娠63日以下）

作用機序 プロゲステロン受容体遮断

主な副作用 子宮出血、下腹部痛、感染症、悪心・嘔吐

ポイント 複数の性ホルモン受容体を遮断するが、プロゲステロン受容体遮断による子宮内膜の分化抑制・妊娠維持の阻害作用が人工妊娠中絶に寄与している。薬物代謝酵素CYP3A4で代謝され、また、CYP3A4の阻害作用も示すため、CYP関連の併用禁忌が多い。**子宮収縮作用を示す、ミソプロストールとのパックとなっている。**

錠

ミラベグロン

交感神経興奮様薬

主な商品名 ベタニス

適応 過活動膀胱、切迫性尿失禁

作用機序 β_3受容体刺激

主な副作用 心悸亢進、生殖能力の低下

ポイント 選択的β_3受容体刺激により、膀胱平滑筋を弛緩させ（膀胱を広くし）、過活動膀胱による尿意切迫感などの改善を行う。**動物実験にて生殖能力の低下が確認されており、生殖可能な年齢の患者へは極力投与しない。**また、高血圧や脈拍増加、**QT延長**などの副作用もみられることがあるため、重篤な心疾患を有する患者へは投与禁忌である。

ミ

錠

ミルタザピン

ノルアドレナリン・セロトニン作動性抗うつ薬（NaSSA）

主な商品名 リフレックス、レメロン

適応 うつ病、うつ状態

作用機序 ノルアドレナリン及びセロトニンの放出促進

主な副作用 眠気、体重増加、**便秘**、口渇、**セロトニン症候群**、**QT延長**

ポイント 中枢でのノルアドレナリン及びセロトニンの放出促進により、抗うつ作用を示す。また、いくつかのセロトニン受容体に対するセロトニンの刺激作用を増強することができ、この機序も抗うつ作用に関与する。**眠気の副作用が強力であるため、就寝前に服薬する**。薬効の発現には、数週間を要する。

錠

ミルナシプラン塩酸塩

セロトニン・ノルアドレナリン再取り込み阻害薬（SNRI）

主な商品名 トレドミン

適応 うつ病、うつ状態

作用機序 セロトニン・ノルアドレナリン再取り込み阻害

主な副作用 悪心・嘔吐、**便秘**、痙攣、**セロトニン症候群**、**悪性症候群**

ポイント 脳内の神経終末でのセロトニンとノルアドレナリンの再取り込みを阻害し、抗うつ作用を示す。三環系抗うつ薬（イミプラミンなど）のような抗コリン作用はなく、緑内障患者であっても問題なく使用できる。薬効の発現には、数週間を要する。

注 静注

ミルリノン

PDE阻害薬

主な商品名 ミルリーラ

適応 急性心不全（他剤が効果不十分な場合）

作用機序 ホスホジエステラーゼ阻害

主な副作用 心室頻拍、心室細動、腎障害、血小板減少

ポイント ホスホジエステラーゼ（PDE）が阻害されると、cAMPの分解が抑制される。このcAMPは、β受容体の刺激と同様の反応を現す。心機能を促進させるため、急性心不全に用いられる。

錠

ミロガバリンベシル酸塩

疼痛治療薬

主な商品名 タリージェ

適応 神経障害性疼痛

作用機序 Ca^{2+}チャネル遮断

主な副作用 めまい、眠気、肝障害、悪心・嘔吐

ポイント 非麻薬性鎮痛薬である。中枢神経系におけるCa^{2+}チャネルを遮断し、グルタミン酸など痛みに関与する伝達物質の放出を抑制する。特徴的な副作用にめまいや眠気がある。急な服薬中止は離脱症状（不眠、悪心、下痢など）の発現を招くため、服薬を中止する際は、徐々に減量する。腎排泄型の薬剤で、腎機能の程度により、用量が細かく設定されている。プレガバリンと比較して、めまいの発生頻度や併用注意薬が少ない傾向がある。

錠 カプセル 静注

メキシレチン塩酸塩

Na^+チャネル遮断薬

主な商品名 メキシチール

適応 頻脈性不整脈（心室性）、糖尿病性神経障害

作用機序 Na^+チャネル遮断

主な副作用 心室頻拍、房室ブロック、腎不全、食欲不振、めまい

ポイント ボーン・ウィリアムズ分類におけるⅠb群。Na^+チャネル遮断作用により、抗不整脈作用を示す。また、局所麻酔様の作用を示すため、糖尿病性神経障害の改善にも用いられる。

メ

錠 カプセル 細粒 注 筋注

メコバラミン

ビタミンB_{12}製剤

主な商品名 メチコバール

適応 巨赤芽球性貧血、悪性貧血、末梢神経障害

作用機序 ビタミンB_{12}補充

主な副作用 悪心・嘔吐、発疹

ポイント 胃切除や抗内因子抗体により、ビタミンB_{12}の吸収量が低下すると、巨赤芽球性貧血を起こすことがある。巨赤芽球性貧血が発生する際には、消化管吸収に障害が起きている場合が多く、本薬剤による貧血治療は基本的に「注射」で行う。本薬剤は分子内にコバルトを含む。メコバラミンの経口製剤は、末梢神経障害に対して使用されることが多い。

錠

メサドン塩酸塩

麻薬性鎮痛薬

主な商品名 メサペイン

適応 中等度から高度の癌性疼痛

作用機序 μ受容体刺激

主な副作用 依存性、呼吸抑制、悪心・嘔吐、**便秘**、眠気、**QT延長**

ポイント オピオイド受容体のうちμ受容体を刺激し、痛覚伝導系の抑制及び下行性抑制神経の活性化により鎮痛作用を示す。モルヒネよりも強力な鎮痛作用を示す。本薬剤は、他のオピオイド系鎮痛薬から切り替えて使用する。

錠 顆粒 坐 注腸

メサラジン

抗炎症薬

主な商品名 アサコール、ペンタサ、リアルダ

適応 潰瘍性大腸炎、クローン病

作用機序 抗炎症、ロイコトリエン合成抑制

主な副作用 血液障害、**下痢**、急性腎不全、肝機能障害、**間質性肺炎**

ポイント メサラジンは小腸にて吸収を受けると大腸で薬効を発現することができないため、経口薬は徐放錠やフィルムコーティング錠といった加工が施されている（これらは粉砕不可）。メサラジン錠のうち、**リアルダ**錠は冷所保管が必要である。

錠

メシル酸ガレノキサシン

ニューキノロン系抗菌薬

主な商品名 ジェニナック

適応 細菌感染症　作用機序 DNAジャイレース阻害

主な副作用 腎障害、**下痢**、**便秘**、肝障害、**横紋筋融解症**、**光線過敏症**、**QT延長**、アキレス腱炎

ポイント DNAの複製に関わるDNAジャイレースを阻害することで、細菌のDNA合成を阻害する。鉄・カルシウム・マグネシウムなどと共に服用すると消化管吸収率が低下する（2～3時間ほど間隔を空けるとよい）。また、NSAIDs（ロキソプロフェンなど）との併用で抗GABA作用による痙攣が起きることがある。薬効は濃度依存的であるため、複数回に分割するよりも、1回の投与量を多くしたほうが抗菌作用は強く現れる。

カプセル

メチラポン

副腎皮質ホルモン合成阻害薬

主な商品名 メトピロン

適応 下垂体ACTH分泌機能検査、クッシング症候群

作用機序 副腎皮質ホルモン合成阻害

主な副作用 ショック、副腎皮質機能不全、**骨髄抑制**

ポイント 副腎皮質ホルモン（ヒドロコルチゾン、コルチゾール、アルドステロン）の合成を阻害する。下垂体前葉の機能が正常であれば、副腎皮質刺激ホルモン（ACTH）分泌が促進する。

錠

メチルジゴキシン

ジギタリス製剤

主な商品名 ラニラピッド

適応 うっ血性心不全、発作性上室性頻拍、心房細動

作用機序 ナトリウムポンプ阻害

主な副作用 徐脈、ジキタリス中毒(悪心・嘔吐・心室性不整脈)

ポイント ナトリウムポンプ(Na^+,K^+-ATPase)を阻害し、その結果、心筋細胞内Ca^{2+}濃度が上昇し心収縮力は増強する。なお、洞房結節への副交感神経興奮作用も示し、心拍数の減少や刺激伝導速度の抑制が起こる(心房側への抑制作用が強く、発作性上室性頻拍など、心房側の不整脈治療にも用いられる)。また、強心作用からの腎血流量の増加により、利尿効果も現れる。本薬剤による中毒は、**低カリウム血症**の際に発現しやすい。血中濃度測定(TDM)の対象薬である。

錠

メチルドパ

交感神経抑制様薬

主な商品名 アルドメット

適応 高血圧症

作用機序 α_2受容体刺激

主な副作用 溶血性貧血、**無顆粒球症**、血小板減少、眠気、低血圧

ポイント α-メチルノルアドレナリンに代謝され、α_2受容体を刺激する。ノルアドレナリンの放出を抑制することにより、血管を拡張させ血圧を降下させる。妊婦にも使用できる降圧薬である。

錠

メチルフェニデート塩酸塩

中枢神経興奮薬

主な商品名 コンサータ、リタリン

適応 注意欠陥多動性障害(AD/HD)、ナルコレプシー

作用機序 ドパミン・ノルアドレナリン再取り込み阻害

主な副作用 口渇、食欲減退、悪心・嘔吐、動悸、不眠、体重減少、依存性

ポイント ドパミン及びノルアドレナリンの再取り込みを阻害し、放出状態のドパミンやノルアドレナリンを増加させ神経系の機能を亢進する。**リタリン**はナルコレプシーに、徐放剤である**コンサータ**はAD/HDにそれぞれ適応を持つ。依存性があり、取り扱いには注意を要する薬剤である。

錠

メテノロン酢酸エステル

タンパク質同化ステロイド薬

主な商品名 プリモボラン

適応 骨粗鬆症、外傷、熱傷、再生不良性貧血

作用機序 アンドロゲン受容体刺激

主な副作用 肝機能障害、黄疸

女性:嗄声、多毛、月経異常／男性:陰茎肥大、持続性勃起、(大量継続投与により)精液減少

ポイント テストステロンの男性化作用を可能な限り弱め、タンパク質同化作用(血球、骨、骨格筋、皮膚の産生補助)を強めたもの。アンドロゲン依存性の癌(前立腺癌)には投与禁忌である。

錠 細粒 シロップ 注

メトクロプラミド

D_2受容体遮断薬

主な商品名 プリンペラン

適応 消化器機能異常（悪心・嘔吐・腹部膨満感）

作用機序 D_2受容体遮断

主な副作用 **悪性症候群**、パーキンソニズム、乳汁分泌

ポイント 末梢ドパミンD_2受容体を遮断し、消化管の副交感神経系を活性化させ、消化管運動を促進させる。また、延髄D_2受容体を遮断し、制吐作用を示すことができる。本薬剤は妊婦への投与は可能である。消化管の出血や閉塞の患者には禁忌である。

メ

錠 カプセル 注 静注 皮下注

国試

メトトレキサート

葉酸代謝拮抗薬

主な商品名 メソトレキセート、メトジェクト

適応 関節リウマチ、急性白血病、慢性骨髄性白血病

作用機序 ジヒドロ葉酸還元酵素阻害

主な副作用 **骨髄抑制**、易感染、**間質性肺炎**、急性腎不全、劇症肝炎

ポイント ジヒドロ葉酸還元酵素の阻害により、葉酸をテトラヒドロ葉酸（活性型葉酸・還元型葉酸）に還元できなくなる。テトラヒドロ葉酸は核酸合成に必要であるため、メトトレキサートはDNA合成を阻害する。関節リウマチに使用する際は1～3回/週、白血病に使用する際は3～7日/週、投与を行う。

錠

メトプロロール酒石酸塩

交感神経抑制様薬

主な商品名 セロケン、ロプレソール

適応 労作性狭心症、高血圧症、頻脈

作用機序 β_1受容体遮断

主な副作用 徐脈、めまい、低血圧、気管支痙攣

ポイント 選択的にβ_1受容体を遮断し、心機能抑制やレニン分泌抑制などの作用を示す。また、β_2受容体の遮断作用はわずかであるため、気管支収縮作用は弱く、気管支喘息患者へは慎重投与ではあるものの使用することができる。

錠 国試

メトホルミン塩酸塩

ビグアナイド系血糖降下薬

主な商品名 メトグルコ

適応 2型糖尿病

作用機序 糖新生抑制・糖利用促進

主な副作用 乳酸アシドーシス、**低血糖**、**下痢**、悪心・嘔吐、食欲不振、肝障害

ポイント インスリン作用の増強、肝での糖新生抑制、糖利用促進などの作用を発現する。グルコースから乳酸に代謝する嫌気的解糖系を促進するため、乳酸アシドーシスを起こすことがある。ヨード造影剤は、この乳酸アシドーシスのリスクを上昇させるため、ヨード造影剤を用いる検査前には本薬剤の投与を一時的に中断する。

錠 膣錠 ゲル 静注

メトロニダゾール

DNA鎖の切断

主な商品名 アネメトロ、フラジール、ロゼックス

適応 原虫感染、トリコモナス症、ヘリコバクター・ピロリ感染症、酒さ

作用機序 DNA鎖の切断

主な副作用 **下痢**、脳症、痙攣、四肢のしびれ、無菌性髄膜炎

ポイント 原虫もしくは細菌の内部にてヒドロキシラジカルを発生させ、これがDNA鎖を切断し、抗原虫・抗細菌作用を発現する。内服、膣錠、静注、外用などの剤形が存在する。ヘリコバクター・ピロリ除菌においては、一次除菌失敗後の二次除菌の際に、ボノプラザン、アモキシシリンとともに使用される。

カプセル シロップ 静注

国試

メナテトレノン

ビタミンK_2製剤

主な商品名 グラケー、ケイツー

適応 骨粗鬆症、新生児・乳児ビタミンK_2欠乏性出血の予防、新生児低プロトロンビン血症

作用機序 骨形成促進・骨吸収抑制、プロトロンビン合成促進

主な副作用 腹痛、発疹、頭痛

ポイント ビタミンK_2製剤である。本薬剤は、骨形成促進作用・骨吸収抑制作用を有するため、骨粗鬆症の治療に用いられる。また、本薬剤は、プロトロンビン合成を促進するため、止血作用も示す。新生児に対し、ビタミンK_2欠乏性出血の予防に用いられることが多い。作用が拮抗するため、ワルファリンとは併用しない。

カプセル 散 細粒 シロップ

メフェナム酸

COX阻害薬

主な商品名 ポンタール

適応 解熱・鎮痛・抗炎症

作用機序 COX阻害

主な副作用 消化性潰瘍、腎障害、**アスピリン喘息**、**スティーブンス・ジョンソン症候群**

ポイント シクロオキシゲナーゼ(COX)を阻害し、プロスタグランジン(PG)の産生を抑制することで解熱・鎮痛・抗炎症などの作用を示す。PGは胃粘膜保護や腎血流量増加などの身体にとってプラスとなる作用も示すため、PG産生抑制は、消化性潰瘍や腎障害の原因になる。胎児循環への異常や、子宮収縮力の減弱を招くことがあり、妊娠末期の女性に禁忌である。

錠

メペンゾラート臭化物

副交感神経抑制様薬

主な商品名 メペンゾラート臭化物

適応 過敏大腸症

作用機序 ムスカリン受容体遮断(抗コリン作用)

主な副作用 口渇、**便秘**、排尿困難、心悸亢進、眼圧上昇

ポイント 本薬剤は消化管からの吸収性が悪い薬剤である。経口投与により、大部分の抗コリン作用が消化管で現れ(吸収されにくいため)、腸管平滑筋を弛緩することで鎮痙作用を示す。消化管運動が抑制されるため、過敏大腸症の下痢症状に対して用いられる。緑内障や前立腺肥大症患者への投与は禁忌である。

錠 DS

メマンチン塩酸塩

NMDA受容体遮断薬

主な商品名 メマリー

適応 アルツハイマー型認知症

作用機序 NMDA受容体遮断

主な副作用 痙攣、失神、肝機能障害、精神症状

ポイント アルツハイマー型認知症では、グルタミン酸神経系の機能異常が関与しており、グルタミン酸受容体の1つであるNMDA受容体の過剰な活性化が原因の1つと考えられている。本薬剤は、NMDA受容体遮断作用により、その異常を抑制することで、アルツハイマー型認知症の治療に用いられる。また、本薬剤は、**他のアルツハイマー型認知症治療薬であるコリンエステラーゼ阻害薬との併用が可能である。**

散

メルカプトプリン

核酸代謝拮抗薬

主な商品名 ロイケリン

適応 急性白血病、慢性骨髄性白血病

作用機序 プリン塩基合成阻害

主な副作用 **骨髄抑制**、悪心・嘔吐、肝障害、血尿

ポイント 本薬剤はチオイノシン酸となり、イノシン酸からのアデニル酸・グアニル酸の合成を阻害する。それによりアデニンやグアニンといったプリン塩基の合成系が抑制され、癌細胞のDNA合成が阻害される。本薬剤はキサンチンオキシダーゼにより代謝されており、**キサンチンオキシダーゼを阻害するアロプリノールなどと併用すると作用の増強がみられる。**

錠

メロキシカム

選択的COX-2阻害薬

主な商品名 モービック

適応 消炎・鎮痛

作用機序 COX-2阻害

主な副作用 消化性潰瘍、腎障害、**アスピリン喘息**、**スティーブンス・ジョンソン症候群**

ポイント シクロオキシゲナーゼ(COX)のうち、炎症などに関与するプロスタグランジン(PG)を産生するCOX-2を選択的に阻害し、鎮痛・抗炎症などの作用を示す。COX-1は粘膜生成など特に胃を保護するPGの産生作用も有していることから、選択的にCOX-2を阻害する本薬剤は、消化性潰瘍が起こりにくい。胎児循環への異常や、子宮収縮力の減弱を招くことがあり、妊婦への投与は禁忌である。

注 点滴

メロペネム

カルバペネム系抗生物質

主な商品名 メロペン

適応 細菌感染症 **作用機序** トランスペプチダーゼ阻害

主な副作用 発疹、**下痢**、腎障害、大腸炎、カリウム値上昇、ショック、**スティーブンス・ジョンソン症候群**

ポイント β-ラクタム系のうち、カルバペネム系に属する抗菌薬である。細胞壁合成酵素であるトランスペプチダーゼを阻害し、細胞壁を作らせないことで抗菌作用を示す。細胞壁を失った細菌は、破裂して死んでいく。細菌の産生するβ-ラクタマーゼでは分解されない(つまり、β-ラクタマーゼ産生菌にも有効)。なお、本薬剤はイミペネムとは異なりデヒドロペプチダーゼ(DHP)により分解されないため、単剤での使用が可能である。

錠 点眼

モキシフロキサシン塩酸塩

ニューキノロン系抗菌薬

主な商品名 アベロックス

適応 細菌感染症　作用機序 DNAジャイレース阻害

主な副作用 頭痛、**下痢**、肝障害、カンジダ症、**横紋筋融解症**、**QT延長**、アキレス腱炎

ポイント DNAの複製に関わるDNAジャイレースを阻害することで、細菌のDNA合成を阻害する。鉄・カルシウム・マグネシウムなどと共に服用すると消化管吸収率が低下する（2～3時間ほど間隔を空けるとよい）。**QT延長**を生じることがあるため、キニジンやアミオダロンなどの抗不整脈薬を服用中の患者及び**低カリウム血症**の患者には投与禁忌である。薬効は主に肝代謝により消失するため、他のニューキノロン系抗菌薬よりも、腎障害患者に使用しやすい。

錠 散

モサプリドクエン酸塩

5-HT_4受容体刺激薬

主な商品名 ガスモチン

適応 慢性胃炎に伴う消化器症状（胸やけ、悪心・嘔吐）

作用機序 5-HT_4受容体刺激

主な副作用 劇症肝炎、肝機能障害、黄疸

ポイント セロトニン5-HT_4受容体を刺激し、消化管の副交感神経系を活性化させ、消化管運動を促進させる。投与開始から14日間で、効果の有無を観察し、継続の是非を検討することとされている。

カプセル

モルヌピラビル

RNAポリメラーゼ阻害薬

主な商品名 ラゲブリオ

適応 COVID-19

作用機序 RNAポリメラーゼ阻害

主な副作用 **下痢**、悪心・嘔吐、めまい、頭痛

ポイント 新型コロナウイルス(SARS-CoV-2)はRNAウイルスであり、RNAポリメラーゼや3CLプロテアーゼによって細胞内にて増殖する。モルヌピラビルは、RNAポリメラーゼを阻害することで、ウイルスの増殖を抑制する。**カプセルのサイズが大きく、やや飲みにくい。症状の発現から5日以内に投与を開始する。**

原末 注 坐 内用液 カプセル 錠

国試

モルヒネ

麻薬性鎮痛薬

主な商品名 アンペック、オプソ、パシーフ、MSコンチン

適応 癌性疼痛、激しい咳嗽

作用機序 μ受容体刺激、咳中枢抑制

主な副作用 依存性、呼吸抑制、悪心・嘔吐、**便秘**、眠気

ポイント オピオイド受容体のうちμ受容体を刺激し、痛覚伝導系の抑制及び下行性抑制神経の活性化により鎮痛作用を示す。副作用は、呼吸抑制や眠気、延髄への作用による嘔吐、消化管への作用による**便秘**など多岐にわたる。モルヒネは、呼吸困難感の改善に用いられることもある。内用液など速やかに作用するものはレスキュードーズ(緊急の痛み止め)としても使用される。

錠 チュアブル錠 細粒

モンテルカストナトリウム

ロイコトリエン受容体遮断薬

主な商品名 キプレス、シングレア

適応 気管支喘息、アレルギー性鼻炎

作用機序 LT受容体遮断

主な副作用 頭痛、胃不快感、眠気、**血管浮腫**、劇症肝炎、肝炎、血小板減少

ポイント LT(ロイコトリエン)受容体を選択的に遮断することにより、気管支喘息やアレルギー性鼻炎の治療に用いられる。気道収縮の抑制、鼻腔の通気性の改善などの作用を示す。光に不安定なため、開封後は速やかに服用する。本薬剤の「チュアブル錠」は噛み砕いてから飲むタイプの薬である。

ヨ

錠 散 注

葉酸

葉酸製剤

主な商品名 フォリアミン

適応 巨赤芽球性貧血、葉酸欠乏症

作用機序 葉酸補充

主な副作用 そう痒感、食欲不振、浮腫

ポイント 赤血球の正常な発育、形成に関与する。巨赤芽球性貧血の治療や、その他葉酸欠乏状態に用いられる。また、葉酸代謝拮抗薬のメトトレキサート投与時の毒性軽減のためにも用いられる。

シロップ

溶性ピロリン酸第二鉄

鉄剤

主な商品名 インクレミン

適応 鉄欠乏性貧血

作用機序 鉄補充

主な副作用 悪心・嘔吐

ポイント 第一鉄(Fe^{2+})が服用できない場合に用いられることが多い。約半年の服用継続が必要、悪心・嘔吐の副作用、黒色便が現れることがある、などの注意点は第一鉄同様。

ヨ

顆粒

抑肝散(よくかんさん)

漢方製剤

主な商品名 ツムラ抑肝散

適応 神経症、不眠症、小児夜なき

作用機序 グルタミン酸放出抑制

主な副作用 **間質性肺炎、偽アルドステロン症、ミオパチー、**眠気

ポイント 抑肝散は脳内海馬周辺におけるグルタミン酸の放出抑制などの作用により、神経系の興奮を抑制するものと考えられている。Na^+の再吸収及びK^+の排泄を促進させるカンゾウを含有するため、**偽アルドステロン症**の発現に注意が必要である。

原末

ラクチトール

高アンモニア血症用薬

主な商品名 ポルトラック

適応 高アンモニア血症

作用機序 腸管内pH低下

主な副作用 **下痢**

ポイント ラクチトールの分解で生成した酸により腸管内pHが低下し、腸管でのアンモニア産生の抑制（アンモニア酸性菌の活動抑制）作用を示す。肝硬変に伴う高アンモニア血症の改善に用いられる。化学構造中にガラクトースを含むため、ガラクトース血症の患者には投与禁忌である。

シロップ 原末 経口ゼリー

ラクツロース

高アンモニア血症用薬

主な商品名 モニラック、ラグノスNF

適応 高アンモニア血症、便秘症

作用機序 腸管内pH低下・浸透圧上昇

主な副作用 **下痢**

ポイント ラクツロースの分解で生成した酸により腸管内pHが低下し、腸管でのアンモニアの産生抑制（アンモニア酸性菌の活動抑制）、アンモニア排泄の促進などの作用を示す。また、下部消化管内の浸透圧を上昇させることにより、腸管内に水分を移動させ、便の軟化・緩下作用も示す。高アンモニア状態の肝性脳症や、便秘症に用いられる。

錠

ラサギリンメシル酸塩

MAO$_B$阻害薬

主な商品名 アジレクト

適応 パーキンソン病

作用機序 MAO$_B$阻害

主な副作用 幻覚、起立性低血圧、**ジスキネジア**、眠気

ポイント MAO$_B$阻害により、脳内でのドパミンの分解を阻害することで、抗パーキンソン病作用を示す。神経伝達物質の過度の反応を招くため、トラマドールやタペンタドール、抗うつ薬などとは併用しない。特に、三環系抗うつ薬は、投与終了後14日間はラサギリンを投与してはいけない。**本薬剤は覚醒剤原料に指定されていないため、セレギリンのような流通上の規制はない。**

ラ

静注

ラスブリカーゼ

癌化学療法用尿酸分解酵素製剤

主な商品名 ラスリテック

適応 癌化学療法に伴う高尿酸血症

作用機序 尿酸酸化

主な副作用 溶血性貧血、メトヘモグロビン血症

ポイント 尿酸を酸化し、過酸化水素と水溶性のアラントインに分解することで、これらの尿中排泄を促進し、結果的に尿酸値を低下させる。癌化学療法に伴う高尿酸血症に用いられる。

錠

ラスミジタンコハク酸塩

5-HT$_1$受容体刺激薬

主な商品名 レイボー

適応 片頭痛(発作時)

作用機序 5-HT$_{1F}$受容体刺激

主な副作用 めまい、動悸、疲労感、眠気、悪心・嘔吐、**セロトニン症候群**

ポイント 三叉神経から分泌されたCGRPは、脳内の過度な血管拡張を招き、片頭痛を引き起こすことがある。ラスミジタンは三叉神経終末に存在するセロトニン5-HT$_{1F}$受容体を刺激し、CGRPの分泌を抑制する。血管拡張を抑制するが、血管収縮は促さないため、他のトリプタン製剤(スマトリプタンなど)を投与できない「虚血性心疾患を有する片頭痛患者」に対しても本薬剤は使用可能である。

ラ

点眼

ラタノプロスト

PGF$_{2\alpha}$誘導体

主な商品名 キサラタン

適応 緑内障

作用機序 PGF$_{2\alpha}$受容体刺激

主な副作用 虹彩色素沈着

ポイント PGF$_{2\alpha}$受容体を刺激し、ぶどう膜強膜流出路からの眼房水排出を促進させる。眼の周りや虹彩への色素沈着を起こすが、点眼直後の洗顔により着色を軽減することができるので、「朝の洗顔前」や「夜の入浴前」と使用タイミングが指示されることもある。キサラタンは冷所で保管する必要があるが、後発医薬品の中には室温で保管できるものがある。

吸入

ラニナミビル

ノイラミニダーゼ阻害薬

主な商品名 イナビル

適応 A型またはB型インフルエンザの治療及び予防

作用機序 ノイラミニダーゼ阻害

主な副作用 気管支攣縮、呼吸困難

ポイント A型及びB型インフルエンザウイルスのノイラミニダーゼを選択的に阻害することで、感染細胞からのウイルスの放出、体内での感染拡大を阻害し、ウイルスの増殖を抑制する。症状発現後、48時間以内の投与が必要である。**効果に持続性があり、1回の吸入で治療が完結する**。牛乳由来の成分を含むため、**イナビル吸入粉末剤**は、牛乳アレルギーのある患者へは投与しない（ネブライザーを用いる**イナビル吸入懸濁用**であれば問題ない）。

硝子体内注

ラニビズマブ

モノクローナル抗体製剤

主な商品名 ルセンティス

適応 加齢黄斑変性症

作用機序 抗VEGFモノクローナル抗体

主な副作用 眼障害、脳卒中

ポイント 網膜に老廃物が増加すると、それらを除去・回収するために新たに血管が形成される（この血管を新生血管という）。しかし、この新生血管は非常に脆く、血液成分が漏出することで周囲を圧迫し、視細胞が集まっている黄斑に異常を来す。本薬剤は、新生血管の形成に関与する血管内皮増殖因子（VEGF）へのモノクローナル抗体であり、新生血管の形成を阻害することで、加齢黄斑変性症の進行を防止する。

錠

ラフチジン

H_2受容体遮断薬

主な商品名 プロテカジン

適応 胃潰瘍、十二指腸潰瘍、胃炎、逆流性食道炎

作用機序 H_2受容体遮断

主な副作用 **便秘**、腎障害、肝障害、せん妄、貧血、**汎血球減少**、**無顆粒球症**、血小板減少

ポイント ヒスタミンH_2受容体を遮断することにより、胃酸分泌を抑制する。H_2受容体遮断薬の中で、唯一の肝代謝型薬剤であり、腎機能障害のある患者に対しても投与量の調整を行う必要がない。

錠

ラベタロール塩酸塩

交感神経抑制様薬

主な商品名 トランデート

適応 高血圧症、褐色細胞腫による高血圧症

作用機序 α_1, β受容体遮断

主な副作用 徐脈、めまい、低血圧、気管支痙攣、SLE様症状

ポイント α_1, β受容体を遮断することで、血管拡張作用や、心機能抑制、レニン分泌抑制作用を示す。α_1受容体遮断など、血管拡張作用には通常「反射性頻脈」発生の可能性を伴うが、本薬剤の場合はβ遮断作用を併せ持ち心機能が抑制されるため、反射性頻脈は現れにくい。気管支喘息患者への投与は禁忌である。

錠

ラベプラゾールナトリウム

プロトンポンプ阻害薬

主な商品名 パリエット

適応 胃潰瘍、十二指腸潰瘍、逆流性食道炎、ピロリ除菌

作用機序 プロトンポンプ阻害

主な副作用 **汎血球減少**、血圧上昇

ポイント 胃壁細胞でプロトンポンプ(H^+, K^+-ATPase)に結合し、強力で持続的な胃酸分泌抑制作用を示す。錠剤は腸溶錠のため粉砕できない。低用量ラベプラゾール錠(5mg錠)は、低用量アスピリン製剤による消化性潰瘍の予防のために用いられる。

ラ

錠

ラミブジン

逆転写酵素阻害薬

主な商品名 エピビル、ゼフィックス

適応 B型肝炎、HIV感染症

作用機序 逆転写酵素阻害、DNAポリメラーゼ阻害

主な副作用 体脂肪の再分布、ニューロパシー、乳酸アシドーシス、頭痛、重篤な血液障害

ポイント 逆転写酵素・DNAポリメラーゼを阻害することで、B型肝炎ウイルスやエイズウイルス(HIV)の増殖を抑制する。

静注

ラムシルマブ

モノクローナル抗体製剤

主な商品名 サイラムザ

適応 胃癌、大腸癌、非小細胞肺癌、肝癌

作用機序 抗VEGFR-2モノクローナル抗体

主な副作用 心筋梗塞、血栓塞栓症、消化管穿孔、**インフュージョンリアクション**、高血圧、感染症

ポイント 血管内皮増殖因子（VEGF）が作用する「受容体（R）」へのモノクローナル抗体製剤である。癌細胞に栄養を供給する新生血管の伸長を阻害する。特徴的な副作用に心筋梗塞、血栓塞栓症、消化管穿孔などがある。

錠

ラメルテオン

メラトニン受容体刺激薬

主な商品名 ロゼレム

適応 不眠症

作用機序 メラトニン受容体刺激

主な副作用 めまい、頭痛、眠気・**ふらつき**

ポイント メラトニンは、間脳の松果体より、夜間に分泌されるホルモンである。メラトニン受容体の刺激により、身体は「夜になった！」と認識するため、催眠作用を示すものと考えられている。緩やかに作用を発現し、効果を実感するためには服用開始から数週間程度かかることもある。副作用による身体への負担が少なく、高齢者に使用しやすい催眠薬といえる。

錠 注

ラモセトロン塩酸塩

下痢型過敏性腸症候群治療薬

主な商品名 イリボー、ナゼア

適応 下痢型過敏性腸症候群、抗癌剤に伴う消化器症状

作用機序 5-HT_3受容体遮断

主な副作用 重篤な**便秘**、硬便、腹部膨満、肝障害、虚血性大腸炎

ポイント セロトニン5-HT_3受容体を遮断することにより下痢及び抗癌剤投与に伴う嘔吐を抑制する。下痢型過敏性腸症候群への使用は男女で用量が異なり、男性の用量のほうが多めに設定されている。

ラ

錠

ラモトリギン

Na^+チャネル遮断薬

主な商品名 ラミクタール

適応 てんかん

作用機序 Na^+チャネル遮断

主な副作用 胃腸障害、発疹、肝障害、貧血、白血球減少、**スティーブンス・ジョンソン症候群**

ポイント Na^+チャネル遮断により、中枢神経の興奮性を抑制し、抗てんかん作用を示す。本薬剤は**スティーブンス・ジョンソン症候群**などの皮膚障害が比較的現れやすく、開始用量や維持用量が細かく設定されている。特にバルプロ酸と併用する場合、投与開始から2週間は隔日投与とする。

錠

ラルテグラビルカリウム

HIVインテグラーゼ阻害薬

主な商品名 アイセントレス

適応 HIV感染症

作用機序 インテグラーゼ阻害

主な副作用 体脂肪の蓄積、頭痛、めまい、不眠、肝障害

ポイント 逆転写酵素を持つRNAウイルスは、ヒトの細胞内へ侵入後、ウイルスRNAからDNAを合成する（逆転写）。このDNAは、インテグラーゼによってヒトDNAに組み込まれ、ヒトの転写翻訳機構を利用して、元のウイルスRNAを増殖させる。本薬剤は、HIVのインテグラーゼを阻害することで、ウイルスの増殖を抑制する。薬物代謝酵素CYPの関わる相互作用がない。用法は1日2回、経口投与である。

錠

ラロキシフェン塩酸塩

選択的エストロゲン受容体調節薬

主な商品名 エビスタ

適応 閉経後骨粗鬆症

作用機序 エストロゲン受容体刺激

主な副作用 静脈血栓塞栓症、肝障害、皮膚炎、乳房緊満感、ほてり

ポイント 選択的エストロゲン受容体調節薬（SERM）の1つ。骨ではエストロゲン受容体刺激作用を発揮し、骨吸収を抑制する。乳房や子宮においては、エストロゲン受容体を遮断するため、乳癌や子宮体癌を悪化させない。静脈血栓塞栓症のリスクとなるため、車椅子状態や長期臥床の患者には投与禁忌である。

錠 カプセル 静注

国試

ランソプラゾール

プロトンポンプ阻害薬

主な商品名 タケプロン、タケルダ(配合剤)

適応 胃潰瘍、十二指腸潰瘍、逆流性食道炎、ピロリ除菌

作用機序 プロトンポンプ阻害

主な副作用 **汎血球減少**、肝障害

ポイント 胃壁細胞でプロトンポンプ(H^+, K^+-ATPase)に結合し、強力で持続的な胃酸分泌抑制作用を示す。錠剤は腸溶錠のため粉砕できない。また、本薬剤は、低用量アスピリンによる消化性潰瘍予防のため、アスピリンとの配合剤(タケルダ錠)としても用いられている。錠剤は腸溶錠のため粉砕できない。

リ

錠

リオシグアト

グアニル酸シクラーゼ活性化薬

主な商品名 アデムパス

適応 肺動脈性肺高血圧症

作用機序 グアニル酸シクラーゼ活性化

主な副作用 頭痛、消化不良、めまい、鼻閉

ポイント グアニル酸シクラーゼとは、cGMP量を増加させる酵素である。本薬剤は、グアニル酸シクラーゼを活性化させる作用を持つ。cGMP濃度を上昇させ、血管拡張作用を示す。硝酸薬やPDE5阻害薬(シルデナフィルなど)との併用は、相乗効果によって過度の血圧低下を招くため禁忌である。

錠 細粒 内用液 筋注

リスペリドン

セロトニン・ドパミン遮断薬

主な商品名 リスパダール

適応 統合失調症、自閉症スペクトラム

作用機序 D_2受容体遮断、5-HT_2受容体遮断

主な副作用 めまい、不眠、不安、悪心・嘔吐、**便秘**、**パーキンソン症候群**、高プロラクチン血症、女性化乳房、**アカシジア**、**ジスキネジア**、体重増加、**悪性症候群**、**水中毒**

ポイント 脳内において、ドパミンD_2受容体及びセロトニン5-HT_2受容体を遮断することにより、統合失調症の陽性症状、陰性症状をともに改善する。クロルプロマジンやハロペリドールに比べ、副作用の**錐体外路障害**（**パーキンソン症候群**）が少ない。

リ

錠

リセドロン酸ナトリウム

ビスホスホネート系骨吸収抑制薬

主な商品名 アクトネル、ベネット

適応 骨粗鬆症

作用機序 骨吸収抑制

主な副作用 消化性潰瘍、肝障害、**汎血球減少**、顎骨壊死

ポイント 強い骨吸収抑制作用を示す。骨形成促進作用はない。消化性潰瘍の原因となりやすいため服薬はコップ1杯の水で行う。また、食物が消化管吸収量を減少させるため、起床時に服用し、服用後30分は水以外の飲食物を口にせず、横にもならないように指導する。

静注

リツキシマブ

モノクローナル抗体製剤

主な商品名 リツキサン

適応 CD20陽性のB細胞性非ホジキンリンパ腫

作用機序 抗CD20モノクローナル抗体

主な副作用 **腫瘍崩壊症候群**、**インフュージョンリアクション**、感染症、肝障害、心筋障害

ポイント 抗CD20モノクローナル抗体製剤であり、CD20陽性のB細胞性非ホジキンリンパ腫への抗腫瘍作用を示す。高頻度で**インフュージョンリアクション**を起こすことがある。また、正常B細胞のCD20へも攻撃性を示すことで、免疫機能を抑制する。その結果、体内に存在していた場合に、B型肝炎ウイルスの活性化や劇症肝炎の発症などの報告があるため、使用前にはB型肝炎ウイルスの有無を検査しておく。

顆粒 細粒

六君子湯(りっくんしとう)

漢方製剤

主な商品名 ツムラ六君子湯エキス

適応 胃炎、消化不良、食欲不振

作用機序 グレリン分泌促進

主な副作用 **偽アルドステロン症**、**ミオパチー**、肝障害

ポイント グレリン分泌促進や、ラジカル消去などの作用を通し、食欲不振などの症状を改善させる。Na^+の再吸収及びK^+の排泄を促進させるカンゾウを含有するため、**偽アルドステロン症**の発現に注意が必要である。

静注 筋注 テープ 点眼 ゼリー スプレー

リドカイン

Na⁺チャネル遮断薬

主な商品名 キシロカイン、ペンレス

適応 浸潤麻酔、伝達麻酔、硬膜外麻酔、表面麻酔

作用機序 Na^+チャネル遮断

主な副作用 ショック、中枢神経障害

ポイント 感覚神経のNa^+チャネルを遮断し、痛覚伝導を抑制する。作用の持続化のためには、アドレナリンなどの血管収縮薬を併用する。胃などの酸性部位では薬効を発揮しない。また、ボーン・ウィリアムズ分類におけるⅠb群の抗不整脈薬でもあり、頻脈治療に用いられることもある。

リ

錠 注 静注

リトドリン塩酸塩

国試

交感神経興奮様薬

主な商品名 ウテメリン

適応 切迫早産、切迫流産

作用機序 β_2受容体刺激

主な副作用 **低カリウム血症**、振戦、頻脈

ポイント β_2受容体刺激作用により、子宮平滑筋を弛緩させ、分娩を遅延させる。早産や流産に対して予防的に用いられる。弱いβ_1受容体刺激作用も示し、副作用である心悸亢進や**低カリウム血症**の原因となる。

錠

リトナビル

HIVプロテアーゼ阻害薬

主な商品名 ノービア

適応 HIV感染症

作用機序 プロテアーゼ阻害

主な副作用 悪心、**下痢**、嘔吐、錯乱、痙攣発作、高血糖、肝炎、出血傾向

ポイント HIVプロテアーゼは、HIVの構造やHIVの増殖に不可欠な酵素（逆転写酵素、インテグラーゼ）の生成に関与する。本薬剤は、HIVプロテアーゼを阻害することで、ウイルスの増殖を抑制する。また、本薬剤は薬物代謝酵素CYP3A4の阻害作用を持つことから、この酵素で代謝されるトリアゾラム・アゼルニジピン・シルデナフィル・リバーロキサバンなどとの併用は禁忌である。

錠

リナグリプチン

選択的DPP-4阻害薬

主な商品名 トラゼンタ

適応 2型糖尿病

作用機序 DPP-4阻害

主な副作用 **低血糖**、肝障害、腎不全、**類天疱瘡**

ポイント 消化管ホルモンであるインクレチン（GLP-1、GIP）は、血糖依存的（血糖値が高いときだけ）なインスリン分泌促進やグルカゴン分泌抑制などの作用を示す。しかし、インクレチンは分泌後すぐにジペプチジルペプチダーゼ-4（DPP-4）により分解されてしまう。本薬剤は、DPP-4を阻害し、インクレチン濃度を上昇させることにより、血糖値を低下させる。**本薬剤の大部分は肝代謝によって活性が失われるため、腎機能障害患者への用量調節が必要ない。**

錠

リナクロチド

グアニル酸シクラーゼC受容体刺激薬

主な商品名 リンゼス

適応 慢性便秘症、便秘型過敏性腸症候群

作用機序 グアニル酸シクラーゼC受容体刺激

主な副作用 **下痢**、重度の**下痢**、腹痛

ポイント グアニル酸シクラーゼC受容体を刺激することで、小腸細胞上のCl⁻チャネルが活性化され、腸管内の水分量を増加させる。腸管内の水分量増加によって蠕動運動の促進などの作用を示し、便秘症を改善する。

錠 注 静注

リネゾリド

オキサゾリジノン系合成抗菌薬

主な商品名 ザイボックス

適応 MRSA・VREによる感染症、その他の細菌感染症

作用機序 タンパク質合成阻害

主な副作用 **下痢**、肝障害、発疹、**骨髄抑制**、視神経症、腎炎、**偽膜性大腸炎**

ポイント 細菌リボソームに結合して、細菌の生存や増殖に必要なタンパク質の合成を阻害する。MRSAに対しての作用だけでなく、バンコマイシン耐性腸球菌（VRE）による感染症にも使用が可能である。

細粒 錠 DS

リバーロキサバン

抗Xa因子薬

主な商品名 イグザレルト

適応 血栓塞栓症の発症抑制

作用機序 抗Xa因子

主な副作用 出血、肝障害、腎障害、**間質性肺炎**

ポイント 血液凝固第Xa因子を阻害することでトロンビンの産生を抑制し、フィブリン形成を阻害する。深部静脈血栓症や心房細動に伴う血栓形成などを予防する。本薬剤は、薬物代謝酵素CYP3A4にて代謝されるため、CYP3A4を強く阻害する薬剤(アゾール系抗真菌薬、HIVプロテアーゼ阻害薬など)との併用は禁忌である。手術による大量出血を避けるために休薬する場合は、手術の約24時間前には投与を中止する。

点眼

リパスジル塩酸塩

Rhoキナーゼ阻害薬

主な商品名 グラナテック

適応 緑内障

作用機序 Rhoキナーゼ阻害

主な副作用 結膜充血、結膜炎

ポイント 線維柱体にてRhoキナーゼを阻害し、線維柱体内のタンパク質構造の変化などにより、シュレム管経由の眼房水排出を促進させる。他の緑内障治療薬で効果不十分であった場合に使用する。

パッチ テープ

リバスチグミン

コリンエステラーゼ阻害薬

主な商品名 イクセロン、リバスタッチ

適応 アルツハイマー型認知症

作用機序 コリンエステラーゼ阻害

主な副作用 心障害、悪心・嘔吐、食欲減退、接触性皮膚炎

ポイント 中枢のアセチルコリンエステラーゼ及びブチリルコリンエステラーゼの2種類のコリンエステラーゼを阻害し、脳内アセチルコリンの分解を防ぐため、アルツハイマー型認知症の治療に用いられる。リバスチグミン貼付剤には複数の規格があるが、導入の際は必ず低用量のものから開始し、4週間経過を観察した後に有効用量まで引き上げ、治療を継続する。

カプセル

リバビリン

RNAポリメラーゼ阻害薬

主な商品名 レベトール

適応 C型慢性肝炎（インターフェロン製剤との併用）

作用機序 RNAポリメラーゼ阻害

主な副作用 貧血、**無顆粒球症**、血小板減少、高血圧

ポイント RNAポリメラーゼ阻害作用を持つ。インターフェロン製剤やソホスブビルとの併用により、C型肝炎治療に用いられる。催奇形性が報告されており、妊婦への投与は禁忌である。また、妊娠する可能性のある女性患者及びパートナーが妊娠する可能性がある男性患者は投与中～投与終了後6ヶ月間は妊娠を避けなければいけない。

錠

リファキシミン

高アンモニア血症用薬

主な商品名 リフキシマ

適応 高アンモニア血症

作用機序 RNAポリメラーゼ阻害

主な副作用 **偽膜性大腸炎**、**便秘**、**下痢**、高ビリルビン血症

ポイント アンモニア産生菌のRNAポリメラーゼを阻害し、RNA合成を阻害することで菌の増殖及びアンモニア産生を抑制する。リフキシマ錠は難消化性であり、経口投与後、吸収されずに消化管管腔内で作用する。同じ作用機序を示すリファンピシンへの耐性化が懸念されるため、結核を合併している高アンモニア血症の患者には本薬剤は投与しない。

リ

カプセル

リファンピシン

国試

抗結核・抗ハンセン病抗生物質

主な商品名 リファジン

適応 結核、非結核性抗酸菌症、ハンセン病

作用機序 RNAポリメラーゼ阻害

主な副作用 胃腸障害、劇症肝炎などの重篤な肝障害

ポイント 結核菌のRNAポリメラーゼを阻害し、RNA合成を阻害することで抗結核作用を示す。薬物代謝酵素CYP3A4やP糖タンパクの活性化作用を示すため、これらが関与する併用薬の薬効を減弱させることがある。尿に赤い着色が現れることがあるが、健康上の問題はない。

注 静注

硫酸マグネシウム

子癇の発症抑制・治療薬

主な商品名 マグセント、マグネゾール

適応 子癇、切迫流・早産

作用機序 Ca^{2+}との置換

主な副作用 マグネシウム中毒

ポイント 平滑筋、骨格筋、運動神経終末部のCa^{2+}と置換されることで、平滑筋や骨格筋の収縮反応を抑制すると考えられている。Ca^{2+}は筋収縮を起こすが、Mg^{2+}に置き換わってしまうと、筋収縮を起こせない。

リ

注

リュープロレリン酢酸塩

性ホルモン分泌抑制薬

主な商品名 リュープリン

適応 子宮内膜症、閉経前乳癌、前立腺癌

作用機序 LH-RH受容体脱感作

主な副作用 **間質性肺炎**、肝機能障害、下垂体卒中

ポイント 継続投与により、脳下垂体前葉のLH-RH受容体を持続的に刺激することで、受容体数の脱感作(受容体の感受性低下)を引き起こし、性ホルモン(エストロゲン及びアンドロゲン)の分泌を抑制する。乳酸・グリコール酸共重合体によるマイクロスフェア製剤は、作用の持続化を目的とした徐放化製剤である。なお、LH-RH受容体はGn-RH受容体とも表記される。

皮下注

リラグルチド

GLP-1受容体作動薬

主な商品名 ビクトーザ、ゾルトファイ（配合剤）

適応 2型糖尿病

作用機序 GLP-1受容体刺激

主な副作用 **低血糖**、食欲減退、悪心・嘔吐、膵炎、**下痢**、**便秘**

ポイント 消化管ホルモンであるインクレチン（GLP-1、GIP）の受容体、GLP-1受容体を刺激することにより、血糖依存的（血糖値が高いときだけ）なインスリン分泌促進やグルカゴン分泌抑制などの作用を示す。本薬剤は、1日に1回の皮下注射が必要である。**ゾルトファイ**はインスリン デグルデクとの配合剤であり、無色透明のため、注射前の混合作業が必要ない。

錠

リルピビリン

HIV逆転写酵素阻害薬

主な商品名 エジュラント

適応 HIV-1感染症

作用機序 逆転写酵素阻害

主な副作用 不眠症、発疹、疲労

ポイント 逆転写酵素を持つRNAウイルスは、ヒトの細胞内へ侵入後、ウイルスRNAからDNAを合成する（逆転写）。このDNAは、インテグラーゼによってヒトDNAに組み込まれ、ヒトの転写翻訳機構を利用して、元のウイルスRNAを増殖させる。本薬剤は、HIVの逆転写酵素を阻害することで、ウイルスの増殖を抑制する。

錠

リルマザホン塩酸塩

ベンゾジアゼピン系薬

主な商品名 リスミー

適応 不眠症、麻酔前投薬

作用機序 ベンゾジアゼピン受容体刺激

主な副作用 依存性、呼吸抑制、眠気・**ふらつき**、**前向性健忘**

ポイント 中枢神経のベンゾジアゼピン受容体を刺激作用することでGABA作用を増強し、中枢神経系の抑制作用を示す。本薬剤は、短時間作用型ベンゾジアゼピン系薬であるため、副作用は**持ち越し効果**に比べ、**前向性健忘**を発現しやすい。重症筋無力症、緑内障の患者には投与禁忌である。また、呼吸機能が著しく低下している患者にも原則使用しない。

リ

カプセル 注

リンコマイシン塩酸塩

リンコマイシン系抗生物質

主な商品名 リンコシン

適応 細菌感染症

作用機序 タンパク質合成阻害

主な副作用 **偽膜性大腸炎**

ポイント 細菌リボソームに結合して、細菌の生存や増殖に必要なタンパク質の合成を阻害する。

錠

ルパタジンフマル酸塩

抗ヒスタミン薬

主な商品名 ルパフィン

適応 アレルギー性疾患・症状

作用機序 H_1受容体遮断

主な副作用 眠気、口渇、肝障害、黄疸

ポイント ヒスタミンH_1受容体遮断及び肥満細胞からの化学伝達物質(ヒスタミン、ロイコトリエンなど)放出抑制作用を示し、アレルギー反応を抑制する。その他、抗PAF作用を示し、PAF誘発性の血小板凝集や血管透過性亢進をそれぞれ抑制する。抗コリン作用は弱く、また中枢移行性が低いため眠気の副作用は極めて弱い。本薬剤は体内で代謝されて一部がデスロラタジンとなる。

ル

カプセル

ルビプロストン

Cl^-チャネル活性化薬

主な商品名 アミティーザ

適応 慢性便秘症(器質的狭窄によるものを除く)

作用機序 Cl^-透過性亢進

主な副作用 **下痢**、悪心・嘔吐、腹痛、胸部不快感

ポイント 小腸細胞上のCl^-チャネルを活性化させ、Cl^-の細胞から消化管管腔内への移動を促進させる。Cl^-の移動に伴い管腔内へのNa^+及び水分移動も促進され、便の軟化・排便促進作用を示す。**本薬剤は食後に投与する必要があり、空腹時に服用すると、悪心・嘔吐などの副作用が増加したとの報告がある**。腸閉塞患者、妊婦への投与は禁忌である。

爪外用液　クリーム　軟膏

ルリコナゾール

アゾール系抗真菌薬

主な商品名 ルコナック、ルリコン

適応 白癬、カンジダ症、爪白癬症

作用機序 C-14脱メチル酵素阻害

主な副作用 皮膚炎

ポイント 真菌の細胞膜合成酵素の1つであるC-14脱メチル酵素を阻害し、細胞膜を作らせないことで抗真菌作用を示す。本薬剤はアルコールを含み、付属の刷毛を用いて爪白癬を塗布にて治療することができる。アルコールを含むため、火気厳禁である。アゾール系抗真菌薬ではあるが、内服薬(イトラコナゾールなど)のような相互作用は問題とならない。

レ

静注

レカネマブ

抗アミロイドβ抗体

主な商品名 レケンビ

適応 アルツハイマー型認知症

作用機序 抗アミロイドβ抗体

主な副作用 アミロイド関連画像異常(ARIA)、**インフュージョンリアクション**

ポイント アルツハイマー型認知症の原因タンパク質として考えられているアミロイドβの凝集を抑制することで、認知症の進行を抑制する。認知症が軽度の場合にのみ使用することとされている。副作用のアミロイド関連画像異常はARIAと略され、脳浮腫などを伴うARIA-Eと、脳出血などを伴うARIA-Hがある。

錠

レトロゾール

アロマターゼ阻害薬

主な商品名 フェマーラ

適応 閉経後乳癌

作用機序 アロマターゼ阻害

主な副作用 血栓症、塞栓症、心不全、狭心症、肝障害、コレステロール値上昇、頭痛、関節痛、ほてり

ポイント アロマターゼ阻害作用により、脂肪組織におけるアンドロゲンからエストロゲンへの変換を抑制し、エストロゲンを減少させることができる。閉経後乳癌の治療に用いる。閉経前は、卵胞由来のエストロゲンが豊富に存在するため、アンドロゲン由来のエストロゲン合成のみを阻害するアロマターゼ阻害薬は用いられない。

錠

レパグリニド

速効型インスリン分泌促進薬

主な商品名 シュアポスト

適応 2型糖尿病における食後高血糖

作用機序 SU受容体刺激

主な副作用 **低血糖**、肝障害、心筋梗塞

ポイント 膵臓ランゲルハンス島B（β）細胞に存在するスルホニル尿素（SU）受容体を刺激し、インスリン分泌を促進させる。本薬剤の作用持続時間は短時間である。食後高血糖の改善に用いられ、食直前に投与する。本薬剤は薬物代謝酵素CYP2C8で分解されるため、CYP2C8を阻害するクロピドグレルなどとは併用注意とされている。

錠 顆粒 点眼

レバミピド

粘膜保護薬

主な商品名 ムコスタ

適応 急性胃炎、慢性胃炎、胃潰瘍、ドライアイ

作用機序 PG合成促進

主な副作用 白血球減少、血小板減少、肝障害

ポイント 胃粘膜のプロスタグランジン（PG）類の合成を促進することで、粘膜保護作用や粘膜血流量増加作用を示す。また、胃粘膜における活性酸素の消去作用も持ち、胃粘膜の保護に役立っている。また、本薬剤の点眼薬は粘性のムチンの産生を促進するため、ドライアイの治療薬として用いられている。

注

レバロルファン酒石酸塩

麻薬拮抗薬

主な商品名 ロルファン、ペチロルファン（配合剤）

適応 麻薬による呼吸抑制

作用機序 μ受容体遮断

主な副作用 呼吸抑制、幻視

ポイント オピオイド受容体のうち、μ受容体の遮断作用を示すため、麻薬による呼吸抑制（急性中毒）の解毒に用いられる。慢性中毒患者に対して使用すると、退薬症候群を起こすことがあるため、使用しない。**ペチロルファン**は、麻薬性鎮痛薬であるペチジンとの配合剤で、呼吸抑制の発生を防ぎながら鎮痛効果を発揮することができる。

錠 DS 静注

レベチラセタム

SV2A阻害薬

主な商品名 イーケプラ

適応 てんかん

作用機序 シナプス小胞タンパク質2A（SV2A）阻害

主な副作用 鼻・咽頭痛、頭痛、めまい、腹痛、攻撃性・自殺企図などの精神症状、倦怠感、肝障害、血液障害、**スティーブンス・ジョンソン症候群**

ポイント シナプス小胞タンパク質2A（SV2A）阻害などにより、興奮性の神経伝達物質の放出を抑制する。主に腎臓から排泄されており、腎機能に応じて投与量が細かく設定されている。**副作用によって、攻撃性や自殺を考えるほどの気分の落ち込みなどの精神症状が現れた場合は、早めに医師に相談するように指導する。**

錠 シロップ

レボセチリジン塩酸塩

抗ヒスタミン薬

主な商品名 ザイザル

適応 アレルギー性疾患・症状

作用機序 H_1受容体遮断

主な副作用 眠気、口渇、好酸球増加、肝障害、黄疸、血小板減少

ポイント セチリジンからR体のみを抽出した製剤。セチリジンよりも強い抗アレルギー活性を持つ。ヒスタミンH_1受容体遮断及び肥満細胞からの化学伝達物質（ヒスタミン、ロイコトリエンなど）放出抑制作用を示し、アレルギー反応を抑制する。抗コリンや眠気などの副作用はジフェンヒドラミンと比べて弱い。腎排泄により消失するため、重度の腎障害患者への投与は禁忌。

散 錠 静注

レボチロキシンナトリウム

国試

甲状腺ホルモン製剤

主な商品名 チラーヂンS

適応 粘液水腫、クレチン病、橋本病、甲状腺腫

作用機序 T_4補充

主な副作用 心不全、狭心症、肝障害、頭痛、不眠、副腎クリーゼ

ポイント 甲状腺ホルモン製剤(T_4)であり、基礎代謝を亢進させる。甲状腺機能低下性の疾患に対して用いられ、標的細胞の核内受容体へ作用する。

散 カプセル 静注 錠 経腸用液

レボドパ

国試

D_2受容体刺激薬

主な商品名 ネオドパストン(配合剤)、メネシット(配合剤)、デュオドーパ(配合剤)、マドパー(配合剤)、イーシー・ドパール(配合剤)、ネオドパゾール(配合剤)、スタレボ(配合剤)

適応 パーキンソン病 **作用機序** ドパミンへの変換

主な副作用 幻覚、悪心・嘔吐、眠気、血圧変動、**悪性症候群**

ポイント レボドパは投与後、中枢内へ移行してからドパミンに変換される。大脳基底核・線条体のD_2受容体を刺激することで、抗パーキンソン病作用を示す。投与されたレボドパは、中枢に到達する前に分解されてしまうため、分解を阻止するカルビドパやベンセラジドとの配合剤として用いられることが多い。ビタミンB_6存在下では、末梢でのレボドパの分解が促される。**ウェアリングオフ**や**オンオフ現象**が問題となる。

錠

レボノルゲストレル

緊急避妊薬

主な商品名 ノルレボ

適応 緊急避妊

作用機序 プロゲステロン受容体刺激

主な副作用 消退出血、不正出血、頭痛、眠気、悪心

ポイント 視床下部ー下垂体へは負のフィードバックにより、LH分泌を抑制し排卵を抑制する。排卵抑制作用以外にも、受精阻害作用や受精卵の着床阻害作用も関与していることが示唆されている。妊娠阻止率は81%であり、「妊娠を絶対に阻止できる」という薬ではない。**性交後72時間以内に1.5mgを1回服用する。服用後3日～3週間以内に、避妊の成功による消退出血が起こることが多い。避妊成功の判断は、後日、受診をすることで行う。**

レ

点眼 細粒 錠 静注 耳鼻用液

国試

レボフロキサシン

ニューキノロン系抗菌薬

主な商品名 クラビット

適応 細菌感染症 **作用機序** DNAジャイレース阻害

主な副作用 腎障害、**下痢**、肝障害、**横紋筋融解症**、**光線過敏症**、**QT延長**、アキレス腱炎

ポイント DNAの複製に関わるDNAジャイレースを阻害することで、細菌のDNA合成を阻害する。鉄・カルシウム・マグネシウムなどと共に服用すると消化管吸収率が低下する（2～3時間ほど間隔を空けると良い）。また、NSAIDs（ジクロフェナク、ロキソプロフェンなど）との併用で抗GABA作用による痙攣が起きることがある。薬効は濃度依存的であるため、複数回に分割するよりも、1回の投与量を多くしたほうが抗菌作用は強く現れる。

静注

レボホリナートカルシウム

活性型葉酸製薬

主な商品名 アイソボリン

適応 フルオロウラシルの抗腫瘍効果の増強

作用機序 複合体形成

主な副作用 **骨髄抑制**、悪心・嘔吐、激しい**下痢**、流涙、結膜炎、**手足症候群**

ポイント 細胞内で還元され、レボホリナート・フルオロウラシル・チミジル酸合成酵素の3者間で複合体を形成し、チミジル酸合成酵素を強力に阻害する。上記「主な副作用」は、フルオロウラシルとの併用時のものである。

錠 細粒 顆粒 散 筋注

レボメプロマジン

フェノチアジン系精神安定薬

主な商品名 ヒルナミン、レボトミン

適応 不安、統合失調症、躁病

作用機序 D_2受容体遮断

主な副作用 体重増加、高プロラクチン血症、女性化乳房、**パーキンソン症候群**、**アカシジア**、**ジスキネジア**

ポイント 中脳辺縁系のドパミンD_2受容体を遮断することによると考えられるが、レボメプロマジンの作用機序はまだ完全には明らかになっていない。

静注

レミフェンタニル塩酸塩

麻薬性鎮痛薬

主な商品名 アルチバ

適応 全身麻酔

作用機序 μ受容体刺激

主な副作用 筋硬直、徐脈、血圧低下、呼吸抑制、悪心・嘔吐

ポイント オピオイド受容体のうち、μ受容体を選択的に刺激することにより、非常に強い鎮痛作用を示す。癌性疼痛ではなく、全身麻酔の導入や維持のための鎮痛に使用されるオピオイド系薬である。

レ

静注

レムデシビル

RNAポリメラーゼ阻害薬

主な商品名 ベクルリー

適応 COVID-19

作用機序 RNAポリメラーゼ阻害

主な副作用 肝障害、悪心・嘔吐、過敏症

ポイント 新型コロナウイルス(SARS-CoV-2)はRNAウイルスであり、RNAポリメラーゼや3CLプロテアーゼによって細胞内にて増殖する。レムデシビルは、RNAポリメラーゼを阻害することで、ウイルスの増殖を抑制する。**ベクルリー点滴静注液は世界的なパンデミックとなったCOVID-19に対する初の治療薬である。**

錠

レンボレキサント

オレキシン受容体遮断薬

主な商品名 デエビゴ

適応 不眠症

作用機序 オレキシン受容体遮断

主な副作用 眠気・**ふらつき**、頭痛、倦怠感

ポイント 覚醒に関与するオレキシン受容体の遮断により、催眠作用を発現する。ベンゾジアゼピン系催眠薬に比べて、依存性などが発現しにくい。本薬剤は、薬物代謝酵素CYP3A4にて代謝されるが、併用禁忌はない。

錠

ロキサデュスタット

HIF-PH阻害薬

主な商品名 エベレンゾ

適応 腎性貧血

作用機序 HIF-PH阻害薬

主な副作用 血栓塞栓症

ポイント 低酸素誘導因子(HIF)は、酸素供給が低下した状態に特に活性化され、エリスロポエチンの産生促進や鉄の吸収促進などの作用を示す。HIFは通常の酸素濃度であっても産生されているが、HIFプロリン水酸化酵素(HIF-PH)によって分解されてしまうため、活性化することはない。本薬剤は、HIF-PHを阻害することにより、HIFを保護・活性化し、エリスロポエチンの産生や鉄吸収を促進させる。通常、3回/週で経口投与を行う。

錠 細粒 ゲル パップ テープ スプレー

ロキソプロフェンナトリウム

国試

COX阻害薬

主な商品名 ロキソニン

適応 解熱・鎮痛・抗炎症 作用機序 COX阻害

主な副作用 消化性潰瘍、腎障害、**アスピリン喘息、スティーブンス・ジョンソン症候群**

ポイント 消化性潰瘍などの副作用が軽減されるように設計されたプロドラッグ。シクロオキシゲナーゼ(COX)を阻害し、プロスタグランジン(PG)の産生を抑制することで解熱・鎮痛・抗炎症などの作用を示す。PGは胃粘膜保護や腎血流量増加などの身体にとってプラスとなる作用も示すため、PG産生抑制は、消化性潰瘍や腎障害の原因になる。胎児循環への異常や、子宮収縮力の減弱を招くことがあり、内服薬は妊娠後期の女性に禁忌である。

静注

ロクロニウム臭化物

ニコチン受容体遮断薬

主な商品名 エスラックス

適応 骨格筋弛緩

作用機序 ニコチン受容体遮断

主な副作用 アナフィラキシー様症状、呼吸麻痺

ポイント 骨格筋表面のニコチン受容体を遮断し、アセチルコリンの受容体への刺激を阻止することで、骨格筋弛緩作用を示す。化学構造の中心にステロイド骨格を持つ合成筋弛緩薬である。過量投与による呼吸麻痺が起きた場合、スガマデクスを解毒薬として用いることができる。

錠

ロサルタンカリウム

AT_1受容体遮断薬

主な商品名 ニューロタン

適応 高血圧症、2型糖尿病に伴う腎症

作用機序 AT_1受容体遮断(ARB)

主な副作用 **ふらつき**、**血管浮腫**、肝障害、腎障害、**高カリウム血症**

ポイント アンジオテンシンⅡ受容体のうち、AT_1受容体を遮断することで、血管収縮及びアルドステロン分泌を抑制する。輸出細動脈の拡張により糸球体内圧を低下させるため、2型糖尿病に伴う腎症にも用いられる。

錠

ロスバスタチンカルシウム

HMG-CoA還元酵素阻害薬

主な商品名 クレストール

適応 高コレステロール血症(家族性含む)

作用機序 HMG-CoA還元酵素阻害

主な副作用 **横紋筋融解症**、重症筋無力症、肝障害

ポイント 作用の強いスタチン薬の1つ。HMG-CoA還元酵素を阻害することで、肝臓内のコレステロール合成を抑制する。本薬剤服用中の患者が、筋肉の痛みや褐色尿を訴えた場合、重大な副作用である**横紋筋融解症**の可能性がある。

パッチ

ロチゴチン

D_2受容体刺激薬

主な商品名 ニュープロ

適応 パーキンソン病、レストレスレッグス症候群

作用機序 D_2受容体刺激

主な副作用 幻覚、悪心・嘔吐、眠気、めまい、**ジスキネジア**、突発性睡眠、**悪性症候群**

ポイント 大脳基底核・線条体のドパミンD_2受容体を刺激することにより、抗パーキンソン病作用を示す。突発性睡眠や眠気などの副作用が他の麦角系の抗パーキンソン病薬(ブロモクリプチンなど)に比べて強く、本薬剤服用中は自動車の運転や高所作業など、危険を伴う作業には従事しないよう伝える必要がある。貼付剤として用いられ、血中濃度が約24時間フラットで安定している。

ロ

錠 テープ

ロピニロール塩酸塩

D_2受容体刺激薬

主な商品名 レキップ、ハルロピ

適応 パーキンソン病

作用機序 D_2受容体刺激

主な副作用 幻覚、悪心・嘔吐、眠気、めまい、**ジスキネジア**、突発性睡眠、**悪性症候群**

ポイント 大脳基底核・線条体のドパミンD_2受容体を刺激することにより、抗パーキンソン病作用を示す。突発性睡眠や眠気などの副作用が他の麦角系の抗パーキンソン病薬(ブロモクリプチンなど)に比べて強く、本薬剤服用中は自動車の運転や高所作業など、危険を伴う作業には従事しないよう伝える必要がある。

錠 カプセル 細粒

国試

ロペラミド塩酸塩

μ受容体刺激薬

主な商品名 ロペミン

適応 下痢症

作用機序 μ受容体刺激

主な副作用 イレウス、巨大結腸、腹部膨満、**便秘**

ポイント 末梢にあるオピオイドμ受容体を刺激し、腹部の副交感神経を抑制する。その結果、消化管運動を抑制することで、強い止瀉作用を示す。消化管に便が留まるようになり、便に含まれる水分が体内に吸収されるようになるため、脱水を予防することができる。μ受容体刺激薬ではあるが、モルヒネのような中枢への作用はない。重篤な感染性の下痢に対しては感染源を体内に留めてしまう危険性があるため禁忌である。

カプセル

ロミタピドメシル酸塩

MTP阻害薬

主な商品名 ジャクスタピッド

適応 ホモ接合体家族性高コレステロール血症

作用機序 MTP阻害

主な副作用 胃腸障害、肝障害、**便秘**、食欲減退、体重減少、頭痛、脂肪肝

ポイント 肝細胞や小腸に存在するミクロソームトリグリセリド転送タンパク質(MTP)は、VLDLやカイロミクロンの形成に関わる。VLDLは代謝の後にLDLとなる。ロミタピドはMTPを阻害することで、間接的に血中LDL濃度を低下させる。薬物代謝酵素CYP3Aにて代謝されるため、CYP3Aを強く阻害する薬剤(イトラコナゾール、リトナビルなど)との併用は禁忌である。胃腸への副作用は確実に現れる。

皮下注

ロミプロスチム

トロンボポエチン受容体刺激薬

主な商品名 ロミプレート

適応 特発性血小板減少性紫斑病、再生不良性貧血

作用機序 トロンボポエチン受容体刺激

主な副作用 血栓塞栓症、骨髄レチクリン増生、出血

ポイント トロンボポエチン受容体を刺激することで、巨核球及び骨髄前駆細胞の増殖・分化を促進させ、血小板増加作用を示す。本薬剤は週に1回皮下注射する。

ロ

錠

ロメリジン塩酸塩

Ca拮抗薬

主な商品名 ミグシス

適応 片頭痛（発作予防）

作用機序 Ca^{2+}チャネル遮断

主な副作用 抑うつ、**錐体外路障害**、眠気、めまい

ポイント Ca^{2+}チャネル遮断薬であり、脳血管を選択的に拡張させる作用を持つ。収縮が続いた脳血管が、一気に拡張した際に片頭痛が生じるとされている。本薬剤は、1日2回の服用を継続することにより、脳血管の拡張を保つことで片頭痛発作を予防する。頭蓋内出血の患者や、脳梗塞の急性期の患者には禁忌である。

皮下注

ロモソズマブ

モノクローナル抗体製剤

主な商品名 イベニティ

適応 骨折の危険性の高い骨粗鬆症

作用機序 抗スクレロスチンモノクローナル抗体

主な副作用 心血管障害、低カルシウム血症、顎骨壊死、鼻咽頭炎、関節痛

ポイント 本薬剤は、ヒトスクレロスチンに対するモノクローナル抗体製剤であり、骨芽細胞系細胞でのWntシグナル伝達を阻害することで、骨形成の促進及び骨吸収の抑制作用を示す。本薬剤は、1ヶ月に1回の皮下注射を12ヶ月間行う。虚血性心疾患や脳血管障害の発現頻度が、アレンドロン酸服用時よりも高い傾向にあることが認められている。

錠 DS

ロラタジン

抗ヒスタミン薬

主な商品名 クラリチン

適応 アレルギー性疾患・症状

作用機序 H_1受容体遮断

主な副作用 眠気、口渇、肝障害、黄疸

ポイント ヒスタミンH_1受容体遮断及び肥満細胞からの化学伝達物質(ヒスタミン、ロイコトリエンなど)放出抑制作用を示し、アレルギー反応を抑制する。抗コリン作用は弱く、また中枢移行性が低いため眠気の副作用は極めて弱い。

錠

ロルメタゼパム

ベンゾジアゼピン系薬

主な商品名 エバミール、ロラメット

適応 不眠症、麻酔前投薬

作用機序 ベンゾジアゼピン受容体刺激

主な副作用 依存性、呼吸抑制、眠気・**ふらつき、持ち越し効果**、健忘

ポイント 中時間作用型ベンゾジアゼピン系薬である。中枢神経のベンゾジアゼピン受容体を刺激作用することでGABA作用を増強し、中枢神経系の抑制作用を示す。重症筋無力症、緑内障の患者には投与禁忌である。また、呼吸機能が著しく低下している患者にも原則使用しない。本薬剤の代謝には薬物代謝酵素CYPが関与していないため、CYP活性化またはCYP阻害などの作用を持つ薬剤との併用は問題にならない。

錠 顆粒

ワルファリンカリウム

国試

ビタミンK拮抗薬

主な商品名 ワーファリン

適応 血栓塞栓症の治療及び予防

作用機序 ビタミンK拮抗

主な副作用 出血、肝障害、腎障害、皮膚壊死

ポイント 肝臓でビタミンKと拮抗し、プロトロンビンの合成を阻害することで、フィブリンの形成を阻害する。深部静脈血栓症や心房細動に伴う血栓形成などを予防する。納豆、クロレラ、青汁などにはビタミンKが豊富に含まれており、ワルファリンの薬効を減弱させる。ワルファリン服用中、これらの飲食物は摂取しないよう指導する。手術による大量出血を避けるために休薬する場合は、手術の約3～5日前に投与を中止する。妊婦への投与は禁忌である。

巻末資料

資料1

看護師国家試験で押さえておきたいポイント

看護師国家試験で問われることが多い薬のポイント解説です。重要キーワード(赤字)を中心に暗記していきましょう。

麻薬性鎮痛薬

- **モルヒネ**は、麻薬性鎮痛薬である。副作用に便秘や呼吸抑制がある。呼吸困難感の改善に用いられることもある。
- **オキシコドン**は、麻薬性鎮痛薬である。副作用に便秘や呼吸抑制がある。
- **フェンタニル**は、作用の強力な麻薬性鎮痛薬である。副作用に便秘や呼吸抑制がある。

抗精神病薬

- **抗精神病薬**の投与により、じっと座っていられないアカシジアや、口をもぐもぐしたり唇をすぼめたりするジスキネジアが現れることがある。
- **オランザピン**は、統合失調症治療薬である。高血糖を起こすため、糖尿病患者には投与禁忌である。

躁・うつ病性障害治療薬

- **イミプラミン**は三環系抗うつ薬であり、抗コリン作用が強力である。
- **パロキセチン**は、セロトニンの再取り込みを選択的に阻害する抗うつ薬である。副作用でセロトニン症候群を起こすことがある。
- **炭酸リチウム**は、躁症状に用いられる。副作用にリチウム中毒がある。血中濃度測定の対象薬である。

催眠薬

- **トリアゾラム**は、超短時間作用型のベンゾジアゼピン系薬である。作用持続時間が短い催眠薬は前向性健忘が現れやすい。

- **ゾルピデム**は、超短時間作用型の非ベンゾジアゼピン系催眠薬である。他のベンゾジアゼピン系の催眠薬と比較して筋弛緩などの副作用が現れにくい。

脳卒中（くも膜下出血、脳梗塞、脳出血）治療薬

- **D-マンニトール**は、浸透圧性の利尿薬である。脳圧を下げるために用いられる。
- **アルテプラーゼ**は、血栓溶解薬である。急性期の脳梗塞の場合は発症から4.5時間以内、心筋梗塞の場合は発症から6時間以内に用いられる。

抗パーキンソン病薬

- **レボドパ**は、投与後に脳内でドパミンに変換される。パーキンソン病の治療に用いられる。長期服用で、作用持続時間の短縮現象、ウェアリングオフが生じる。

認知症治療薬

- **ドネペジル**は、コリンエステラーゼという酵素を阻害することで、アセチルコリンを守る薬である。脳内のアセチルコリン濃度を上昇させ、認知症の進行を抑制する。

抗リウマチ薬

- **メトトレキサート**は、癌やリウマチの治療に用いられる。副作用に間質性肺炎がある。

心不全治療薬

- **ジゴキシン**は強心薬であり、心不全に用いられる。副作用で悪心・嘔吐や不整脈を起こすことがある。血中濃度測定の対象薬である。

不整脈（頻脈、徐脈）治療薬

- **アミオダロン**は、抗不整脈薬である。副作用発現頻度が高く、毒薬に分類されている。副作用に間質性肺炎や甲状腺障害がある。
- **イソプレナリン**はβ受容体を刺激するため、心機能促進や気管支拡張作用を発現する。
- **アトロピン**は、代表的な抗コリン薬である。徐脈の改善などに用いられる。緑内障や前立腺肥大症の患者には用いられない。

虚血性心疾患（狭心症、心筋梗塞）治療薬

- **ニトログリセリン**は、冠状動脈の血管を拡張させるため、虚血性心疾患の治療に用いられる。狭心症の発作予防には経皮吸収剤が、狭心症の発作時には舌下錠が、それぞれ適している。
- **プロプラノロール**はβ受容体遮断薬であり、心機能抑制作用を示すため、高血圧症や狭心症などに用いられる。副作用で気管支を収縮させるため、気管支喘息患者には投与禁忌である。

高血圧症治療薬

- **ニフェジピン**は血管選択的なCa拮抗薬であり、狭心症や高血圧症に用いられる。ニフェジピンの内服薬は、グレープフルーツジュースによって代謝が阻害され、薬効が増強する。
- **エナラプリル**は、アンジオテンシン変換酵素阻害薬である。副作用に空咳やふらつきがある。
- **カンデサルタン**は、アンジオテンシンⅡ受容体遮断薬である。血管収縮抑制（血管拡張）やアルドステロン分泌抑制などの作用を示し、血圧を降下させる。

ショック治療薬

- **アドレナリン**はアナフィラキシーショックに、筋肉注射で用いられる。

利尿薬

- **フロセミド**はループ利尿薬であり、強い利尿作用を示す。Na^{+}、K^{+}の排泄を共に促す。中途覚醒や夜間頻尿を招く恐れがあるため、通常、夕食後や眠前には服用しない。
- **スピロノラクトン**は、抗アルドステロン作用を持つ利尿薬である。副作用に高カリウム血症がある。

血液系に作用する薬（貧血治療薬、抗血栓薬、止血薬）

- **アスピリン**は、非ステロイド性抗炎症薬かつ抗血小板薬である。解熱鎮痛にも脳梗塞の再発予防にも用いられる。インフルエンザに罹患した小児に投与すると、ライ症候群を起こすことがある。
- **クロピドグレル**は抗血小板作用を示し、脳梗塞の再発予防に用いられる。
- **ワルファリン**は、抗凝固薬である。ビタミンKに拮抗することで作用を発現するため、ワルファリン投与中は、納豆などの

摂取は控える。

- **メナテトレノン**は、ビタミンK製剤である。母乳栄養のみではビタミンKは摂取できないため、新生児に投与される。ビタミンKは、血液凝固作用を示し、出血予防のためにも重要である。
- **ヘパリン**は、抗凝固薬である。トロンビンによるフィブリン形成を阻害する。作用の発現は速やか。
- **クエン酸第一鉄**は、鉄欠乏性貧血に用いられる。肝臓に鉄が貯蔵されるまで、半年程度は服用を続ける。服用中、便が黒色に変化するが、健康上の問題はない。
- **エポエチンアルファ**は、エリスロポエチン製剤である。赤血球を増加させ、貧血症状を回復させる。

前立腺肥大症治療薬

- **タムスロシン**はα_1受容体遮断薬であり、前立腺肥大症による排尿障害を改善する。副作用に血圧低下によるふらつきがある。

婦人科系疾患治療薬

- **ノルエチステロン・エチニルエストラジオール配合剤**は、排卵を抑制する。タバコによって血栓形成リスクが上昇する。
- **リトドリン**はβ_2受容体刺激薬であり、子宮を拡張させるため切迫早産・切迫流産(早産や流産を起こしかけの状態)に用いられる。弱いβ_1受容体刺激作用も有するため、副作用には頻脈がある。
- **タモキシフェン**はエストロゲン受容体を遮断するため、乳癌に用いられる。
- **トラスツズマブ**はHER2へのモノクローナル抗体製剤であり、HER2過剰発現のある乳癌に用いられる。副作用に心筋障害がある。

気管支喘息治療薬

- **プロカテロール**はβ_2受容体刺激薬であり、気管支を拡張させるため気管支喘息の治療に用いられる。喘息発作時に吸入する。弱いβ_1受容体刺激作用も有するため、副作用には頻脈がある。気管支喘息の発作予防には、副腎皮質ステロイドの吸入薬(フルチカゾンなど)が用いられ、吸入後にはうがいをするよう指導する。
- **テオフィリン**は気管支拡張作用を示し、気管支喘息に用いられる。血中濃度を測定しながら投与する薬剤である。タバコにより代謝が促され、薬効は減弱する。

肺結核治療薬

- **リファンピシン**は、抗結核薬である。抗結核薬は、少なくとも半年は服用を継続する。尿が赤く変色するが、問題はない。

消化性潰瘍治療薬

- **ファモチジン**は、ヒスタミンH_2受容体を遮断する、胃酸分泌抑制薬である。消化性潰瘍や逆流性食道炎に用いられる。
- **ランソプラゾール**は、プロトンポンプを阻害することで、胃酸分泌を抑制する。消化性潰瘍や逆流性食道炎に用いられる。

止瀉薬

- **ロペラミド**は、強力な下痢止め(止瀉薬)である。重篤な感染性の下痢には使用しない。

甲状腺疾患治療薬

- **レボチロキシン**は、甲状腺ホルモン製剤である。甲状腺機能低下症の治療に用いられる。
- **チアマゾール**は抗甲状腺薬であり、バセドウ病に用いられる。副作用に無顆粒球症や肝障害がある。
- **プロピルチオウラシル**は抗甲状腺薬であり、バセドウ病に用いられる。副作用に無顆粒球症や肝障害がある。

糖尿病治療薬

- **インスリンアスパルト**は超速効型のインスリン製剤であり、通常、食直前に注射する。
- **インスリンデグルデク**は持効型のインスリン製剤であり、1日1回、毎日決まった時間に注射する。
- **グリメピリド**はスルホニル尿素系の血糖降下薬であり、低血糖を起こしやすい。
- **メトホルミン**は、糖尿病治療薬である。ヨード造影剤と併用すると、メトホルミンの体外への排泄が阻害され、メトホルミンによる乳酸アシドーシスなどの副作用が起こりやすくなる。
- **ボグリボース**はα-グルコシダーゼ阻害薬であり、食直前に服用することで血糖値の上昇を緩やかにする。
- **シタグリプチン**は、DPP-4を阻害する経口血糖降下薬である。

消化管ホルモンであるインクレチンの分解を阻害し、血糖値に合わせたインスリン分泌促進やグルカゴン分泌抑制などの作用を示す。

脂質異常症治療薬

- **アトルバスタチン**は、コレステロール値を大きく下げることができる。副作用に横紋筋融解症がある。
- **フェノフィブラート**は、特に血中のトリグリセリドの値を低下させる脂質異常症治療薬である。副作用に横紋筋融解症がある。

高尿酸血症・痛風治療薬

- **アロプリノール**は尿酸合成阻害薬であり、高尿酸血症・痛風に用いられる。
- **コルヒチン**は、痛風発作の前兆期に投与する。

骨粗鬆症治療薬

- **アレンドロン酸**は、ビスホスホネート系の骨粗鬆症治療薬である。食物によって消化管吸収が抑制されてしまうため、起床直後の空腹時に用いられる。服用後30分は飲食を避け、横にならないように指導する。

免疫抑制薬

- **シクロスポリン**は免疫抑制薬であり、投与期間中は生ワクチンを接種しない。
- **タクロリムス**は、免疫抑制薬である。タクロリムスの内服薬は、グレープフルーツジュースによって代謝が阻害され、薬効が増強する。

抗アレルギー薬

- **フェキソフェナジン**は、抗アレルギー薬である。通常、抗アレルギー薬の副作用には眠気がある。フェキソフェナジンは、副作用による眠気が弱い抗アレルギー薬の1つである。
- **プレドニゾロン**は副腎皮質ステロイド薬であり、様々な炎症性疾患・アレルギー性疾患に用いられる。長期の内服で満月様顔貌や骨粗鬆症などの副作用が現れる。満月様顔貌が現れても、服薬は中断しない。

非ステロイド性抗炎症薬

- **インドメタシン**は、非ステロイド性抗炎症薬である。副作用に消化性潰瘍や腎障害がある。

- **ロキソプロフェン**は、非ステロイド性抗炎症薬である。副作用に消化性潰瘍や腎障害がある。

感染症治療薬(抗菌薬)

- **ベンジルペニシリン**は、ペニシリン系の抗菌薬である。副作用でアナフィラキシーショックを起こしやすい。
- **セファゾリン**は、セフェム系の抗菌薬である。肺炎など、様々な細菌感染症に用いられる。
- **カナマイシン**は、アミノグリコシド系抗菌薬である。消化管管腔内のアンモニア産生菌に対し、経口投与で用いられる。
- **ストレプトマイシン**は、アミノグリコシド系抗菌薬である。副作用に聴覚障害がある。
- **テトラサイクリン**は、テトラサイクリン系の抗菌薬である。幅広く、様々な菌へ抗菌作用を示す。牛乳(カルシウムを含有する)を用いて内服すると、テトラサイクリンの吸収量は低下する。
- **レボフロキサシン**はニューキノロン系の抗菌薬であり、妊婦へは投与禁忌である。
- **バンコマイシン**は、MRSAにも使用可能な抗菌薬である。レッドマン症候群を避けるために、60分以上かけて点滴を行う。

感染症治療薬(抗真菌薬)

- **イトラコナゾール**は抗真菌薬であり、薬物代謝酵素の阻害作用が強いために、併用薬の薬効を増強させてしまうことが多い。
- **スルファメトキサゾール**と**トリメトプリム**との配合剤は**ST合剤**と呼ばれ、ニューモシスチス肺炎に用いられる。

感染症治療薬(抗ウイルス薬)

- **アシクロビル**は、抗ウイルス薬である。ヘルペスウイルスによる感染症に用いられる。
- **オセルタミビル**は、抗ウイルス薬である。A型及びB型インフルエンザに用いられる。症状出現後、48時間以内に服用する。
- **インターフェロンアルファ**は、抗ウイルス薬である。B型及びC型肝炎に用いられる。副作用に間質性肺炎や自殺企図がある。

抗癌剤

- 抗癌剤は、基本的に骨髄抑制を起こすため、赤血球・白血球・

血小板の数を減少させる。

- 抗癌剤によって大量に癌細胞が破壊されると、破壊された癌細胞からの漏出により高カリウム血症や高尿酸血症などが起こることがある。これを腫瘍崩壊症候群といい、抗癌剤の投与初期に起こりやすい。
- **シクロホスファミド**は抗癌剤であり、副作用に出血性膀胱炎や卵巣機能不全がある。
- **イリノテカン**は抗癌剤であり、副作用に激しい下痢がある。
- **ドキソルビシン**は副作用で心毒性を現すことがあり、その発現には投与量が関係する。
- **フルオロウラシル**は抗癌剤であり、副作用に激しい下痢がある。
- **ブレオマイシン**は抗癌剤であり、副作用に間質性肺炎がある。
- **シスプラチン**は白金製剤であり、様々な癌に用いられる。副作用に、腎障害や激しい悪心・嘔吐がある。
- **ニボルマブ**は免疫チェックポイント阻害薬であり、T細胞による癌細胞への免疫を活性化させる。

資料 2

基礎的な薬学用語

吸収

薬物などの血中への移動のこと。消化管吸収であれば「消化管から血中へ」、再吸収であれば「尿細管から血中へ」、骨吸収であれば「骨から血中へ」の移動を表す。

分布

血中の薬物の細胞内への移動のこと。分布した薬物が薬効を示す。血中でアルブミンなどのタンパク質と結合していない、非結合型の薬物が分布できる。
高齢者では、加齢によりアルブミンの産生量が減少→非結合型の薬物が増える→分布量増大による薬効増強が生じやすい。

代謝

酵素などにより、薬物の化学構造に変化が生じること。代謝により、多くの薬物は薬効を失う(プロドラッグの場合は、代謝により薬効が発現する)。

排泄

薬物が体外へ向かうこと。腎排泄(尿中排泄)や、胆汁中排泄(便による排泄)などがある。

キレート

金属イオン(Ca^{2+}やMg^{2+}など)が、特定の化合物(薬など)と結合して形成する複合体をキレートという。キレートを形成した薬は、「消化管から吸収されにくい」「体外へ排泄されやすい」といった性質を示すようになる。キレートを形成した薬は通常、薬効が減弱する。

初回通過効果

初回通過効果は、薬物が消化管から取り込まれた後、全身の循環系に到達する前に主に肝臓で代謝される現象をいう。初回通過効果により、多くの薬剤では薬効の減弱が生じる。

血中濃度半減期

投与後の薬物の血中濃度が半分になるまでにかかる時間のこと。血中濃度半減期は、おおよその作用持続時間を表す。血中濃度半減期が長い薬≒作用持続時間が長い薬、と考えてよい。

CYP(シップ)

CYPまたはP450と表記される代表的な薬物代謝酵素。ヒト体内ではCYP3A4が最も多い。

R体・S体

R体とS体とは、2つの化学構造が左右対称になっているものを指す。ヒトでいう、右手と左手の関係と考えるとわかりやすい。通常、R体・S体は1つの医薬品中に同じだけ存在し、同じように作用する。しかし、明らかに片方の作用が強いという場合がある(ヒトでも、利き手のほうが動かしやすい)。
1つの医薬品からS体のみを抽出したものに、エスゾピクロンやエスフルルビプロフェン、エソメプラゾール(エスオメプラゾール)などがある。

脱分極

細胞内に陽イオン(Na^+など)が増えた状態。細胞には活動電位の発生といった、興奮的な反応をもたらす。

再分極

細胞内に増えた陽イオン(特にK^+)が流出していく状態。脱分極の後に起こり、興奮が鎮まる。

自律神経

「交感神経」と「副交感神経」による機構のことをいう。自律神経は、自分の意思とは無関係に働く。交感神経と副交感神経は、おおよそ相反する作用を示し、両者で身体のバランスを調節している。

交感神経

活動的な身体の状態を支えている神経。「闘争と逃走の神経」とも呼ばれる。交感神経の興奮時には、神経終末よりノルアドレナリンが放出される。
激しいスポーツの試合中では、身体には

- 心拍数増加、気管支拡張(より多くの酸素を全身に送るため)
- 消化管運動抑制、排尿機能抑制(食事やトイレに行きたくならないようにするため)

などの反応が自然と現れる。これらは交感神経が興奮し、放出されたノルアドレナリンがαやβ受容体に結合することで現れる。

副交感神経

安静時や食事の際の身体の状態を支えている神経。「休養と栄養の神経」とも呼ばれる。副交感神経の興奮時には、神経終末よりアセチルコリンが放出される。
アセチルコリンは、臓器や平滑筋側のムスカリン(M)受容体に作用することで、

- 消化管運動の促進、消化液の分泌(食事や排便をスムーズにするため)
- 心機能の抑制、気管支の収縮、縮瞳(身体を休養させるため)

などの反応を起こす。副交感神経は自律神経系の1つであり、身体活動に合わせて自動的に調節されている。

ノルアドレナリン再取り込み

交感神経終末から放出されたノルアドレナリンの一部は、再び交感神経へと取り込まれ、その活性を失う。この過程を「再取り込み」という。この再取り込みが阻害されると、放出状態のノルアドレナリンが増加し、αやβ受容体などへの刺激作用が増強される。ノルアドレナリン再取り込み阻害薬は、交感神経興奮様作用を発現したり、うつ症状を改善したりすることができる。

セロトニン再取り込み

放出されたセロトニンの一部は、再びセロトニンを放出した神経の内部へ取り込まれ、これをセロトニン再取り込みという。薬剤の使用によってセロトニンの再取り込みが阻害されると、放出状態のセロトニンが増加し、セロトニン受容体への刺激作用が増強される。セロトニン再取り込み阻害薬は、うつ症状を改善することができる。

抗コリン薬

ムスカリン受容体を遮断する薬物のことをいう。つまり、抗コリン薬=副交感神経抑制薬である。

麻薬(医療用)

がん性疼痛や麻酔の際に使用される。鎮痛作用を示すほか、耐性や依存性も示すため、「麻薬及び向精神薬取締法」により指定された薬物群を指す。堅固な設備での保管や、厳しい在庫管理などが求められる。麻薬に指定されているものの多くはオピオイド薬であるが、一部、非オピオイド薬も存在(ケタミン)する。

オピオイド薬

オピオイドとは、鎮痛作用に関連する「オピオイド受容体(μ受容体やκ受容体)」に作用するものの総称である。代表的なものに、モルヒネ、オキシコドン、フェンタニルがある。オピオイドの多くが麻薬に指定されているが、ペンタゾシンやブプレノルフィン、トラマドールなど、オピオイドではあるものの麻薬に指定されていない薬もある。

向精神薬

催眠薬、抗不安薬、鎮痛薬、抗てんかん薬のうち、「麻薬及び向精神薬取締法」によって指定された薬物群を指す。乱用のおそれがあるため、施錠しての保管や、処方日数の制限などの規制がある。第一種～第三種まであり、第一種に指定されているものの規制が最も厳しい。広義の向精神薬は、精神系に作用する薬全般を指す。

抗精神病薬

抗精神病薬とは「統合失調症の治療薬」のことを指す。

副腎皮質ステロイド薬

副腎皮質ホルモン「コルチゾール」を基に合成された薬のことであり、プレドニゾロンやデキサメタゾン、フルチカゾンなどがある。抗炎症・免疫抑制・血糖上昇・タンパク質異化・血圧上昇・骨強度の低下・脂肪沈着など、様々な作用及び副作用を示す。免疫抑制作用はアレルギー症状の発現を抑えられるが、易感染状態を招くことにもつながる。血糖上昇・血圧上昇・骨強度の低下・脂肪沈着などの全身にわたる副作用は、内服や静注などの際に現れ、塗布や吸入では現れない。脂肪の沈着が顔面に強く現れたものを「満月様顔貌(ムーンフェイス)」という。副腎皮質ステロイド薬の急な使用中止は、症状のリバウンドやショック症状を招くことがある。

非ステロイド性抗炎症薬(NSAIDs)

アスピリン、インドメタシン、ジクロフェナクなど、副腎皮質ステロイド薬以外の抗炎症薬を、非ステロイド性抗炎症薬(NSAIDs)という。シクロオキシゲナーゼ(COX)を阻害し、プロスタグランジン(PG)の産生を阻害することで解熱や鎮痛・抗炎症などの作用を発現するが、消化性潰瘍や腎障害といった副作用を起こすことがある。解熱・鎮痛のみを目的とする場合や、炎症が軽度の場合には、副腎皮質ステロイド薬ではなく、NSAIDsが使用されることが多い。

プロドラッグ

体内で代謝を受けた後に、薬効を発現するものをいう。

アンテドラッグ

副腎皮質ステロイド薬の軟膏・クリーム・ローションに多く、特定部位で作用を示した後、体内に吸収されると速やかに不活性化されるものをいう。

資料3

イオンチャネル・酵素・抗体の知識

Na^+チャネル

チャネルの開口により、細胞内へのNa^+流入が起こる。脱分極により活動電位が発生し、神経による刺激伝導の促進などを起こす。

Ca^{2+}チャネル

チャネルの開口により、細胞内へのCa^{2+}流入が起こる。血管平滑筋や心筋などの収縮を起こす。Ca拮抗薬は、このチャネルを遮断することで、血管平滑筋や心筋の収縮を抑制する。

K^+チャネル

チャネルの開口により、細胞外へのK^+流入が起こる。主に再分極に関与する。

Cl^-チャネル

チャネルの開口により、細胞内へのCl^-流入が起こる。リラックス状態や眠気などを招く。

cAMP（サイクリックエーエムピー）

心筋の収縮、平滑筋の弛緩、インスリンの分泌など、生体内の様々な反応に関与する。

cGMP（サイクリックジーエムピー）

平滑筋弛緩に基づく反応（血管拡張、利尿、勃起）を起こす。

アデニル酸シクラーゼ

cAMPを合成する酵素。

グアニル酸シクラーゼ

cGMPを合成する酵素。

ホスホジエステラーゼ（PDE）

cAMPやcGMPを分解する酵素。主にcAMPを分解するが、PDE 5はcGMPを選択的に分解する。

MAO(マオ)

モノアミン酸化酵素の略称。主にドパミン、アドレナリン、ノルアドレナリンなどのカテコールアミン類に作用し、その活性を低下させる酵素。またカテコールアミン以外ではセロトニンの活性も低下させる。MAO阻害薬により、カテコールアミンやセロトニンによる作用は増強される。

COMT(コムト)

カテコール-O-メチルトランスフェラーゼの略称。ドパミン、アドレナリン、ノルアドレナリンなどのカテコールアミン類に作用し、その活性を減弱させる酵素。COMT阻害薬により、カテコールアミンやセロトニンによる作用は増強される。

コリンエステラーゼ

アセチルコリンの分解酵素。コリンエステラーゼを阻害することで、アセチルコリンは増加し、主にムスカリン受容体への刺激作用が増強され、副交感神経興奮様作用を示す。その他、ニコチン受容体への刺激作用も増強される。

GABAトランスアミナーゼ

GABAを放出する神経に存在するGABA分解酵素のこと。GABAトランスアミナーゼ阻害薬により、GABAによる催眠効果や抗てんかん作用が増強される。

一酸化窒素(NO)

一酸化窒素は、グアニル酸シクラーゼを活性化し、cGMPを増加させる。血管拡張などの作用に関与する。

アンジオテンシン変換酵素(ACE)

アンジオテンシンⅠ(不活性)をアンジオテンシンⅡ(活性体)へと変換させる酵素。アンジオテンシンⅡは血管収縮及びアルドステロン分泌を行う。

ナトリウムポンプ(Na^+,K^+-ATPase)

細胞内のNa^+と細胞外のK^+を交換する機構。Na^+とK^+は共に低濃度側から高濃度側へ移動することになり、自然のルールに逆らった動きのためATPを消費する。

プロトンポンプ(H^+,K^+-ATPase)

細胞内のH^+と細胞外のK^+を交換する機構。H^+とK^+は共に低濃度側から高濃度側へ移動することになり、自然のルールに逆らった動きのためATPを消費する。こうして、胃腔内に分泌されたH^+が胃酸(HCl)となる。

シクロオキシゲナーゼ(COX)

COXにより生成されるPGは、生理的役割(胃粘膜保護、血管拡張・腎臓の機能維持)、痛み、発熱に関与する。COXにはCO-1とCOX-2があり、COX-2により生成されるPGが痛みや熱の原因となる。

モノクローナル抗体

1つのものとだけ結合する抗体を、モノクローナル抗体といい、結合したものの作用を抑制する。

- インフリキシマブのようなTNF-αへのモノクローナル抗体製剤は、TNF-αに結合して、TNF-αによる炎症反応を抑制する。
- ベバシズマブのような血管内皮増殖因子(VEGF)へのモノクローナル抗体製剤は、VEGFに結合して、VEGFによる血管新生を抑制する。

資料4

受容体の知識

α_1受容体

興奮的な反応に関与する。血管平滑筋、瞳孔散大筋、尿道括約筋、前立腺平滑筋などに分布する、交感神経興奮作用の発現を担う受容体。刺激により、血管収縮、瞳孔散大、尿道括約筋収縮などの作用が現れる。また、α_1受容体の遮断では、前述の反応が抑制される他、前立腺平滑筋の弛緩作用も示し、前立腺肥大症患者の排尿障害を改善できる。

α_2受容体

受容体への刺激では、生理活性を抑制させる反応が起きる。血管運動中枢の抑制や、神経終末からのノルアドレナリンの放出抑制などを起こす。通常、αやβ受容体への刺激は交感神経興奮作用を発現させると考えるが、α_2受容体への刺激作用は交感神経の興奮作用が発現するとは「考えない」。

β_1受容体

心筋及び腎に分布する、交感神経興奮作用の発現を担う受容体である。cAMPを産生し、心機能や腎からのレニン分泌を促進させる。

β_2受容体

主に平滑筋に分布する、交感神経興奮作用の発現を担う受容体である。cAMPを産生し、主に平滑筋を弛緩・拡張させる。

β_3受容体

主に膀胱平滑筋(排尿筋)に分布する、交感神経興奮作用の発現を担う受容体である。cAMPを産生し、膀胱平滑筋(排尿筋)を弛緩・拡張させる。β_3受容体刺激薬(ミラベグロン、ビベグロン)は蓄尿機能を改善させるため、頻尿症状の治療に用いられる。

ムスカリン受容体

アセチルコリンにより刺激される受容体。副交感神経興奮作用の発現を担う受容体である。平滑筋の収縮や唾液・胃酸分泌の促進、心機能の抑制などの反応を起こす。

ニコチン受容体

神経間(節)の信号の伝達、骨格筋の収縮に関与する。ニコチン受容体という名前だが、実際にはアセチルコリンによって刺激されている。

ベンゾジアゼピン受容体

ベンゾジアゼピン受容体には、$GABA_A$受容体が内蔵されている。ベンゾジアゼピン受容体への刺激は$GABA_A$受容体を活性化し、Cl^-の神経内への流入を促すことで、眠気やリラックスなど抑制的な反応を現す。

$GABA_B$受容体

脊髄に存在し、鎮静や筋弛緩などの抑制的な反応に関わる受容体である。

オピオイドμ受容体

オピオイド受容体の1つ。抑制的な反応に関与する。μ受容体は、大脳、脊髄など中枢に存在し、刺激により強力な鎮痛作用を示す。その他、μ受容体は消化器系の副交感神経上にも存在しており、刺激によりアセチルコリンの放出を抑制し、消化管運動を抑制する(モルヒネによって、強い便秘が生じるのはこの機序のため)。

オピオイドκ受容体

オピオイド受容体の1つ。抑制的な反応に関与する。κ受容体は、大脳、脊髄など中枢に存在し、刺激により鎮痛作用を示す(鎮痛活性はμ受容体＞κ受容体)。

アンジオテンシンⅡ AT_1受容体

血管収縮・アルドステロン分泌促進による血圧上昇、心肥大、刺激伝導系の障害などを起こす。

エンドセリンET_A受容体

エンドセリン受容体の1つ。血管収縮を起こす。

エンドセリンET_B受容体

エンドセリン受容体の1つ。血管平滑筋のET_B受容体は血管収縮を起こすが、血管内皮細胞のET_B受容体は一酸化窒素(NO)放出による血管拡張を起こす。

ヒスタミンH_1受容体

H_1受容体刺激による代表的な反応として各種アレルギー反応(鼻炎、気管支喘息、蕁麻疹など)がある。

ヒスタミンH_2受容体

H_2受容体刺激による代表的な反応には胃酸分泌がある。

セロトニン$5\text{-}HT_1$受容体

神経からのセロトニン放出抑制、リラックス、睡眠などに関与。

セロトニン$5\text{-}HT_2$受容体

刺激により統合失調症の陰性症状の発現、血小板の凝集などに関与。

セロトニン$5\text{-}HT_3$受容体

刺激により、陽イオン透過性が促進し、嘔吐や消化管運動促進に関与する。

セロトニン$5\text{-}HT_4$受容体

刺激により消化管でのアセチルコリン放出促進により、副交感神経興奮様の作用を示す。

ドパミンD_2受容体

ドパミン受容体の1つ。多くの部位の反応では、刺激により抑制的な反応を起こす。中枢神経系においては、D_2受容体の刺激により統合失調症の陽性症状(幻覚、幻聴など)が現れるとされている。また、大脳基底核のD_2受容体への刺激が不足することでパーキンソン症状が現れるとされている。その他、

- 消化管にてアセチルコリン放出の抑制による、消化管運動の抑制
- プロラクチン分泌の抑制

などの作用も示す。

資料 5

抗癌剤に関する用語

ADC

Antibody Drug Conjugate（抗体薬物複合体）の略称。抗体薬に抗癌剤を結合させた構造を有する。代表的な薬剤にトラスツズマブ　エムタンシン（**カドサイラ**）やトラスツズマブ　デルクステカン（**エンハーツ**）などがある。

ALK（アルクもしくはエーエルケー）

肺癌の一部で認められる遺伝子変異の一種（ALK融合遺伝子）。この遺伝子から産生されるALK融合タンパク質が癌細胞の増殖に関与している。ALK融合タンパク質を標的とする薬剤にはクリゾチニブ（**ザーコリ**）やアレクチニブ（**アレセンサ**）などがある。

Bcr-abl（ビーシーアールエイブル）

慢性骨髄性白血病（CML）の発症に関与している。CML患者はPh（フィラデルフィア）染色体という異常な染色体を持ち、この染色体上にある異常な遺伝子がBcr-abl遺伝子である。この遺伝子から産生されたBcr-ablチロシンキナーゼを阻害するのがイマチニブ（**グリベック**）である。

BRCA（ブラカもしくはビーアールシーエー）

癌抑制タンパク質を産生する遺伝子でDNAの修復に関与している。BRCA遺伝子に変異があると、DNA修復がうまくできないことから卵巣癌や乳癌の発症に関与している。BRCA遺伝子に変異があると、PARP阻害薬（例：オラパリブ）の効果が高まる可能性が示唆されている。

CD20

B細胞の細胞膜に存在している膜貫通型リン酸化タンパク質。B細胞の活性化と増殖に関与し、造血器腫瘍ではしばしば腫瘍細胞の悪性化や増殖活性に関与している。CD20を標的とする薬剤にリツキシマブ(**リツキサン**)などがある。

CDK

Cyclin-Dependent Kinase(サイクリン依存性キナーゼ)の略称。特にCDK4やCDK6は癌細胞の細胞周期のうち、G_1期からS期への移行に関与している。これを標的とする薬剤にはパルボシクリブ(**イブランス**)がある。

CTLA-4

T細胞の表面に存在しており、抗原提示細胞のCD80/86と結合することで癌に対する免疫が抑制される。これを免疫チェックポイントと呼ぶ。CTLA-4を標的とする薬剤にはイピリムマブ(**ヤーボイ**)がある。

EGFR

Epidermal Growth Factor Receptor(上皮増殖因子受容体)の略称。大腸癌や肺癌で発現が認められ、癌細胞の増殖に関与している。特に肺癌ではEGFRが変異していることが多く、この場合、ゲフィチニブ(**イレッサ**)やオシメルチニブ(**タグリッソ**)などが使用される。大腸癌では抗体薬のパニツムマブ(**ベクティビックス**)やセツキシマブ(**アービタックス**)が使用される。

FLT

FMS-Like Tyrosine Kinaseの略称。急性骨髄性白血病(AML)ではFLT3遺伝子が変異していることがあり、予後不良因子である。この遺伝子から産生されるFLT3チロシンキナーゼが癌細胞の増殖に関与している。FLT3タンパク質を標的とする薬剤にはギルテリチニブ(**ゾスパタ**)がある。

HER2(ハーツー)

Human Epidermal growth factor Receptor type2(ヒト上皮増殖因子受容体2)の略称。乳癌や胃癌の約20%前後で発現が認められ、癌細胞の増殖に関与している。これを標的とする薬剤にはトラスツズマブ(**ハーセプチン**)がある。

NTRK(エヌトレック)

固形癌の一部で認められる遺伝子変異の一種(NTRK融合遺伝子)。この遺伝子から産生されるTRK融合タンパク質が癌細胞の増殖に関与している。TRK融合タンパク質を標的とする薬剤にはエヌトレクチニブ(**ロズリートレク**)があり、癌種横断的に使用可能である。

mTOR(エムトール)

細胞増殖や生存に関わる細胞内のシグナル伝達に関与するタンパク質である。癌細胞の増殖にも関与しており、これを標的とする薬剤にはエベロリムス(**アフィニトール**)などがある。

PARP(パープ)

Poly (ADP-ribose) Polymeraseの略称。DNA修復酵素の一種で、一本鎖切断部位を修復する。これを標的とする薬剤にはオラパリブ(**リムパーザ**)がある。

PD-1・PD-L1

PD-1はProgrammed cell Death-1の略称。T細胞の表面に存在しており、癌細胞のPD-L1と結合することで癌に対する免疫が抑制される。これを免疫チェックポイントと呼んでいる。PD-1を標的とする薬剤にはニボルマブ(**オプジーボ**)やペムブロリズマブ(**キイトルーダ**)があり、PD-L1を標的とする薬剤にはアテゾリズマブ(**テセントリク**)がある。

RAS(ラス)

EGFRの下流に存在するタンパク質。癌細胞のEGFRからRASタンパク質を介して増殖シグナルが核に伝わり、癌の増殖や進展に関与している。これが変異している場合、EGFRに対する抗体薬(パニツムマブ、セツキシマブ)は無効となる。

ROS1(ロスワン)

肺癌の一部で認められる遺伝子変異の一種(ROS1融合遺伝子)。この遺伝子から産生されるROS1融合タンパク質が癌細胞の増殖に関与している。ROS1融合タンパク質を標的とする薬剤にはクリゾチニブ(**ザーコリ**)がある。

VEGF

Vascular Endothelial Growth Factor(血管内皮増殖因子)の略称。癌細胞が過剰に産生することで血管新生を促進させ、栄養・酸素などの獲得を促す。これによって癌細胞の増殖が促進される。これを標的とする薬剤にはベバシズマブ(**アバスチン**)がある。

VEGFR

VEGFが結合する受容体。血管内皮細胞に存在し、癌細胞の増殖に関与している。これを標的とする薬剤には抗体薬のラムシルマブ(**サイラムザ**)や低分子のスニチニブ(**スーテント**)などがある。

資料6

知っておきたい主な副作用

QT延長

心電図上のQとTの間隔が延長するものをいう。QT延長は致死的な不整脈につながることがあり、出現時には注意を要する。QT延長を起こす代表的なものに、抗不整脈薬(特にアミオダロン)やニューキノロン系抗菌薬(レボフロキサシンなど)、マクロライド系抗菌薬(クラリスロマイシンなど)がある。

アカシジア(静座不能症)

じっとしていられず、足踏みしたり歩き回ったりしてしまう症状をいう。統合失調症治療薬の副作用として現れることがある。アカシジアが現れた場合は、統合失調症治療薬の減量や中止などで対処する。アカシジアの治療に、β遮断薬であるプロプラノロールが投与されることがある。

悪性症候群

高熱と筋硬直、精神症状などが現れる。回復には筋弛緩薬であるダントロレンが使用される。悪性症候群を起こす代表的なものに、全身麻酔薬(デスフルランなど)や統合失調症治療薬(リスペリドンなど)、抗うつ薬(パロキセチンなど)がある。

アスピリン喘息

アスピリン喘息は、アスピリンやその他の非ステロイド性抗炎症薬(NSAIDs)を服用した際に誘発される喘息発作のことをいう。アスピリンなどのNSAIDsは、プロスタグランジンの産生を抑制するが、その反動でロイコトリエンの産生量を増やし、喘息発作を誘発してしまうことがある。解熱鎮痛作用を示すものの中で、アセトアミノフェンは、アスピリン喘息を起こすリスクは低い。

アナフィラキシーショック

重度の即時型アレルギー反応であり、数多くの薬剤で引き起こされる可能性がある。血管拡張による低血圧や、咽頭浮腫による呼吸困難が問題となる。症状が現れたら、できるだけ速やかにアドレナリンの筋肉注射を行う。β受容体遮断薬服用中の患者に生じることがある「アドレナリン抵抗性のアナフィラキシーショック」には、グルカゴン製剤が用いられることがある。

インフュージョンリアクション

インフュージョンリアクションは、医薬品を点滴静注した際に生じる急性反応のことを指す。軽症の場合は発疹・痒み・発熱などが、重症例では喘息症状・循環不全・意識消失が現れることがある。モノクローナル抗体製剤の投与時に起こることが多い。副腎皮質ステロイド薬や抗ヒスタミン薬の事前投与により、反応の発生を予防する。

ウェアリングオフ現象

パーキンソン病治療において、治療薬(レボドパなど)の作用持続時間が、短くなってしまう現象のことをいう。投与量の増量、薬剤の切り替え、MAO_B阻害薬(セレギリンなど)やCOMT阻害薬(エンタカポン)の追加などで対処する。

横紋筋融解症

筋肉組織の破壊によって、筋肉細胞に含まれていた物質の血液中への漏出が生じる。中でも、ミオグロビンが尿細管に詰まり急性腎不全を併発することが多い。初期症状として筋肉痛や褐色尿が現れるため、これらの時点で原因薬剤の投与中止や水分補給など適切な対処をすることが重要である。横紋筋融解症を起こす代表的なものに脂質異常症治療薬やニューキノロン系抗菌薬(レボフロキサシンなど)がある。薬の副作用以外では、外傷や感染症で生じることもある。

オンオフ現象

パーキンソン病治療において、治療薬(レボドパなど)の作用が不安定になってしまう現象のことをいう。治療薬を投与していてもパーキンソン症状が現れ、この状態はしばしば突然現れる。投与量の増量、薬剤の追加・切り替えなどで対処する。

灰白症候群（グレイ・シンドローム）

灰白症候群は、特に新生児へのクロラムフェニコールの投与によって、発生する可能性がある重篤な副作用である。新生児ではクロラムフェニコールの代謝・排泄能が低く、体内に薬が蓄積する。これにより、体温低下や皮膚の灰白色化、循環不全などを引き起こし、最悪の場合は命を落とすこともある。

空咳

空咳は、痰が出ない乾いた咳のことを指す。空咳を起こす代表的なものには、エナラプリルやカプトプリルといったACE阻害薬がある。高齢者においては、誤嚥を予防する目的で、空咳を誘発するACE阻害薬が使用されることもある。

間質性肺炎

肺の間質と呼ばれる組織が炎症を起こし、徐々に線維化するものをいう。これは、肺のガス交換機能に影響を及ぼし、特に吸気が障害される。治療が奏功することもあるが、進行性の経過を辿ることが多い。早期に診断し、抗線維化薬や副腎皮質ステロイド薬などを投与していくことが重要である。間質性肺炎を起こす代表的なものに、アミオダロン、メトトレキサート、ブレオマイシン、インターフェロン、小柴胡湯がある。

偽アルドステロン症

アルドステロンの分泌に異常がないのに、アルドステロンが過剰に分泌されているかのような状態になるものをいう。偽アルドステロン症により、血中Na^+の増加に伴う血圧上昇や、血中K^+の減少に伴う脱力感やミオパチーを生じる。芍薬甘草湯など、カンゾウを含む漢方薬によって引き起こされることが多い。

偽膜性大腸炎

大腸の粘膜に偽膜が形成される大腸炎である。抗菌薬によって腸内細菌が減少すると、常時、腸内細菌によって抑えられている「クロストリジウム・ディフィシル」という菌が増殖してしまうことがある。偽膜性大腸炎は、クロストリジウム・ディフィシルによって引き起こされる。抗菌薬の中止や、メトロニダゾールやバンコマイシンの経口投与などによって対処する。

菌交代現象

ある菌の減少が、他の菌の増殖を招いてしまうことを菌交代現象という。抗菌薬の使用によって引き起こされる偽膜性大腸炎は、菌交代現象によるものである。

血管浮腫

血管浮腫(血管性浮腫)とは、皮膚や粘膜の深い部分において、発生する限局性の浮腫である。主に顔(特に唇や目蓋)、気道(喉や舌)、手足に現れる。突然現れ、長くても数日以内には回復する。血管浮腫を起こす代表的なものに、ACE阻害薬(エナラプリルなど)やアンジオテンシンⅡ受容体遮断薬(アジルサルタンなど)がある。

下痢(薬剤性)

下痢によってNa^{+}やK^{+}などの電解質が失われるため、飲料や輸液などによる補給が有効である。また、抗コリン薬(ブチルスコポラミン)や止瀉薬(ロペラミド)の使用も検討する。感染性の下痢の場合、便を止めると病原体を体内に留めることになるため、原則的に便を止めることはしない。

光線過敏症

光線過敏症とは、日光に対する皮膚の過敏な反応を指す。この状態にある人は、通常の日光を浴びただけで発疹や紅斑、水疱などの様々な症状を引き起こす。外出時には、日傘や長袖で日光を遮ることが重要である。光線過敏症を起こす代表的なものに、ケトプロフェンやニューキノロン系抗菌薬(レボフロキサシンなど)がある。

高カリウム血症

一般に、血清カリウム値が5.5mEq/L以上の場合を、高カリウム血症という。高カリウム血症では、しびれ、倦怠感、悪心・嘔吐を起こすことがある。また、血清カリウム値が7mEq/Lを超えるようだと、重篤な不整脈や心停止を起こすこともある。

高ナトリウム血症

一般に、血清ナトリウム値が146mEq/L以上の場合を、高ナトリウム血症という。高ナトリウム血症の症状は、血中のNA^{+}が細胞内の水を血液中に移動させ、細胞内脱水を引き起こすことに基づく。主な症状は口渇で、脳などの神経細胞が細胞内脱水を起こすと、錯乱や痙攣、昏睡症状が現れることがある。また、血液中の水分量が増加するため、血圧は上昇する。

骨髄抑制

抗癌剤の副作用として生じることが多い。癌細胞だけでなく、造血幹細胞の増殖も抑制してしまうことで、赤血球・白血球・血小板の減少が起こる。

- 赤血球減少は貧血症状を招き、ダルベポエチンの投与や赤血球輸血によって対処することがある。
- 白血球減少は免疫低下・易感染状態を招く。抗癌剤投与開始までに、むし歯や歯周病など、感染源になり得るものは治療しておく。白血球減少時、患者には、手指衛生や含嗽・食後の歯磨き・外出時のマスクを徹底するよう指導する。白血球の減少が著しい場合、フィルグラスチムなど、白血球の増加作用がある薬剤を使用する。場合によっては、抗癌剤を中止する。
- 血小板減少は出血傾向を招き、血小板輸血によって対処することがある。

ジスキネジア

自分の意思と関係なく身体が動いてしまう様々な症状を指す。具体的な症状には、口をもぐもぐと動かす・唇をすぼめる・手が勝手に動く、などがある。統合失調症治療薬を数ヶ月～数年間服用した場合に副作用として現れることが多く、「遅発性ジスキネジア」として知られている。遅発性ジスキネジアの治療薬には、バルベナジンがある。

歯肉肥厚

歯肉肥厚は、歯肉が異常に肥大し、増殖した状態を指す。この状態は、審美的な問題を引き起こすだけでなく、歯周病のリスクも高める。原因薬剤の早期中止が重要であり、重症化した場合には、歯肉の切除を行うこともある。歯肉肥厚を起こす代表的なものに、抗てんかん薬であるフェニトイン、免疫抑制薬であるシクロスポリン、Ca拮抗薬(ニフェジピンなど)がある。

腫瘍崩壊症候群

腫瘍崩壊症候群(TLS)は、抗癌剤治療によって壊れた癌細胞から、大量の電解質及び代謝産物が漏出している状態を指す。これにより、高カリウム血症、高尿酸血症、高リン血症が引き起こされる。高尿酸血症や高リン血症は、尿酸塩やリン酸塩などの固形物を発生させることがあり、これらが詰まることで腎不全に発展することもある。抗癌剤の投与初期にみられることが多い。生理食塩水や高尿酸血症治療薬(特にラスブリカーゼ)の投与などで対処する。

スティーブンス・ジョンソン症候群

スティーブンス・ジョンソン症候群(SJS)は、発熱や咽頭痛、重篤な皮膚及び粘膜(口腔、眼、性器など)の障害を特徴とし、多くの場合は薬の副作用として発生する。スティーブンス・ジョンソン症候群を起こす代表的なものに、抗てんかん薬(フェニトインなど)や非ステロイド性抗炎症薬(NSAIDs)や抗菌薬がある。副腎皮質ステロイド薬の点滴などによる全身投与にて対処する。

セロトニン症候群

脳内において放出されているセロトニンの量が過剰になることで生じるものをいう。発熱、下痢、血圧上昇など、様々な症状を現す。早期に原因薬剤を中止することで回復するが、重篤化すると命の危険もある。セロトニン症候群を起こす代表的なものに、選択的セロトニン再取り込み阻害薬(パロキセチンなど)やセロトニン・ノルアドレナリン再取り込み阻害薬(デュロキセチンなど)がある。

前向性健忘

(超)短時間作用型のベンゾジアゼピン系催眠薬(トリアゾラムなど)にて、よくみられる副作用である。薬を服用した後のことを忘れてしまう現象。

手足症候群

手足症候群は、カペシタビンなどの抗癌剤治療中にみられる皮膚の副作用である。手のひらや足の裏に痛み・発赤・腫れ・水疱・皮むけなどの症状が現れる。症状の進行を防ぐため、手足へ過度な圧がかかるのを避けたり、熱をこまめに冷やしたり、保湿クリームを使用することが推奨される。

低カリウム血症

一般に、血清カリウム値が3.5mEq/L未満の場合を、低カリウム血症という。低カリウム血症では、筋力の低下、筋肉の麻痺、不整脈などが現れることがある。カリウム製剤の投与などで対処する。

低血糖

過度に血糖値が下がりすぎたとき、発汗や頻脈などの様々な症状が出現する。低血糖への対処は、ブドウ糖タブレット、清涼飲料水などによって行う。重度の低血糖で、患者自身による糖の摂取が困難な場合には、周囲の人でグルカゴン製剤の点鼻や筋肉注射を行う。

低ナトリウム血症

一般に、血清ナトリウム値が135mEq/L未満の場合を、低ナトリウム血症という。低ナトリウム血症の症状は、血中のNa^{+}が少ないことで細胞内の水を血液中に移動させられず、浮腫を招くことで様々な症状へとつながっていく。脳の神経細胞にて浮腫が生じた場合は、頭痛や錯乱などを起こすことがある。軽度の場合は水分摂取量の制限で、重度の場合はバソプレシン受容体遮断薬(トルバプタン)などで、それぞれ対処する。

パーキンソン症候群(薬剤性)

無動・振戦・筋固縮などを症状とするパーキンソン病は、中脳黒質ー線条体の神経伝達におけるドパミン放出量の減少が原因で発症する。統合失調症治療薬は、ドパミン受容体遮断作用を有するため、パーキンソン症状を誘発することがあり、これを薬剤性パーキンソン症候群という。薬剤性パーキンソン症候群の予防・治療には、中枢性抗コリン薬(トリヘキシフェニジルなど)が用いられる。

汎血球減少

赤血球・白血球・血小板が減少してしまうことをいう。それぞれの減少により、貧血症状・免疫低下・出血傾向を招く。

ふらつき

- 中枢神経系に作用する薬(催眠薬や抗うつ薬など)によって、

中枢神経の機能が抑制されすぎた場合

- 循環器系に作用する薬(高血圧治療薬や利尿薬など)によって、血圧が下がりすぎた場合

薬の副作用によるふらつきは、上記のケースで起こることが多い。中枢神経系や循環器系に作用する薬においては、ふらつきによる転倒リスクを考慮する必要がある。また、ふらつきが現れた場合は、投与量の減量・薬剤の切り替えなどで対処する。

便秘(薬剤性)

抗コリン薬やオピオイド薬(モルヒネ、オキシコドン、フェンタニルなど)など、様々な薬で便秘が引き起こされることがある。その場合、原因薬剤の中止や、酸化マグネシウムやセンノシドなどの使用が検討される。オピオイドの副作用による便秘には、オピオイド受容体への遮断作用を示すナルデメジンが用いられる。

満月様顔貌(ムーンフェイス)

副腎皮質ステロイド薬の内服や点滴が長期間続いたときに、現れることがある副作用である。顎周りに脂肪が沈着することで、満月のように丸々とした顔貌となる。通常、満月様顔貌が現れたとしても、副腎皮質ステロイド薬による治療は中止しない。

ミオパチー

ミオパチーは、筋肉の異常や疾患の総称である。筋力の低下や易疲労感が特徴。原因には遺伝的なものや炎症、薬剤によるものなどがある。

水中毒

統合失調症治療薬やデスモプレシンの副作用などで現れることがある。口渇を感じての多飲や、過剰な抗利尿作用などにより発生し、体内の水分量が過剰になるものをいう。水によって血液が薄められ、致死的な低ナトリウム血症を招くことがある。

無顆粒球症

無顆粒球症は、白血球の一種である好中球が極端に減少する状態を指し、感染症のリスクを高める。好中球は細菌の貪食など、生体防御に重要な役割を果たしているため、その減少によって感染症に対する抵抗力が著しく低下する。無顆粒球症を起こす

代表的なものに、抗甲状腺薬(プロピルチオウラシル、チアマゾール)やクロザピンがある。無顆粒球症を起こした場合、原因薬剤の投与は速やかに中止する。

持ち越し効果

治療薬による影響が、必要以上に長続きしてしまう現象を指す。催眠薬による持ち越し効果では、起床後や日中にも眠気や倦怠感が続く。

ライ症候群

ライ症候群とは、肝障害を伴う急性脳症のことをいう。インフルエンザ、または水痘に罹患している小児へのアスピリンの投与によって生じることが多い。アセトアミノフェンはライ症候群を引き起こすリスクが低く、インフルエンザや水痘の際も安全に使用できる解熱鎮痛薬とされている。

類天疱瘡

自己免疫の異常によって生じる、かゆみを伴う紅斑・水疱・皮膚のただれなどを特徴とする皮膚疾患である。DPP-4阻害薬(シタグリプチンなど)の副作用で類天疱瘡が現れることもあり、その場合は、DPP-4阻害薬の中止や副腎皮質ステロイド薬の投与などで対処する。

レッドマン症候群

レッドマン症候群とは、特に顔や首、上半身の発赤や紅潮で始まり、かゆみや発疹、時には低血圧・頭痛・発熱・寒気・心拍数の増加(頻脈)などが伴うものを指す。症状は一時的で、生命に危険を及ぼすことは少ない。バンコマイシンやテイコプラニンを急速に静注した際に、体内でヒスタミンを含む様々な化学伝達物質が放出され、これらの症状を引き起こす。レッドマン症候群の予防のため、バンコマイシンは60分以上かけて、テイコプラニンは30分以上かけて、点滴静注を行う。

副作用が現れた場合に「投与量の増減や中止」によって対処することがあるが、患者の自己判断ではなく、医師・薬剤師・看護師などに相談の上で行うように指導することが大切である。

資料7

飲食物・嗜好品と医薬品の主な相互作用

飲食物・嗜好品	対象薬剤	メカニズム
アルコール	・抗不安薬、抗うつ薬、催眠薬 ・硝酸薬（ニトログリセリンなど）	抗不安薬、抗うつ薬、催眠薬では、中枢抑制作用が増強する。 硝酸薬の場合は、血管拡張作用が増強され、過度の血圧降下によるふらつきが現れる。
牛乳	・テトラサイクリン系抗菌薬（テトラサイクリンなど） ・ニューキノロン系抗菌薬（レボフロキサシンなど） ・セフジニル ・ビスホスホネート製剤（アレンドロン酸など）	牛乳に含まれるカルシウムイオンと結合し、複合体（キレート）を形成する。 薬物の吸収率が低下する。
	・ザナミビル ・ラニナミビル（吸入粉末剤）	粉末に乳由来の成分を含むため、牛乳アレルギーのある患者には投与しない。
グレープフルーツジュース（グレープフルーツ）	・Ca拮抗薬（ニフェジピンなど） ・免疫抑制薬（タクロリムスなど）	グレープフルーツにより、消化管粘膜での薬物代謝が阻害される。 薬物の血中濃度が上昇し、薬効が強く現れる。
タバコ	テオフィリン	薬物代謝が促進され、薬効が減弱する。
	経口避妊薬（ノルエチステロン・エチニルエストラジオール配合剤など）	血液凝固が促進され、血栓形成のリスクが上昇する。
納豆、クロレラ、青汁など（ビタミンK含有食品）	ワルファリン	ワルファリンの薬理作用に拮抗する。 ワルファリンの作用が減弱するため、血栓形成のリスクが上昇する。
ビタミンB_6含有食品	レボドパ	レボドパの代謝が促され、薬効が減弱する。

医薬品一般名・商品名索引

本書「医薬品集」に掲載している医薬品の一般名（見出し語）と商品名の総合索引です。
語句の後に●が付いているのは商品名です。

数字・アルファベット

5-FU●……178,260
A型ボツリヌス毒素……2
D-マンニトール……2
MSコンチン●……320

ア

アーチスト●……90
アーテン●……203
アービタックス●……149
アイエーコール●……127
アイオピジン●……17
アイセントレス●……331
アイソボリン●……351
アイピーディ●……145
アイファガン●……259
アイモビーグ●……67
アイリーア●……17
アキネトン●……236
アキャルックス●……149
アクタリット……3
アクチバシン●……25
アクテムラ●……195
アクトシン●……251
アクトス●……229
アクトネル●……333
アクロマイシン●……184
アコチアミド塩酸塩……3
アコファイド●……3
アサコール●……309
アザチオプリン……4
アザニン●……4
アザルフィジンEN●……120
亜酸化窒素……4
アシクロビル……5
アジスロマイシン……5
アジョビ●……268
アジルサルタン……6
アジルバ●……6
アジレクト●……324
アストミン●……134
アスピリン……6
アスベリン●……175
アセタゾラミド……7
アセチルシステイン……7
アセトアミノフェン……8
アゼプチン●……9
アセメタシン……8
アゼラスチン塩酸塩……9
アセリオ●……8
アゼルニジピン……9
アダパレン……10
アダラート●……216
アタラックス●……233

アダリムマブ 10
アテキュラ(配合剤)● 44
アテゾリズマブ 11
アテディオ(配合剤)● 139
アテノロール 11
アデムパス● 332
アテレック● 139
アドエア(配合剤)● 122,262
アドシルカ● 162
アドナ● 88
アトニン-O● 72
アドフィード● 265
アトモキセチン 12
アドリアシン● 194
アトルバスタチンカルシウム 12
アドレナリン 13
アトロピン● 13
アトロピン硫酸塩 13
アナストロゾール 14
アナフラニール● 108
アネキセート● 264
アネスタ● 4
アネメトロ● 315
アノーロ(配合剤)● 47
アバカビル硫酸塩 14
アバスチン● 281
アバタセプト 15
アバロパラチド酢酸塩 15
アピキサバン 16
アビラテロン酢酸エステル 16
アフィニトール● 62
アブストラル● 250
アフタゾロン● 179
アプニション● 20
アブラキサン● 221
アプラクロニジン塩酸塩 17
アフリベルセプト 17
アプレゾリン● 232
アプレピタント 18
アベロックス● 319
アポハイド● 72
アボルブ● 188
アマリール● 103
アマンタジン塩酸塩 18
アミオダロン塩酸塩 19
アミカシン● 19
アミカシン硫酸塩 19
アミサリン● 268
アミティーザ● 344
アミトリプチリン塩酸塩 20
アミノフィリン 20
アムビゾーム● 21
アムホテリシンB 21
アムロジピンベシル酸塩 21
アムロジン● 21
アメジニウムメチル硫酸塩 22
アメナメビル 22
アメナリーフ● 22
アモキサピン 23
アモキサン● 23
アモキシシリン 23
アモバン● 158
アラセナ-A● 232
アラミスト● 262
アリクストラ● 251
アリケイス● 19
アリスキレンフマル酸塩 24
アリセプト● 197
アリドネ● 197
アリピプラゾール 24

索引

アリミデックス● 14
アリムタ● 284
アルガトロバン 25
アルサルミン● 142
アルダクトンA● 144
アルチバ● 352
アルテプラーゼ 25
アルドメット● 311
アルピニー● 8
アルファカルシドール 26
アルファロール● 26
アルベカシン硫酸塩 26
アレクチニブ塩酸塩 27
アレグラ● 246
アレサガ● 65
アレジオン● 60
アレセンサ● 27
アレビアチン● 247
アレルギン● 110
アレロック● 80
アレンドロン酸ナトリウム 27
アローゼン● 156
アロキシ● 228
アロプリノール 28
アロマシン● 49
アンカロン● 19
アンコチル● 261
アンチレクス● 58
アンデキサネット アルファ 28
アンテベート● 279
アンピシリン 29
アンヒバ● 8,123
アンプラーグ● 121
アンブリセンタン 29
アンブロキソール塩酸塩 30
アンペック● 320

イ

イーケプラ● 348
イーシー・ドパール(配合剤)● 289,349
イーフェン● 250
イグザレルト● 338
イクスタンジ● 68
イクセロン● 339
イグラチモド 30
イコサペント酸エチル 31
イスコチン● 32
イストラデフィリン 31
イソソルビド 32
イソニアジド 32
イソバイド● 32
イソプレナリン 33
イソメニール● 33
イトラコナゾール 33
イトリゾール● 33
イナビル● 326
イバブラジン 34
イピリムマブ 34
イフェンプロジル酒石酸塩 35
イブジラスト 35
イブプロフェン 36
イプラグリフロジン L-プロリン 36
イブランス● 226
イブリーフ● 36
イベニティ● 359
イベルメクチン 37
イホスファミド 37
イホマイド● 37

イマチニブメシル酸塩……38
イミグラン●……146
イミダフェナシン……38
イミダプリル塩酸塩……39
イミドール●……39
イミプラミン塩酸塩……39
イミペネム・シラスタチン……40
イムネース●……184
イムラン●……4
イメグリミン塩酸塩……40
イメンド●……18
イリノテカン塩酸塩……41
イリボー●……330
イレッサ●……114
インヴェガ●……224
インクレミン●……322
インスリン アスパルト……41
インスリン グラルギン……42
インスリン デグルデク……42
インスリン リスプロ……43
インターフェロン アルファ……43
インタール●……109
インダカテロール……44
インダシン●……45
インダパミド……44
インチュニブ●……96
インテバン●……45
インデラル●……274
インドメタシン……45
インドメタシン ファルネシル……45
インフリー●……45
インフリキシマブ……46

ウ

ウインタミン●……110
ヴォリブリス●……29
ウゴービ●……154
ウステキヌマブ……46
ウテメリン●……335
ウブレチド●……127
ウメクリジニウム臭化物……47
ウラピジル……47
ウラリット(配合剤)●……97
ウラリット-U(配合剤)●……97
ウリトス●……38
ウリナスタチン……48
ウルソ●……48
ウルソデオキシコール酸……48
ウルティブロ(配合剤)●……44,101

エ

エイゾプト●……260
エイベリス●……76
エキセメスタン……49
エクア●……240
エクセグラン●……158
エクフィナ●……120
エサキセレノン……49
エサンブトール●……54
エジュラント●……342
エスシタロプラムシュウ酸塩……50
エスゾピクロン……50
エスタゾラム……51
エストラーナ●……51
エストラジオール……51
エスフルルビプロフェン……52
エスポー●……63
エスラックス●……354
エゼチミブ……52
エソメプラゾール……53

エタネルセプト....................53
エダラボン.......................54
エタンブトール塩酸塩..........54
エチゾラム.......................55
エチニルエストラジオール 55
エディロール●...................66
エドキサバントシル酸塩.........56
エトスクシミド...................56
エトドラク 57
エトポシド 57
エドロホニウム塩化物 58
エナジア(配合剤)●...........44,101
エナラプリルマレイン酸塩 58
エナルモン●...................181
エヌトレクチニブ.................59
エパデール●.....................31
エバミール●...................360
エパルレスタット.................59
エビスタ●......................331
エピデュオ(配合剤)●.........10,80
エピナスチン塩酸塩 60
エピビル●......................328
エピペン●.......................13
エビリファイ●...................24
エピレオプチマル● 56
エファビレンツ 60
エフィエント●..................256
エフィナコナゾール..............61
エフオーワイ●...................83
エブトール●.....................54
エフピー●......................155
エブランチル●...................47
エプレレノン.....................61
エペリゾン塩酸塩................62
エベレンゾ●....................353
エベロリムス.....................62
エポエチン アルファ 63
エボザック●....................150
エポプロステノールナトリウム..63
エボロクマブ 64
エミシズマブ 64
エムガルティ●...................86
エメダスチンフマル酸塩.........65
エリキュース●...................16
エリザス●......................179
エリスロシン●...................65
エリスロマイシン.................65
エリル● 243
エルデカルシトール.............66
エルトロンボパグ オラミン......66
エルプラット●...................71
エレトリプタン臭化水素酸塩....67
エレヌマブ.......................67
エロビキシバット.................68
エンクラッセ●...................47
エンザルタミド 68
エンシトレルビル フマル酸.....69
エンタイビオ●..................280
エンタカポン.....................69
エンテカビル 70
エンドキサン●..................126
エンハーツ●....................199
エンブレル●.....................53
エンレスト●....................119

オ

オーグメンチン(配合剤)●......100
オークル●.........................3
オキサゾラム 70
オキサリプラチン.................71

索引

オキサロール●……297
オキシコドン塩酸塩……71
オキシコンチン●……71
オキシトシン……72
オキシブチニン塩酸塩……72
オキシメテバノール……73
オキセサゼイン……73
オキノーム●……71
オキファスト●……71
オクトレオチド酢酸塩……74
オザグレル……74
オシメルチニブメシル酸塩……75
オスタバロ●……15
オステラック●……57
オスポロット●……146
オゼックス●……195
オセルタミビルリン酸塩……75
オゼンピック●……154
オノン●……259
オプジーボ●……217
オプソ●……320
オマリズマブ……76
オミデネパグ イソプロピル……76
オメガ-3脂肪酸エチル……77
オメプラール●……77
オメプラゾール……77
オメプラゾン●……77
オラパリブ……78
オランザピン……78
オルガラン●……163
オルプリノン塩酸塩……79
オルメサルタンメドキソメル……79
オルメテック●……79
オレンシア●……15
オロパタジン塩酸塩……80
オンコビン●……242
オンデキサ●……28
オンブレス●……44

カ

カイトリル●……99
カイロック●……134
過酸化ベンゾイル……80
カシリビマブ・イムデビマブ……81
ガスター●……243
ガスモチン●……319
カソデックス●……230
カタクロット●……74
カタプレス●……106
カタリンK●……241
カチーフN●……244
葛根湯(かっこんとう)……81
カデュエット(配合剤)●……12,21
カドサイラ●……199
カトレップ●……45
カナマイシン●……82
カナマイシン硫酸塩……82
ガバペン●……82
ガバペンチン……82
カピステン●……113
カフコデ(配合剤)●……130
カプトプリル……83
カプトリル●……83
ガベキサートメシル酸塩……83
カペシタビン……84
加味逍遥散(かみしょうようさん)……84
カモスタットメシル酸塩……85
ガランタミン臭化水素酸塩……85
カリジノゲナーゼ……86

索引

カリメート●……294
ガルカネズマブ……86
カルグート●……186
カルシトリオール……87
カルテオロール塩酸塩……87
カルデナリン●……193
カルナクリン●……86
カルバゾクロムスルホン酸ナトリウム……88
カルバマゼピン……88
カルビドパ……89
カルブロック●……9
カルプロニウム塩化物……89
カルベジロール……90
カルペリチド……90
カルボキシマルトース第二鉄……91
カルボシステイン……91
カルボプラチン……92
カログラ●……92
カロテグラストメチル……92
カロナール●……8
ガンシクロビル……93
カンデサルタン シレキセチル……93
カンプト●……41
カンレノ酸カリウム……94

キ

キイトルーダ●……284
キサラタン●……325
キシロカイン●……335
キニジン●……94
キニジン硫酸塩……94
キネダック●……59
キプレス●……321
ギャバロン●……221
球形吸着炭……95
キュビシン●……165
強力ネオミノファーゲンシー(配合剤)●……102
キョーフィリン●……20
キロサイド●……129

ク

クアゼパム……95
グアンファシン……96
グーフィス●……68
クエストラン●……118
クエチアピンフマル酸塩……96
クエン酸カリウム・クエン酸ナトリウム……97
クエン酸第一鉄ナトリウム……97
クエン酸第二鉄……98
グスペリムス塩酸塩……98
グラクティブ●……128
グラケー●……315
グラセプター●……162
クラゾセンタンナトリウム……99
グラッシュビスタ●……238
グラナテック●……338
グラニセトロン塩酸塩……99
クラバモックス(配合剤)●……100
クラビット●……350
クラブラン酸カリウム……100
グラマリール●……171
クラリシッド●……100
クラリス●……100
クラリスロマイシン……100
クラリチン●……359
グラン●……246
グランダキシン●……198

索引

クリアナール●……………………255
グリクラジド……………………101
グリコピロニウム………………101
クリゾチニブ……………………102
グリチルリチン酸………………102
グリチロン(配合剤)●…………102
グリベック●……………………38
グリミクロン●…………………101
グリメピリド……………………103
クリンダマイシン………………103
グルタチオン……………………104
グルトパ●………………………25
グルファスト●…………………303
グレカプレビル…………………104
クレストール●…………………355
クレナフィン●…………………61
クレメジン●……………………95
クレンブテロール塩酸塩………105
クロザピン………………………105
クロザリル●……………………105
クロダミン●……………………110
クロナゼパム……………………106
クロニジン塩酸塩………………106
クロバザム………………………107
クロピドグレル硫酸塩…………107
クロマイ●………………………109
クロミッド●……………………108
クロミフェンクエン酸塩………108
クロミプラミン塩酸塩…………108
クロモグリク酸ナトリウム……109
クロラムフェニコール…………109
クロルフェニラミンマレイン酸塩
……………………………………110
クロルプロマジン………………110
クロルマジノン酢酸エステル…111
クロロマイセチン●……………110

ケ

ケアラム●………………………30
ケアロード●……………………286
ケイキサレート●………………294
経口用トロンビン●……………209
ケイツー●………………………315
ゲーファピキサントクエン酸塩
……………………………………111
ケーワン●………………………244
ケタス●…………………………35
ケタミン塩酸塩…………………112
ケタラール●……………………112
ケトコナゾール…………………112
ケトチフェンフマル酸塩………113
ケトプロフェン…………………113
ゲフィチニブ……………………114
ケフレックス●…………………151
ゲムシタビン塩酸塩……………114
ケレンディア●…………………245
ゲンタシン●……………………115
ゲンタマイシン硫酸塩…………115

コ

コアテック●……………………79
小池笑気●………………………4
コートリル●……………………234
コスパノン●……………………275
ゴセレリン酢酸塩………………115
コデイン●………………………116
コデインリン酸塩………………116
ゴナックス●……………………179
コバマミド………………………116
コムタン●………………………69

コララン● 34
ゴリムマブ 117
コルヒチン 117
コルヒチン● 117
コレクチム● 191
コレスチミド 118
コレスチラミン 118
コレチメント● 254
コレバイン● 118
コロネル● 294
コンサータ● 312
コントミン● 110
コンプラビン(配合剤)● 6,107

サ

ザーコリ● 102
ザイアジェン● 14
ザイザル● 348
ザイティガ● 16
サイトテック● 302
ザイボックス● 337
サイラムザ● 329
サイレース● 262
ザイロリック● 28
サインバルタ● 190
ザガーロ● 188
サクビトリルバルサルタン 119
ザジテン● 113
ザナミビル 119
サノレックス● 298
ザファテック● 207
サフィナミドメシル酸塩 120
サムスカ● 206
サムタス● 206
サラジェン● 241
サラゾスルファピリジン 120
サラゾピリン● 120
サリグレン● 150
サルタノール● 121
ザルティア● 162
サルブタモール硫酸塩 121
サルポグレラート塩酸塩 121
サルメテロールキシナホ酸塩 122
ザロンチン● 56
サワシリン● 23
酸化マグネシウム 122
サンコバ● 123
サンディミュン● 125
サンドスタチン● 74
サンピロ● 241
サンリズム● 240

シ

ジアゼパム 123
シアノコバラミン 123
シアリス● 162
シーエルセントリ● 299
シーブリ● 101
ジーラスタ● 246
ジェイゾロフト● 154
ジェニナック● 310
ジエノゲスト 124
ジェムザール● 114
ジクアス● 124
ジクアスLX● 124
ジクアホソルナトリウム 124
シグマート● 214
ジクロード● 125
シクロスポリン 125
ジクロフェナクナトリウム 125

索引

シクロホスファミド..............126
ジゴキシン..............126
ジゴシン●..............126
ジスチグミン臭化物..............127
ジスバル●..............225
シスプラチン..............127
ジスロマック●..............5
ジソピラミド..............128
シタグリプチン..............128
シタラビン..............129
ジドブジン..............129
シナカルセト塩酸塩..............130
ジヒドロコデイン●..............130
ジヒドロコデインリン酸塩..............130
ジピリダモール..............131
ジファミラスト..............131
ジフェンヒドラミン..............132
ジプレキサ●..............78
シプロキサン●..............132
シプロフロキサシン..............132
シプロヘプタジン塩酸塩..............133
シベクトロ●..............181
シベノール●..............133
シベンゾリンコハク酸塩..............133
シムビコート(配合剤)●..............254,296
シムレクト●..............222
シメチジン..............134
ジメモルファンリン酸塩..............134
ジメンヒドリナート..............135
ジモルホラミン..............135
ジャクスタピッド●..............357
芍薬甘草湯(しゃくやくかんぞうとう)..............136
ジャドニュ●..............187
ジャヌビア●..............128
ジャルカ(配合剤)●..............205
シュアポスト●..............346
ジュリナ●..............51
小柴胡湯(しょうさいことう)..............136
硝酸イソソルビド..............137
小青竜湯(しょうせいりゅうとう)..............137
ジルコニウムシクロケイ酸ナトリウム..............138
ジルチアゼム塩酸塩..............138
ジルテック●..............149
シルデナフィルクエン酸塩..............139
シルニジピン..............139
シロスタゾール..............140
シロドシン..............140
シングレア●..............321
シンバスタチン..............141
シンビット●..............215
シンフェーズ(配合剤)●..............219
シンポニー●..............117
シンメトレル●..............18

ス

スインプロイク●..............212
スーグラ●..............36
スーテント●..............144
スープレン●..............182
スガマデクスナトリウム..............141
スクラルファート..............142
スクロオキシ水酸化鉄..............142
スコポラミン臭化水素酸塩..............143
スターシス●..............210
スタデルム●..............36
スタラシド●..............129
スタレボ(配合剤)●..............69,349

索引

ステーブラ● 38
ステラーラ● 46
ストックリン● 60
ストラテラ● 12
ストレプトマイシン● 143
ストレプトマイシン硫酸塩......143
ストロカイン● 73
ストロメクトール● 37
スニチニブリンゴ酸塩 144
スパニジン● 98
スピリーバ● 173
スピロノラクトン 144
スピロペント● 105
スプラタストトシル酸塩 145
スプレキュア● 253
スペリア● 255
スボレキサント 145
スマトリプタンコハク酸塩......146
スミフェロン● 43
スルチアム.......................146
スルバクタムナトリウム 147
スルピリド 147
スルファメトキサゾール 148
スルペラゾン(配合剤)● 147
スロンノンHI● 25

セ

セイブル● 301
セクター● 113
ゼチーア● 52
セチプチリンマレイン酸塩 148
セチリジン塩酸塩 149
セツキシマブ 149
セディール● 170
セトラキサート塩酸塩...........150
セドリーナ● 203
セパミット● 216
セビメリン塩酸塩 150
ゼビュディ● 157
セファゾリンナトリウム.........151
セファメジンα● 151
セファレキシン 151
ゼフィックス● 328
セフカペン ピボキシル塩酸塩..152
セフジニル.......................152
セフゾン● 152
セフメタゾールナトリウム......153
セフメタゾン● 153
ゼプリオン● 224
セボフルラン 153
セボフレン● 153
ゼポラス● 265
セマグルチド 154
セララ● 61
セルシン● 123
セルタッチ● 250
セルトラリン塩酸塩.............154
セルニチンポーレンエキス 155
セルニルトン● 155
セルベックス● 187
ゼルヤンツ● 197
セレキノン● 204
セレギリン塩酸塩 155
セレコキシブ 156
セレコックス● 156
セレナール● 70
セレニカ● 225
セレネース● 228
セレベント● 122
ゼローダ● 84

索引

セロクエル● 96
セロクラール● 35
セロケン● 314
ゼンタコート● 254
センノシド 156

ソ

ゾーミッグ● 161
ゾコーバ● 69
ソセゴン● 290
ソタコール● 157
ソタロール塩酸塩 157
ソトロビマブ 157
ゾニサミド 158
ゾピクロン 158
ゾビラックス● 5
ゾフルーザ● 227
ソホスブビル 159
ゾメタ● 161
ゾラデックス● 115
ソランタール● 172
ソリフェナシンコハク酸塩 159
ソルダクトン● 94
ゾルトファイ(配合剤)● 42,342
ゾルピデム酒石酸塩 160
ゾルベツキシマブ 160
ゾルミトリプタン 161
ゾレア● 76
ゾレドロン酸 161

タ

ダーブロック● 165
ダイアップ● 123
ダイアモックス● 7
タガメット● 134
タキソール● 221
タキソテール● 196
ダクチル● 237
タグリッソ● 75
タクロリムス 162
タケキャブ● 293
タケプロン● 332
タケルダ(配合剤)● 332
タゴシッド● 177
タダラフィル 162
タチオン● 104
ダナゾール 163
タナトリル● 39
ダナパロイドナトリウム 163
ダパグリフロジン 164
ダビガトランエテキシラートメタンスルホン酸塩 164
ダプトマイシン 165
ダプロデュスタット 165
タペンタ● 166
タペンタドール塩酸塩 166
タミフル● 75
タムスロシン 166
タモキシフェンクエン酸塩 167
ダラシン● 103
タリージェ● 307
タリムス● 162
ダルテパリンナトリウム 167
ダルベポエチン アルファ 168
ダルメート● 264
炭酸水素ナトリウム● 168
炭酸水素ナトリウム 168
炭酸ランタン 169
炭酸リチウム 169
タンドスピロンクエン酸塩 170

ダントリウム● 170
ダントロレンナトリウム 170
タンニン酸アルブミン 171
タンニン酸アルブミン● 171
タンボコール● 266

チ

チアトン● 174
チアプリド塩酸塩 171
チアマゾール 172
チアラミド塩酸塩 172
チウラジール● 274
チエナム● 40
チオトロピウム臭化物 173
チカグレロル 173
チキジウム臭化物 174
チザニジン塩酸塩 174
チペピジンヒベンズ酸塩 175
チモプトール● 175
チモロールマレイン酸塩 175
チャンピックス● 226
チラーヂンS● 349
チルゼパチド 176

ツ

ツイミーグ● 40
ツートラム● 202
ツムラ葛根湯エキス● 81
ツムラ加味逍遥散エキス● 84
ツムラ芍薬甘草湯エキス● 136
ツムラ小柴胡湯エキス● 136
ツムラ小青竜湯エキス● 137
ツムラ麦門冬湯エキス● 220
ツムラ麻黄湯エキス● 296
ツムラ麻黄附子細辛湯● 297
ツムラ抑肝散● 322
ツムラ六君子湯エキス● 334
ツロブテロール 176

テ

ティーエスワン(配合剤)● 178
ディオバン● 224
テイコプラニン 177
ディナゲスト● 124
ディフェリン● 10
ディプリバン● 276
ディレグラ(配合剤)● 246
デエビゴ● 353
テオドール● 177
テオフィリン 177
デカドロン● 179
テガフール・ウラシル 178
テガフール・ギメラシル・オテラシルカリウム 178
デガレリクス酢酸塩 179
デキサメタゾン 179
デキストロメトルファン臭化水素酸塩 180
デクスメデトミジン塩酸塩 180
テグレトール● 88
デザレックス● 183
テジゾリドリン酸エステル 181
テシプール● 148
デジレル● 200
テスチノン● 181
テストステロンエナント酸エステル 181
デスフルラン 182
デスモプレシン酢酸塩 182
デスロラタジン 183

テゼスパイア●……183
テゼペルマブ……183
テセロイキン……184
テセントリク●……11
デソパン●……204
デタントール●……255
テトラサイクリン塩酸塩……184
テトラミド●……300
テナキシル●……44
テネリア●……185
テネリグリプチン……185
テノーミン●……11
デノシン●……93
デノスマブ……185
デノパミン……186
テノホビル……186
デパケン●……225
デパス●……55
テビケイ●……205
デフェラシロクス……187
テプレノン……187
デプロメール●……263
テムシロリムス……188
デュオドーパ(配合剤)●……89,349
デュタステリド……188
デュピクセント●……189
デュピルマブ……189
デュラグルチド……189
デュロキセチン塩酸塩……190
デュロテップMT●……250
テラプチク●……135
テリパラチド酢酸塩……190
テリボン●……190
テリルジー(配合剤)●……47
デルイソマルトース第二鉄……191
デルゴシチニブ……191
テルネリン●……174
テルビナフィン塩酸塩……192
テルミサルタン……192

ト

トアラセット(配合剤)●……202
トーリセル●……188
ドキサゾシンメシル酸塩……193
ドキサプラム塩酸塩……193
ドキシフルリジン……194
ドキシル●……194
ドキソルビシン塩酸塩……194
ドグマチール●……147
トシリズマブ……195
トスフロキサシントシル酸塩……195
ドセタキセル……196
ドチヌラド……196
ドネペジル塩酸塩……197
トビエース●……247
トファシチニブクエン酸塩……197
トフィソパム……198
ドプス●……208
ドブタミン塩酸塩……198
ドブトレックス●……198
トフラニール●……39
ドプラム●……193
トポテシン●……41
ドメナン●……74
ドラール●……95
トライコア●……249
トラクリア●……292
トラスツズマブ……199
トラセミド……199
トラゼンタ●……336

トラゾドン塩酸塩……200
トラニラスト……200
トラネキサム酸……201
トラマール●……202
トラマゾリン●……201
トラマゾリン塩酸塩……201
トラマドール塩酸塩……202
ドラマミン●……135
トラムセット(配合剤)●……202
トラメラス●……200
トランサミン●……201
トランデート●……327
トリアゾラム……202
トリクロルメチアジド……203
トリプタノール●……20
トリヘキシフェニジル塩酸塩……203
トリメブチンマレイン酸塩……204
トリロスタン……204
トルソプト●……205
ドルゾラミド塩酸塩……205
ドルテグラビルナトリウム……205
ドルナー●……286
ドルナーゼ アルファ……206
トルバプタン……206
ドルミカム●……303
トルリシティ●……189
トレアキシン●……290
トレシーバ●……42
トレチノイン……207
トレドミン●……306
トレラグリプチンコハク酸塩……207
トレリーフ●……158
ドロキシドパ……208
ドロスピレノン・エチニルエストラジオール ベータデクス……208
トロンビン……209
ドンペリドン……209

ナ

ナイキサン●……212
ナウゼリン●……209
ナゼア●……330
ナテグリニド……210
ナトリックス●……44
ナパゲルン●……250
ナファゾリン硝酸塩……210
ナファモスタットメシル酸塩……211
ナフトピジル……211
ナプロキセン……212
ナボール●……125
ナルサス●……235
ナルデメジントシル酸塩……212
ナルフラフィン塩酸塩……213
ナルベイン●……235
ナルラピド●……235
ナロキソン●……213
ナロキソン塩酸塩……213

ニ

ニコチネル●……214
ニコチン……214
ニコランジル……214
ニゾラール●……112
ニトロール●……137
ニトログリセリン……215
ニトロダーム●……215
ニトロペン●……215
ニフェカラント塩酸塩……215
ニフェジピン……216
ニプラジロール……216

ニプラノール●……216
ニボルマブ……217
ニュープロ●……356
ニューロタン●……355
ニルマトレルビル……217

ネ

ネオイスコチン●……32
ネオーラル●……125
ネオキシ●……72
ネオシネジン●……248
ネオドパストン(配合剤)●……89,349
ネオドパゾール(配合剤)●……289,349
ネオフィリン●……20
ネキシウム●……53
ネスプ●……168
ネビラピン……218

ノ

ノイエル●……150
ノウリアスト●……31
ノービア●……336
ノバスタンHI●……25
ノバミン●……270
ノフロ●……219
ノボラピッド●……41
ノルアドリナリン●……218
ノルアドレナリン……218
ノルエチステロン・エチニルエストラジオール……219
ノルスパン●……256
ノルバスク●……21
ノルバデックス●……167
ノルフロキサシン……219
ノルレボ●……350

ハ

パーキネス●……203
ハーセプチン●……199
ハーフジゴキシン●……126
ハーボニー(配合剤)●……159
パーロデル●……277
バイアグラ●……139
バイアスピリン●……6
ハイコバール●……116
バイシリンG●……288
ハイスコ●……143
ハイパジール●……216
ハイペン●……57
バカンピシリン塩酸塩……220
パキシル●……227
バキソ●……242
パキロビッド(パック)●……217
バクシダール●……219
バクシダール(小児用)●……219
バクタ(配合剤)●……148
バクトラミン(配合剤)●……148
麦門冬湯(ばくもんどうとう)……220
パクリタキセル……221
バクロフェン……221
パシーフ●……320
バシリキシマブ……222
バゼドキシフェン酢酸塩……222
バソレーター●……215
パタノール●……80
バップフォー●……273
パニツムマブ……223
バビースモ●……244
パピロック●……125
ハベカシン●……26
バラクルード●……70

バラシクロビル塩酸塩..........223
パラプラチン●....................92
パリエット●....................328
パリペリドン....................224
バルサルタン....................224
ハルシオン●....................202
バルトレックス●................223
ハルナール●....................166
バルプロ酸ナトリウム............225
バルベナジントシル酸塩..........225
パルボシクリブ..................226
パルミコート●..................254
パルモディア●..................283
ハルロピ●......................356
バレニクリン酒石酸塩............226
バロキサビル マルボキシル....227
パロキセチン塩酸塩..............227
パロノセトロン塩酸塩............228
ハロペリドール..................228
ハロマンス●....................228
バンコマイシン●................229
バンコマイシン塩酸塩............229
ハンプ●..........................90

ヒ

ビ・シフロール●................258
ピートル●......................142
ピヴラッツ●......................99
ピオグリタゾン塩酸塩............229
ビカルタミド....................230
ビクシリン●......................29
ビクトーザ●....................342
ピコスルファートナトリウム....230
ピコプレップ(配合剤)●........230
ビソノ●........................231
ビソプロロール..................231
ビソルボン●....................276
ピタバスタチンカルシウム......231
ビダラビン......................232
ヒダントール●..................247
ピドキサール●..................239
ヒドララジン塩酸塩..............232
ヒドロキシクロロキン硫酸塩...233
ヒドロキシジン..................233
ヒドロクロロチアジド............234
ヒドロクロロチアジド●..........234
ヒドロコルチゾン................234
ヒドロモルフォン塩酸塩..........235
ビビアント●....................222
ビプレッソ●......................96
ビベグロン......................235
ピペラシリンナトリウム..........236
ビペリデン......................236
ピペリドレート塩酸塩............237
ヒベルナ●......................277
ヒマシ油........................237
ヒマシ油●......................237
ビマトプロスト..................238
ヒューマログ●....................43
ヒュミラ●........................10
ピラジナミド....................238
ビラスチン......................239
ビラノア●......................239
ピラマイド●....................238
ビラミューン●..................218
ビリアード●....................186
ピリドキサールリン酸エステル
..................................239
ピルシカイニド塩酸塩............240
ビルダグリプチン................240

ヒルドイド●……282
ヒルナミン●……351
ピレチア●……277
ピレチノール●……8
ピレノキシン……241
ビロイ●……160
ピロカルピン塩酸塩……241
ピロキシカム……242
ビンクリスチン硫酸塩……242

フ

ファスジル塩酸塩……243
ファスティック●……210
ファモチジン……243
ファリシマブ……244
ファンガード●……300
ファンギゾン●……21
フィアスプ●……41
フィコンパ●……287
フィトナジオン……244
フィナステリド……245
フィネレノン……245
フィルグラスチム……246
フェインジェクト●……91
フェキソフェナジン塩酸塩……246
フェソテロジンフマル酸塩……247
フェソロデックス●……263
フェニトイン……247
フェニレフリン塩酸塩……248
フェノバール●……248
フェノバルビタール……248
フェノフィブラート……249
フェブキソスタット……249
フェブリク●……249
フェマーラ●……346
フェルデン●……242
フェルビナク……250
フェロ・グラデュメット●……97
フェロミア●……97
フェンタニル……250
フェントス●……250
フオイパン●……85
フォサマック●……27
フォシーガ●……164
フォリアミン●……321
フォルテオ●……190
フォンダパリヌクスナトリウム……251
ブクラデシンナトリウム……251
フサン●……211
ブシラミン……252
ブスコパン●……253
ブスルファン……252
ブスルフェクス●……252
ブセレリン酢酸塩……253
ブソフェキ(配合剤)●……246
ブチルスコポラミン臭化物……253
ブデソニド……254
ブテナフィン塩酸塩……254
フドステイン……255
ブナゾシン塩酸塩……255
ブプレノルフィン……256
フラグミン●……167
プラケニル●……233
プラザキサ●……164
フラジール●……315
プラスグレル塩酸塩……256
プラゾシン塩酸塩……257
プラダロン●……258
プラバスタチンナトリウム……257

プラビックス●……107
フラボキサート塩酸塩……258
プラミペキソール塩酸塩……258
プラリア●……185
フランドル●……137
プランルカスト……259
ブリディオン●……141
フリバス●……211
プリビナ●……210
ブリモニジン酒石酸塩……259
プリモボラン●……312
ブリリンタ●……173
ブリンゾラミド……260
プリンペラン●……313
フルイトラン●……203
フルオロウラシル……260
フルシトシン……261
プルゼニド●……156
フルタイド●……262
フルダラ●……261
フルダラビン……261
フルチカゾン……262
フルツロン●……194
フルティフォーム(配合剤)●……296
フルナーゼ●……262
フルニトラゼパム……262
ブルフェン●……36
フルベストラント……263
フルボキサミンマレイン酸塩……263
フルマゼニル……264
プルモザイム●……206
フルラゼパム塩酸塩……264
フルルビプロフェン……265
ブレオ●……265
ブレオマイシン……265
フレカイニド酢酸塩……266
プレガバリン……266
ブレクスピプラゾール……267
プレセデックス●……180
プレタール●……140
ブレディニン●……302
プレドニゾロン……267
プレドニン●……267
フレマネズマブ……268
プロイメンド●……291
フローラン●……63
プロカインアミド塩酸塩……268
プロカイン塩酸塩……269
プロカテロール塩酸塩……269
プロカニン●……269
プロキシフィリン……270
プログラフ●……162
プロクロルペラジン……270
プロゲステロン……271
プロゲホルモン●……271
プロサイリン●……286
フロジン●……89
プロスタール●……111
プロセキソール●……55
フロセミド……271
プロタノール●……33
プロタミン硫酸塩……272
プロタミン硫酸塩●……272
ブロチゾラム……272
プロテカジン●……327
プロトピック●……162
プロノン●……273
プロパジール●……274
プロパフェノン塩酸塩……273
プロピベリン塩酸塩……273

プロピルチオウラシル……274
プロプラノロール……274
ブロプレス●……93
フロプロピオン……275
プロペシア●……245
プロベネシド……275
フロベン●……265
プロポフォール……276
プロマック●……293
ブロムヘキシン塩酸塩……276
プロメタジン……277
ブロモクリプチンメシル酸塩……277
フロモックス●……152
フロリード●……301

へ

ベイスン●……291
ベオーバ●……235
ベクティビックス●……223
ベクルリー●……352
ベサコリン●……278
ベザトール●……278
ベサノイド●……207
ベザフィブラート……278
ベシケア●……159
ベタニス●……305
ベタネコール塩化物……278
ベタヒスチンメシル酸塩……279
ベタメタゾン……279
ペチジン●……280
ペチジン塩酸塩……280
ペチロルファン(配合剤)●……280,347
ベトネベート●……279
ベドリズマブ……280
ベナパスタ●……132
ペニシラミン……281
ペニシリンG●……288
ベネシッド●……275
ベネット●……333
ベネトリン●……121
ベバシズマブ……281
ヘパフラッシュ●……282
ヘパリン……282
ヘパリンZ●……282
ヘパリン類似物質……282
ベピオ●……80
ベプシド●……57
ベプリコール●……283
ベプリジル塩酸塩……283
ペマフィブラート……283
ヘマンジオル●……274
ペムブロリズマブ……284
ヘムライブラ●……64
ベムリディ●……186
ペメトレキセドナトリウム……284
ヘモコアグラーゼ……285
ベラサス●……286
ベラチン●……176
ベラパミル塩酸塩……285
ベラプロストナトリウム……286
ペラミビル……286
ペランパネル……287
ペリアクチン●……133
ペリオクリン●……304
ベルケイド●……295
ペルゴリドメシル酸塩……287
ペルサンチン●……131
ベルソムラ●……145
ヘルベッサー●……138
ペルマックス●……287

ペロスピロン塩酸塩…………288
ペングッド●…………220
ベンジルペニシリン…………288
ベンズブロマロン…………289
ベンセラジド塩酸塩…………289
ペンタサ●…………309
ペンタゾシン…………290
ベンダムスチン…………290
ペントシリン●…………236
ペンレス●…………335

ホ

ホクナリン●…………176
ボグリボース…………291
ホスアプレピタントメグルミン…………291
ホスホマイシン…………292
ホスミシン●…………292
ホスミシンS●…………292
ボスミン●…………13
ホスレノール●…………169
ボセンタン…………292
ボトックス●…………2
ボトックスビスタ●…………2
ボナロン●…………27
ボノテオ●…………304
ボノプラザンフマル酸塩…………293
ポラキス●…………72
ポラプレジンク…………293
ポララミン●…………110
ポリカルボフィルカルシウム…294
ポリスチレンスルホン酸カルシウム…………294
ホリゾン●…………123
ホリナートカルシウム…………295
ポリフル●…………294
ボルタレン●…………125
ボルテゾミブ…………295
ボルトラック●…………323
ホルモテロールフマル酸塩…296
ボレー●…………254
ボンゾール●…………163
ポンタール●…………316

マ

マーデュオックス(配合剤)●…297
マイスタン●…………107
マイスリー●…………160
マヴィレット(配合剤)●…………104
麻黄湯(まおうとう)…………296
麻黄附子細辛湯(まおうぶしさいしんとう)…………297
マキサカルシトール…………297
マグセント●…………341
マグネゾール●…………341
マグミット●…………122
マクロゴール4000…………298
マジンドール…………298
マドパー(配合剤)●…………289,349
マブリン●…………252
マプロチリン塩酸塩…………299
マラビロク…………299
マンジャロ●…………176
マンニットT●…………2
マンニットール●…………2

ミ

ミアンセリン塩酸塩…………300
ミオコール●…………215
ミオナール●…………62

索引

ミカファンギンナトリウム……300
ミカルディス●……192
ミグシス●……358
ミグリトール……301
ミケラン●……87
ミコナゾール……301
ミソプロストール……302
ミゾリビン……302
ミダゾラム……303
ミダフレッサ●……303
ミチグリニドカルシウム……303
ミニトロ●……215
ミニプレス●……257
ミニリンメルト●……182
ミネブロ●……49
ミノサイクリン塩酸塩……304
ミノドロン酸……304
ミノマイシン●……304
ミフェプリストン……305
ミラクリッド●……48
ミラベグロン……305
ミラペックス●……258
ミリスロール●……215
ミルタザピン……306
ミルタックス●……113
ミルナシプラン塩酸塩……306
ミルリーラ●……307
ミルリノン……307
ミロガバリンベシル酸塩……307

ム

ムコサール●……30
ムコスタ●……347
ムコソルバン●……30
ムコダイン●……91
ムコフィリン●……7

メ

メイロン●……168
メインテート●……231
メキシチール●……308
メキシレチン塩酸塩……308
メコバラミン……308
メサドン塩酸塩……309
メサペイン●……309
メサラジン……309
メジコン●……180
メシル酸ガレノキサシン……310
メソトレキセート●……313
メタルカプターゼ●……281
メチコバール●……308
メチラポン……310
メチルジゴキシン……311
メチルドパ……311
メチルフェニデート塩酸塩……312
メテノロン酢酸エステル……312
メテバニール●……73
メトグルコ●……314
メトクロプラミド……313
メトジェクト●……313
メトトレキサート……313
メトピロン●……310
メトプロロール酒石酸塩……314
メトホルミン塩酸塩……314
メトロニダゾール……315
メナテトレノン……315
メネシット(配合剤)●……89,349
メバロチン●……257
メフィーゴパック●……302,305
メフェナム酸……316

メプチン●……269
メペンゾラート臭化物……316
メペンゾラート臭化物●……316
メマリー●……317
メマンチン塩酸塩……317
メリスロン●……279
メルカゾール●……172
メルカプトプリン……317
メロキシカム……318
メロペネム……318
メロペン●……318
メンタックス●……254

モ

モイゼルト●……131
モーバー●……3
モービック●……318
モーラス●……113
モキシフロキサシン塩酸塩……319
モサプリドクエン酸塩……319
モニラック●……323
モノヴァー●……191
モノフィリン●……270
モビコール(配合剤)●……298
モルヌピラビル……320
モルヒネ……320
モンテルカストナトリウム……321

ヤ・ユ・ヨ

ヤーズ(配合剤)●……55,208
ヤーズフレックス(配合剤)●……208
ヤーボイ●……34
ヤクバン●……265
ユーエフティ(配合剤)●……178
ユーゼル●……295
ユーロジン●……51
ユナシン-S(配合剤)●……147
ユニコン●……177
ユニフィル●……177
ユリーフ●……140
ユリス●……196
ユリノーム●……289
葉酸……321
溶性ピロリン酸第二鉄……322
抑肝散(よくかんさん)……322

ラ

ライゾデグ(配合剤)●……41,42
ラキソベロン●……230
ラクチトール……323
ラクツロース……323
ラグノスNF●……323
ラゲブリオ●……320
ラサギリンメシル酸塩……324
ラジカット●……54
ラシックス●……271
ラジレス●……24
ラステット●……57
ラスブリカーゼ……324
ラスミジタンコハク酸塩……325
ラスリテック●……324
ラタノプロスト……325
ラニナミビル……326
ラニビズマブ……326
ラニラピッド●……311
ラピアクタ●……286
ラピフォート●……101
ラフチジン……327
ラベタロール塩酸塩……327
ラベプラゾールナトリウム……328

ラミクタール●……330
ラミシール●……192
ラミブジン……328
ラムシルマブ……329
ラメルテオン……329
ラモセトロン塩酸塩……330
ラモトリギン……330
ラルテグラビルカリウム……331
ラロキシフェン塩酸塩……331
ランソプラゾール……332
ランダ●……127
ランタス●……42
ランタスXR●……42
ランツジールコーワ●……8
ランドセン●……106
ランマーク●……185

リ

リアルダ●……309
リーマス●……169
リオシグアト……332
リオナ●……98
リオレサール●……221
リカルボン●……304
リクシアナ●……56
リクラスト●……161
リザベン●……200
リスパダール●……333
リスペリドン……333
リスミー●……343
リズミック●……22
リスモダン●……128
リズモン●……175
リセドロン酸ナトリウム……333
リタリン●……312
リツキサン●……334
リツキシマブ……334
六君子湯(りっくんしとう)……334
リドカイン……335
リトドリン塩酸塩……335
リトナビル……336
リナグリプチン……336
リナクロチド……337
リネイル●……7
リネゾリド……337
リバーロキサバン……338
リパスジル塩酸塩……338
リバスタッチ●……339
リバスチグミン……339
リバビリン……339
リバロ●……231
リピディル●……249
リピトール●……12
リファキシミン……340
リファジン●……340
リファンピシン……340
リフキシマ●……340
リフヌア●……111
リフレックス●……306
リベルサス●……154
リボトリール●……106
リポバス●……141
リマチル●……252
リムパーザ●……78
リュウアト●……13
硫酸アトロピン●……13
硫酸マグネシウム……341
リュープリン●……341
リュープロレリン酢酸塩……341
リラグルチド……342

索引

リリカ●……266
リルピビリン……342
リルマザホン塩酸塩……343
リレンザ●……119
リンコシン●……343
リンコマイシン塩酸塩……343
リンゼス●……337
リンデロン●……279

ル

ルーラン●……288
ルコナック●……345
ルジオミール●……299
ルセンティス●……326
ルトラール●……111
ルナベル(配合剤)●……219
ルネスタ●……50
ルパタジンフマル酸塩……344
ルパフィン●……344
ルピアール●……248
ルビプロストン……344
ルプラック●……199
ルボックス●……263
ルミガン●……238
ルムジェブ●……43
ルリコナゾール……345
ルリコン●……345

レ

レイボー●……325
レカネマブ……345
レキサルティ●……267
レキップ●……356
レクサプロ●……50
レクタブル●……254
レグパラ●……130
レケンビ●……345
レザルタス(配合剤)●……9,79
レスタミンコーワ●……132
レスリン●……200
レトロゾール……346
レトロビル●……129
レニベース●……58
レパーサ●……64
レパグリニド……346
レバチオ●……139
レバミピド……347
レバロルファン酒石酸塩……347
レプチラーゼ●……285
レペタン●……256
レベチラセタム……348
レベトール●……339
レボセチリジン塩酸塩……348
レボチロキシンナトリウム……349
レボドパ……349
レボトミン●……351
レボノルゲストレル……350
レボフロキサシン……350
レボホリナートカルシウム……351
レボメプロマジン……351
レボレード●……66
レミカット●……65
レミケード●……46
レミッチ●……213
レミニール●……85
レミフェンタニル塩酸塩……352
レムデシビル……352
レメロン●……306
レルパックス●……67
レルベア(配合剤)●……262

索引

レンドルミン● 272
レンボレキサント..................353

ロ

ロイケリン● 317
ロイコボリン● 295
ロカイン● 269
ロカルトロール● 87
ロキサデュスタット 353
ロキソニン● 354
ロキソプロフェンナトリウム....354
ロクロニウム臭化物..................354
ロケルマ● 138
ロコア● 52
ロコイド● 234
ロサルタンカリウム 355
ロスバスタチンカルシウム......355
ロズリートレク● 59
ロゼックス● 315
ロゼレム● 329
ロチゴチン 356
ロトリガ● 77
ロナプリーブ● 81
ロピオン● 265
ロピニロール塩酸塩..................356
ロプレソール● 314
ロペミン● 357
ロペラミド塩酸塩 357
ロミタピドメシル酸塩..................357
ロミプレート● 358
ロミプロスチム 358
ロメリジン塩酸塩 358
ロモソズマブ 359
ロラタジン 359
ロラメット● 360
ロルファン● 347
ロルメタゼパム..................360

ワ

ワーファリン● 360
ワイスタール(配合剤)●..........147
ワイドシリン● 23
ワコビタール● 248
ワソラン● 285
ワルファリンカリウム 360
ワンアルファ● 26
ワンタキソテール●..............196
ワントラム● 202

薬効分類索引

「医薬品集」に掲載している医薬品を、その商品の添付文書に記載されている薬効分類（3 桁）で分類した索引です。
薬効名の後の（　）内の数字は薬効分類コードです。
商品に対し複数の薬効分類コードを付与されている医薬品については重複して掲載しています。

全身麻酔剤(111)

亜酸化窒素 4
ケタミン塩酸塩..................112
セボフルラン 153
デスフルラン 182
プロポフォール..................276

催眠鎮静剤、抗不安剤(112)

エスゾピクロン..................50
エスタゾラム 51
オキサゾラム 70
クアゼパム........................95
ジアゼパム........................123
ゾピクロン 158
ゾルピデム酒石酸塩 160
タンドスピロンクエン酸塩......170
デクスメデトミジン塩酸塩......180
トリアゾラム......................202
フェノバルビタール 248
フルニトラゼパム 262
フルラゼパム塩酸塩 264
ブロチゾラム 272
ミダゾラム........................303
リルマザホン塩酸塩............343
ロルメタゼパム..................360

抗てんかん剤(113)

エトスクシミド..................56
ガバペンチン 82
カルバマゼピン..................88
クロナゼパム 106
クロバザム........................107
ジアゼパム........................123
スルチアム........................146
ゾニサミド 158
バルプロ酸ナトリウム..........225
フェニトイン 247
フェノバルビタール 248
ペランパネル 287
ミダゾラム........................303
ラモトリギン....................330
レベチラセタム..................348

解熱鎮痛消炎剤(114)

アクタリット 3
アスピリン 6
アセトアミノフェン..............8
アセメタシン......................8
イブプロフェン 36
インドメタシン ファルネシル....45
エトドラク 57

ジクロフェナクナトリウム……125
セレコキシブ……156
チアラミド塩酸塩……172
トラマドール塩酸塩……201
ナプロキセン……212
ピロキシカム……242
ブプレノルフィン……256
フルルビプロフェン……265
ペンタゾシン……290
メフェナム酸……316
メロキシカム……318
ロキソプロフェンナトリウム……354

抗パーキンソン剤(116)

アマンタジン塩酸塩……18
イストラデフィリン……31
エンタカポン……69
カルビドパ……89
サフィナミドメシル酸塩……120
セレギリン塩酸塩……155
ゾニサミド……158
トリヘキシフェニジル塩酸塩……203
ドロキシドパ……208
ビペリデン……236
プラミペキソール塩酸塩……258
プロメタジン……277
ブロモクリプチンメシル酸塩……277
ペルゴリドメシル酸塩……287
ベンセラジド塩酸塩……289
ラサギリンメシル酸塩……324
レボドパ……349
ロチゴチン……356
ロピニロール塩酸塩……356

精神神経用剤(117)

アトモキセチン……12
アマンタジン塩酸塩……18
アミトリプチリン塩酸塩……20
アモキサピン……23
アリピプラゾール……24
イミプラミン塩酸塩……39
エスシタロプラムシュウ酸塩……50
エチゾラム……55
オランザピン……78
カルバマゼピン……88
グアンファシン……96
クエチアピンフマル酸塩……96
クロザピン……105
クロミプラミン塩酸塩……108
クロルプロマジン……110
スルピリド……147
セチプチリンマレイン酸塩……148
セルトラリン塩酸塩……154
炭酸リチウム……169
チアプリド塩酸塩……171
デュロキセチン塩酸塩……190
トラゾドン塩酸塩……200
パリペリドン……224
バルプロ酸ナトリウム……225
パロキセチン塩酸塩……227
ハロペリドール……228
ヒドロキシジン……233
フルボキサミンマレイン酸塩……263
ブレクスピプラゾール……267
プロクロルペラジン……270
ペロスピロン塩酸塩……288
マプロチリン塩酸塩……299
ミアンセリン塩酸塩……300
ミルタザピン……306
ミルナシプラン塩酸塩……306
メチルフェニデート塩酸塩……312
ラモトリギン……330

リスペリドン……333
レボメプロマジン……351

その他の中枢神経系用薬(119)

エダラボン……54
エレヌマブ……67
ガランタミン臭化水素酸塩……85
ガルカネズマブ……86
スボレキサント……145
デュロキセチン塩酸塩……190
ドネペジル塩酸塩……197
ナルフラフィン塩酸塩……213
バルベナジントシル酸塩……225
プラミペキソール塩酸塩……258
プレガバリン……266
フレマネズマブ……268
マジンドール……298
ミロガバリンベシル酸塩……307
メマンチン塩酸塩……317
ラスミジタンコハク酸塩……325
ラメルテオン……329
リバスチグミン……339
レカネマブ……345
レンボレキサント……353
ロチゴチン……356

局所麻酔剤(121)

オキセサゼイン……73
プロカイン塩酸塩……269
リドカイン……335

骨格筋弛緩剤(122)

A型ボツリヌス毒素……2
ダントロレンナトリウム……170
ロクロニウム臭化物……354

自律神経剤(123)

ジスチグミン臭化物……127
チキジウム臭化物……174
トフィソパム……198
フェノバルビタール……248
ベタネコール塩化物……278
メペンゾラート臭化物……316

鎮痙剤(124)

アトロピン硫酸塩……13
エペリゾン塩酸塩……62
スコポラミン臭化水素酸塩……143
チザニジン塩酸塩……174
バクロフェン……221
ピペリドレート塩酸塩……237
ブチルスコポラミン臭化物……253
フロプロピオン……275
硫酸マグネシウム……341

発汗剤、止汗剤(125)

オキシブチニン塩酸塩……72

眼科用剤(131)

アトロピン硫酸塩……13
アプラクロニジン塩酸塩……17
アフリベルセプト……17
イブジラスト……35
エピナスチン塩酸塩……60
オミデネパグ　イソプロピル……76
オロパタジン塩酸塩……80
カルテオロール塩酸塩……87
クロラムフェニコール……109
シアノコバラミン……123
ジクアホソルナトリウム……124
シクロスポリン……125
ジクロフェナクナトリウム……125

ジスチグミン臭化物............127
タクロリムス....................162
チモロールマレイン酸塩........175
デキサメタゾン................179
トスフロキサシントシル酸塩...195
トラニラスト....................200
ドルゾラミド塩酸塩............205
ナファゾリン硝酸塩............210
ニプラジロール................216
ノルフロキサシン..............219
ビマトプロスト................238
ピレノキシン....................241
ピロカルピン塩酸塩............241
ファリシマブ....................244
フェニレフリン塩酸塩..........248
ブナゾシン塩酸塩..............255
ブリモニジン酒石酸塩..........259
ブリンゾラミド..................260
プレドニゾロン................267
ベタメタゾン....................279
モキシフロキサシン塩酸塩.....319
ラタノプロスト................325
ラニビズマブ..................326
リドカイン......................335
リパスジル塩酸塩..............338
レバミピド......................347
レボフロキサシン..............350

耳鼻科用剤(132)

クロラムフェニコール..........109
トラマゾリン塩酸塩............202
ナファゾリン硝酸塩............210
フルチカゾン..................262
ベタメタゾン....................279
レボフロキサシン..............350

鎮暈剤(133)

イソプレナリン..................33
イフェンプロジル酒石酸塩......35
ジメンヒドリナート............135
ベタヒスチンメシル酸塩........279

その他の神経系及び感覚器官用医薬品(190)

メキシレチン塩酸塩............308

強心剤(211)

アミノフィリン....................20
イソプレナリン..................33
オルプリノン塩酸塩..............79
ジゴキシン......................126
デノパミン......................186
ドブタミン塩酸塩..............198
ブクラデシンナトリウム........251
プロキシフィリン..............270
ミルリノン......................307
メチルジゴキシン..............311

不整脈用剤(212)

アテノロール......................11
アミオダロン塩酸塩..............19
カルテオロール塩酸塩...........87
キニジン硫酸塩...................94
ジソピラミド....................128
シベンゾリンコハク酸塩........133
ソタロール塩酸塩..............157
ニフェカラント塩酸塩..........215
ビソプロロール................231
ピルシカイニド塩酸塩..........240
フレカイニド酢酸塩............266
プロカインアミド塩酸塩........268
プロパフェノン塩酸塩..........273
プロプラノロール..............274

ベプリジル塩酸塩……283
ベラパミル塩酸塩……285
メキシレチン塩酸塩……308
メトプロロール酒石酸塩……314

利尿剤(213)

アセタゾラミド……7
イソソルビド……32
カンレノ酸カリウム……94
スピロノラクトン……144
トラセミド……199
トリクロルメチアジド……203
トルバプタン……206
ヒドロクロロチアジド……234
フロセミド……271

血圧降下剤(214)

アジルサルタン……6
アゼルニジピン……9
アリスキレンフマル酸塩……24
イミダプリル塩酸塩……39
インダパミド……44
ウラピジル……47
エサキセレノン……49
エナラプリルマレイン酸塩……58
エプレレノン……61
オルメサルタンメドキソメル……79
カプトプリル……83
カルテオロール塩酸塩……87
カルベジロール……90
カンデサルタン シレキセチル……93
クロニジン塩酸塩……106
サクビトリルバルサルタン……119
シルニジピン……139
テルミサルタン……192
ドキサゾシンメシル酸塩……193
ニプラジロール……216
バルサルタン……224
ビソプロロール……231
ヒドララジン塩酸塩……232
ヒドロクロロチアジド……234
ブナゾシン塩酸塩……255
プラゾシン塩酸塩……257
プロプラノロール……274
メチルドパ……311
メトプロロール酒石酸塩……314
ラベタロール塩酸塩……327
ロサルタンカリウム……355

血管収縮剤(216)

エレトリプタン臭化水素酸塩……67
スマトリプタンコハク酸塩……146
ゾルミトリプタン……161
フェニレフリン塩酸塩……248

血管拡張剤(217)

アムロジピンベシル酸塩……21
エナラプリルマレイン酸塩……58
カルペリチド……90
カンデサルタン シレキセチル……93
ジピリダモール……131
硝酸イソソルビド……137
ジルチアゼム塩酸塩……138
ニコランジル……214
ニトログリセリン……215
ニフェジピン……216
ベラパミル塩酸塩……285

高脂血症用剤(218)

アトルバスタチンカルシウム……12
イコサペント酸エチル……31
エゼチミブ……52

エボロクマブ……64
オメガ-3脂肪酸エチル……77
コレスチミド……118
コレスチラミン……118
シンバスタチン……141
ピタバスタチンカルシウム……231
フェノフィブラート……249
プラバスタチンナトリウム……257
ベザフィブラート……278
ペマフィブラート……283
ロスバスタチンカルシウム……355
ロミタピドメシル酸塩……357

その他の循環器官用薬(219)

D-マンニトール……2
アメジニウムメチル硫酸塩……22
アルガトロバン……25
アンブリセンタン……29
イバブラジン……34
イフェンプロジル酒石酸塩……35
イブジラスト……35
エポプロステノールナトリウム……63
オザグレル……74
クエン酸第二鉄……98
クラゾセンタンナトリウム……99
サクビトリルバルサルタン……119
ジルコニウムシクロケイ酸ナトリウム……138
シルデナフィルクエン酸塩……139
スクロオキシ水酸化鉄……142
タダラフィル……162
ダパグリフロジン……164
炭酸ランタン……169
ファスジル塩酸塩……243
フィネレノン……245
ベラプロストナトリウム……286
ボセンタン……292
ポリスチレンスルホン酸カルシウム……294
リオシグアト……332
ロメリジン塩酸塩……358

呼吸促進剤(221)

ジモルホラミン……135
ドキサプラム塩酸塩……193
ナロキソン塩酸塩……213
フルマゼニル……264
レバロルファン酒石酸塩……347
レボホリナートカルシウム……351

鎮咳剤(222)

ジヒドロコデインリン酸塩……130
ジメモルファンリン酸塩……134
デキストロメトルファン臭化水素酸塩……180

去痰剤(223)

アセチルシステイン……7
アンブロキソール塩酸塩……30
カルボシステイン……91
フドステイン……255
ブロムヘキシン塩酸塩……276

鎮咳去痰剤(224)

コデインリン酸塩……116
ジヒドロコデインリン酸塩……130
チペピジンヒベンズ酸塩……175

気管支拡張剤(225)

イソプレナリン……33
インダカテロール……44
ウメクリジニウム臭化物……47

グリコピロニウム……101
クレンブテロール塩酸塩……105
クロモグリク酸ナトリウム……109
サルブタモール硫酸塩……121
サルメテロールキシナホ酸塩…122
チオトロピウム臭化物……173
ツロブテロール……176
テオフィリン……177
プロカテロール塩酸塩……269
ホルモテロールフマル酸塩……296

その他の呼吸器官用薬(229)

オマリズマブ……76
グリコピロニウム……101
ゲーファピキサントクエン酸塩
……111
テゼペルマブ……183
ドルナーゼ アルファ……206
ブデソニド……254
フルチカゾン……262
ホルモテロールフマル酸塩……296

止瀉剤、整腸剤(231)

タンニン酸アルブミン……171
ロペラミド塩酸塩……357

消化性潰瘍用剤(232)

エソメプラゾールマグネシウム水和物……53
オメプラゾール……77
シメチジン……134
スクラルファート……142
スルピリド……147
セトラキサート塩酸塩……150
テプレノン……187
ファモチジン……243
ボノプラザンフマル酸塩……293
ポラプレジンク……293
ミソプロストール……302
ラフチジン……327
ラベプラゾールナトリウム……328
ランソプラゾール……332
レバミピド……347

制酸剤(234)

酸化マグネシウム……122
炭酸水素ナトリウム……168

下剤、浣腸剤(235)

エロビキシバット……68
酸化マグネシウム……122
センノシド……156
ナルデメジントシル酸塩……212
ピコスルファートナトリウム…230
ヒマシ油……237
マクロゴール4000……298
ラクツロース……323
ルビプロストン……344

利胆剤(236)

ウルソデオキシコール酸……48

その他の消化器官用薬(239)

アコチアミド塩酸塩……3
アプレピタント……18
インフリキシマブ……46
オランザピン……78
カロテグラストメチル……92
グラニセトロン塩酸塩……99
セビメリン塩酸塩……150
デキサメタゾン……179
テトラサイクリン塩酸塩……184

トリメブチンマレイン酸塩......204
ドンペリドン......................209
パロノセトロン塩酸塩..........228
ピロカルピン塩酸塩.............241
ブデソニド.........................254
ベドリズマブ......................280
ホスアプレピタントメグルミン
...................................291
ポリカルボフィルカルシウム...294
メサラジン.........................309
メトクロプラミド................313
モサプリドクエン酸塩..........319
ラモセトロン塩酸塩.............330
リナクロチド......................337

脳下垂体ホルモン剤(241)

オキシトシン......................72
デスモプレシン酢酸塩..........182

甲状腺、副甲状腺ホルモン剤(243)

アバロパラチド酢酸塩...........15
チアマゾール......................172
テリパラチド酢酸塩.............190
プロピルチオウラシル..........274
レボチロキシンナトリウム......349

たん白同化ステロイド剤(244)

メテノロン酢酸エステル........312

副腎ホルモン剤(245)

アドレナリン......................13
デキサメタゾン...................179
ノルアドレナリン................218
ヒドロコルチゾン................234
プレドニゾロン...................267
ベタメタゾン......................279

男性ホルモン剤(246)

テストステロンエナント酸エステル
...................................181

卵胞ホルモン及び黄体ホルモン剤(247)

エチニルエストラジオール......55
エストラジオール.................51
クロルマジノン酢酸エステル...111
プロゲステロン...................271

混合ホルモン剤(248)

ドロスピレノン・エチニルエストラジオール　ベータデクス........208
ノルエチステロン・エチニルエストラジオール....................219

その他のホルモン剤(抗ホルモン剤を含む)(249)

インスリン アスパルト...........41
インスリン グラルギン...........42
インスリン デグルデク...........42
インスリン リスプロ..............43
オクトレオチド酢酸塩............74
カリジノゲナーゼ..................86
クロミフェンクエン酸塩........108
ゴセレリン酢酸塩................115
ジエノゲスト......................124
セマグルチド......................154
ダナゾール.........................163
チルゼパチド......................176
デガレリクス酢酸塩.............179
デュタステリド...................188
デュラグルチド...................189
トリロスタン......................204
トルバプタン......................206
フィナステリド...................245
ブセレリン酢酸塩................253

索引

ミフェプリストン................305
メチラポン......................310
リュープロレリン酢酸塩........341
リラグルチド....................342

生殖器官用剤（性病予防剤を含む）(252)

クロラムフェニコール...........109
ミコナゾール.....................301
メトロニダゾール................315
レトロゾール.....................346
レボノルゲストレル.............350

避妊剤（254）

ノルエチステロン・エチニルエストラジオール.....................219
レボノルゲストレル.............350

その他の泌尿生殖器官及び肛門用薬（259）

イミダフェナシン................38
ウラピジル.......................47
オキシブチニン塩酸塩...........72
クレンブテロール塩酸塩........105
シルデナフィルクエン酸塩.....139
シロドシン.......................140
セルニチンポーレンエキス.....155
ソリフェナシンコハク酸塩......159
タダラフィル.....................162
タムスロシン.....................166
ナフトピジル.....................211
ビベグロン.......................235
フェソテロジンフマル酸塩.....247
フラボキサート塩酸塩..........258
プロピベリン塩酸塩.............273
ミラベグロン.....................305
リトドリン塩酸塩................335
硫酸マグネシウム...............341

化膿性疾患用剤（263）

クロラムフェニコール...........109
テトラサイクリン塩酸塩........184

鎮痛、鎮痒、収斂、消炎剤（264）

イブプロフェン..................36
インドメタシン..................45
エスフルルビプロフェン.........52
ケトプロフェン..................113
ジクロフェナクナトリウム......125
ジフェンヒドラミン.............132
ヒドロコルチゾン................234
ピロキシカム.....................242
フェルビナク.....................250
フルルビプロフェン.............265
ベタメタゾン.....................279
ロキソプロフェンナトリウム....354

寄生性皮膚疾患用剤（265）

ケトコナゾール..................112
テルビナフィン塩酸塩..........192
ブテナフィン塩酸塩.............254
ミコナゾール.....................301
ルリコナゾール..................345

毛髪用剤（発毛剤、脱毛剤、染毛剤、養毛剤）(267)

カルプロニウム塩化物...........89
ビマトプロスト..................238

その他の外皮用薬（269）

アダパレン........................10
過酸化ベンゾイル................80
ジファミラスト...................131
タクロリムス.....................162
デルゴシチニブ...................191
ブクラデシンナトリウム........251

マキサカルシトール............297
メトロニダゾール...............315

歯科用抗生物質製剤(276)

ミノサイクリン塩酸塩..........304

その他の個々の器官系用医薬品(290)

プロプラノロール 274

ビタミンA及びD剤(311)

アルファカルシドール...........26
エルデカルシトール.............66
カルシトリオール...............87
マキサカルシトール............297

ビタミンB剤(ビタミンB1剤を除く)(313)

コバマミド 116
シアノコバラミン...............123
ピリドキサールリン酸エステル
...............................239
メコバラミン...................308
葉酸 321

ビタミンK剤(316)

フィトナジオン 244
メナテトレノン.................315

無機質製剤(322)

カルボキシマルトース第二鉄....91
クエン酸第一鉄ナトリウム 97
デルイソマルトース第二鉄.....191
溶性ピロリン酸第二鉄..........322

糖類剤(323)

D-マンニトール..................2

止血剤(332)

カルバゾクロムスルホン酸ナトリウム..............................88
トラネキサム酸.................201
トロンビン 209
ヘモコアグラーゼ 285

血液凝固阻止剤(333)

アピキサバン 16
エドキサバントシル酸塩.........56
ダナパロイドナトリウム 163
ダビガトランエテキシラートメタンスルホン酸塩 164
ダルテパリンナトリウム 167
フォンダパリヌクスナトリウム
...............................251
ヘパリン.......................282
ヘパリン類似物質...............282
リバーロキサバン 338
ワルファリンカリウム 360

その他の血液・体液用薬(339)

アスピリン 6
アンデキサネット アルファ 28
イコサペント酸エチル 31
クロピドグレル硫酸塩 107
サルポグレラート塩酸塩........121
シロスタゾール.................140
チカグレロル 173
フィルグラスチム...............246
プラスグレル塩酸塩 256
プロタミン硫酸塩 272
ベラプロストナトリウム.........286

肝臓疾患用剤(391)

グリチルリチン酸...............102

索引

解毒剤(392)
アセチルシステイン……7
球形吸着炭……95
グルタチオン……104
コレスチラミン……118
スガマデクスナトリウム……141
炭酸水素ナトリウム……168
デフェラシロクス……187
ペニシラミン……281
ホリナートカルシウム……295
レボホリナートカルシウム……351

痛風治療剤(394)
アロプリノール……28
クエン酸カリウム・クエン酸ナトリウム水和物……97
コルヒチン……117
ドチヌラド……196
フェブキソスタット……249
プロベネシド……275
ベンズブロマロン……289

酵素製剤(395)
アルテプラーゼ……25
ラスブリカーゼ……324

糖尿病用剤(396)
イプラグリフロジン L-プロリン……36
イメグリミン塩酸塩……40
グリクラジド……101
グリメピリド……103
シタグリプチン……128
ダパグリフロジン……164
テネリグリプチン……185
トレラグリプチンコハク酸塩……207
ナテグリニド……210
ピオグリタゾン塩酸塩……229
ビルダグリプチン……240
ボグリボース……291
ミグリトール……301
ミチグリニドカルシウム……303
メトホルミン塩酸塩……314
リナグリプチン……336
レパグリニド……346

他に分類されない代謝性医薬品(399)
アザチオプリン……4
アダリムマブ……10
アバタセプト……15
アレンドロン酸ナトリウム……27
イグラチモド……30
ウステキヌマブ……46
ウリナスタチン……48
エタネルセプト……53
エパルレスタット……59
エベロリムス……62
エポエチン アルファ……63
エルトロンボパグ オラミン……66
ガベキサートメシル酸塩……83
カモスタットメシル酸塩……85
グスペリムス塩酸塩……98
ゴリムマブ……117
シクロスポリン……125
シナカルセト塩酸塩……130
ゾレドロン酸……161
タクロリムス……162
ダパグリフロジン……164
ダプロデュスタット……165
ダルベポエチン アルファ……168
デノスマブ……185
トファシチニブクエン酸塩……197

ナファモスタットメシル酸塩...211
バゼドキシフェン酢酸塩........222
ヒドロキシクロロキン硫酸塩...233
ミゾリビン 302
ミノドロン酸....................304
メトトレキサート 313
ラクチトール....................323
ラクツロース....................323
ラロキシフェン塩酸塩 331
リセドロン酸ナトリウム.........333
ロキサデュスタット 353
ロミプロスチム 358
ロモソズマブ 359

アルキル化剤(421)

イホスファミド...................37
シクロホスファミド.............126
ブスルファン....................252
ベンダムスチン 290

代謝拮抗剤(422)

カペシタビン......................84
ゲムシタビン塩酸塩............114
シタラビン 129
テガフール・ウラシル 178
テガフール・ギメラシル・オテラシルカリウム....................178
ドキシフルリジン 194
フルオロウラシル...............260
フルダラビン 261
ペメトレキセドナトリウム 284
メトトレキサート 313
メルカプトプリン 317

抗腫瘍性抗生物質製剤(423)

ドキソルビシン塩酸塩 194
ブレオマイシン 265

抗腫瘍性植物成分製剤(424)

イリノテカン塩酸塩水和物 41
エトポシド 57
ドセタキセル....................196
パクリタキセル 221
ビンクリスチン硫酸塩 242

その他の腫瘍用薬(429)

アテゾリズマブ...................11
アナストロゾール................14
アビラテロン酢酸エステル 16
アレクチニブ塩酸塩..............27
イピリムマブ......................34
イマチニブメシル酸塩...........38
エキセメスタン 49
エヌトレクチニブ................59
エベロリムス......................62
エンザルタミド 68
オキサリプラチン................71
オシメルチニブメシル酸塩......75
オラパリブ 78
カルボプラチン 92
クリゾチニブ....................102
ゲフィチニブ 114
シスプラチン 127
スニチニブリンゴ酸塩 144
セツキシマブ 149
ゾルベツキシマブ 160
タモキシフェンクエン酸塩 167
テムシロリムス 188
トラスツズマブ 199
トレチノイン 207
ニボルマブ.......................217
パニツムマブ 223

パルボシクリブ……226
ビカルタミド……230
フルベストラント……263
ベバシズマブ……281
ペムブロリズマブ……284
ボルテゾミブ……295
ラムシルマブ……329
リツキシマブ……334
レトロゾール……346

抗ヒスタミン剤(441)

クロルフェニラミンマレイン酸塩……110
ジフェンヒドラミン……132
シプロヘプタジン塩酸塩……133
プロメタジン……277

刺激療法剤(442)

ブシラミン……252

非特異性免疫原製剤(443)

ペニシラミン……281

その他のアレルギー用薬(449)

アゼラスチン塩酸塩……9
イブジラスト……35
エピナスチン塩酸塩……60
エメダスチンフマル酸塩……65
オザグレル……74
オマリズマブ……76
オロパタジン塩酸塩……80
グリチルリチン酸……102
クロモグリク酸ナトリウム……109
ケトチフェンフマル酸塩……113
スプラタストトシル酸塩……145
セチリジン塩酸塩……149
デスロラタジン……183
デュピルマブ……189
トラニラスト……200
トラネキサム酸……201
ビラスチン……239
フェキソフェナジン塩酸塩……246
プランルカスト……259
モンテルカストナトリウム……321
ルパタジンフマル酸塩……344
レボセチリジン塩酸塩……348
ロラタジン……359

漢方製剤(520)

葛根湯……81
加味逍遥散……84
芍薬甘草湯……136
小柴胡湯……136
小青竜湯……137
麦門冬湯……220
麻黄湯……296
麻黄附子細辛湯……297
抑肝散……322
六君子湯……334

主としてグラム陽性菌に作用するもの(611)

アルベカシン硫酸塩……26
クリンダマイシン……103
ダプトマイシン……165
テイコプラニン……177
バンコマイシン塩酸塩……229
ベンジルペニシリン……288
リンコマイシン塩酸塩……343

主としてグラム陰性菌に作用するもの(612)

アミカシン硫酸塩……19

主として グラム陽性・陰性菌に作用するもの(613)

アモキシシリン 23
アンピシリン......................29
イミペネム・シラスタチン.......40
クラブラン酸カリウム............100
ゲンタマイシン硫酸塩...........115
スルバクタムナトリウム 147
セファゾリンナトリウム..........151
セファレキシン 151
セフカペン ピボキシル塩酸塩..152
セフジニル.........................152
セフメタゾールナトリウム.......153
バカンピシリン塩酸塩...........220
ピペラシリンナトリウム..........236
ホスホマイシン 292
メロペネム.........................318

主としてグラム陽性菌、マイコプラズマに作用するもの(614)

アジスロマイシン..................5
エリスロマイシン..................65
クラリスロマイシン 100

主としてグラム陽性・陰性菌、リケッチア、クラミジアに作用するもの(615)

クロラムフェニコール............109
テトラサイクリン塩酸塩.........184
ミノサイクリン塩酸塩............304

主として抗酸菌に作用するもの(616)

アミカシン硫酸塩 19
カナマイシン硫酸塩..............82
ストレプトマイシン硫酸塩.......143
リファンピシン 340

主としてカビに作用するもの(617)

アムホテリシンB 21
ミカファンギンナトリウム 300

その他の抗生物質製剤(619)

リファキシミン....................340

サルファ剤(621)

サラゾスルファピリジン 120

抗結核剤(622)

イソニアジド.......................32
エタンブトール塩酸塩............54
ピラジナミド.......................238

合成抗菌剤(624)

シプロフロキサシン 132
テジゾリドリン酸エステル.......181
トスフロキサシントシル酸塩 ...195
ノルフロキサシン.................219
メシル酸ガレノキサシン.........310
モキシフロキサシン塩酸塩......319
リネゾリド 337
レボフロキサシン.................350

抗ウイルス剤(625)

アシクロビル.......................5
アバカビル硫酸塩.................14
アマンタジン塩酸塩..............18
アメナメビル.......................22
エファビレンツ 60
エンシトレルビル フマル酸......69
エンテカビル 70
オセルタミビルリン酸塩.........75
カシリビマブ・イムデビマブ....81

ガンシクロビル……93
グレカプレビル……104
ザナミビル……119
ジドブジン……129
ソトロビマブ……157
ソホスブビル……159
テノホビル……186
ドルテグラビルナトリウム……205
ニルマトレルビル……217
ネビラピン……218
バラシクロビル塩酸塩……223
バロキサビル マルボキシル……227
ビダラビン……232
ペラミビル……286
マラビロク……299
モルヌピラビル……320
ラニナミビル……326
ラミブジン……328
ラルテグラビルカリウム……331
リトナビル……336
リバビリン……339
リルピビリン……342
レムデシビル……352

その他の化学療法剤(629)

イトラコナゾール……33
エフィナコナゾール……61
スルファメトキサゾール……148
テルビナフィン塩酸塩……192
フルシトシン……261
ミコナゾール……301
ルリコナゾール……345

血液製剤類(634)

エミシズマブ……64

その他の生物学的製剤(639)

インターフェロン アルファ……43
テセロイキン……184
トシリズマブ……195
バシリキシマブ……222

抗原虫剤(641)

スルファメトキサゾール……148
メトロニダゾール……315

駆虫剤(642)

イベルメクチン……37

機能検査用試薬(722)

エドロホニウム塩化物……58
メチラポン……310

他に分類されない治療を主目的としない医薬品(799)

ドブタミン塩酸塩……198
ニコチン……214
バレニクリン酒石酸塩……226

あへんアルカロイド系麻薬(811)

オキシコドン塩酸塩……71
オキシメテバノール……73
ジヒドロコデインリン酸塩……130
ヒドロモルフォン塩酸塩……235
モルヒネ……320

合成麻薬(821)

タペンタドール塩酸塩……166
フェンタニル……250
ペチジン塩酸塩……280
メサドン塩酸塩……309
レミフェンタニル塩酸塩……352

用語索引

本書巻末資料１～６の見出し語索引です。

アルファベット

ACE……376
ADC……381
ALK(アルクもしくはエーエルケー)……381
Bcr-abl(ビーシーアールエイブル)……381
BRCA(ブラカもしくはビーアールシーエー)……381
Ca^{2+}チャネル……375
cAMP(サイクリックエーエムピー)……375
CD20……381
CDK……382
cGMP(サイクリックジーエムピー)……375
Cl^{-}チャネル……375
COMT(コムト)……376
COX……377
CTLA-4……382
CYP(シップ)……371
EGFR……382
FLT……382
$GABA_B$受容体……379
GABAトランスアミナーゼ……376
HER2(ハーツー)……382
K^{+}チャネル……375
MAO(マオ)……376
mTOR(エムトール)……383
Na^{+}チャネル……375
NSAIDs……374
NTRK(エヌトレック)……382
PARP(パープ)……383
PD-1・PD-L1……383
PDE……375
QT延長……385
RAS(ラス)……383
ROS1(ロスワン)……383
R体・S体……371
VEGF……383
VEGFR……384

あ行

アカシジア(静座不能症)……385
悪性症候群……385
アスピリン喘息……385
アデニル酸シクラーゼ……375
アナフィラキシーショック……386
アンジオテンシンⅡAT_1受容体……379
アンジオテンシン変換酵素(ACE)……376
アンテドラッグ……374
一酸化窒素(NO)……376
インフュージョンリアクション……386

ウェアリングオフ現象...........386
エンドセリンET_A受容体........379
エンドセリンET_B受容体........380
横紋筋融解症....................386
オピオイドκ受容体............379
オピオイドμ受容体............379
オピオイド薬....................373
オンオフ現象....................386

か行

灰白症候群(グレイ・シンドローム)
...............................387
空咳...........................387
間質性肺炎.....................387
感染症治療薬(抗ウイルス薬)..368
感染症治療薬(抗菌薬)..........368
感染症治療薬(抗真菌薬).......368
偽アルドステロン症............387
気管支喘息治療薬..............365
偽膜性大腸炎...................387
吸収............................370
虚血性心疾患(狭心症、心筋梗塞)
治療薬.........................364
キレート........................370
菌交代現象.....................388
グアニル酸シクラーゼ..........375
血液系に作用する薬(貧血治療薬、
抗血栓薬、止血薬)............364
血管浮腫.......................388
血中濃度半減期................371
下痢(薬剤性)...................388
抗アレルギー薬.................367
高カリウム血症.................388
抗癌剤..........................368
交感神経........................371
高血圧症治療薬................364
抗コリン薬.....................372
甲状腺疾患治療薬..............366
抗精神病薬................362,373
向精神薬.......................373
光線過敏症.....................388
高ナトリウム血症...............388
高尿酸血症・痛風治療薬.......367
抗パーキンソン病薬............363
抗リウマチ薬...................363
骨髄抑制.......................389
骨粗鬆症治療薬................367
コリンエステラーゼ............376

さ行

再分極..........................371
催眠薬..........................362
シクロオキシゲナーゼ(COX)..377
脂質異常症治療薬..............367
止瀉薬..........................366
ジスキネジア...................389
歯肉肥厚.......................389
腫瘍崩壊症候群................390
消化性潰瘍治療薬..............366
初回通過効果...................370
ショック治療薬.................364
自律神経.......................371
心不全治療薬...................363
スティーブンス・ジョンソン症候群
...............................390
前向性健忘.....................390
前立腺肥大症治療薬............365
セロトニン5-HT_1受容体........380
セロトニン5-HT_2受容体.......380
セロトニン5-HT_3受容体.......380

索引

セロトニン5-HT_4受容体 380
セロトニン再取り込み..........372
セロトニン症候群 390
躁・うつ病性障害治療薬 362

た行

代謝 370
脱分極.........................371
手足症候群 390
低カリウム血症.................391
低血糖.........................391
低ナトリウム血症...............391
糖尿病治療薬...................366
ドパミンD_2受容体 380

な行

ナトリウムポンプ(Na^+,K^+-ATPase) 376
ニコチン受容体.................379
認知症治療薬...................363
脳卒中(くも膜下出血、脳梗塞、脳出血)治療薬 363
ノルアドレナリン再取り込み ...372

は行

パーキンソン症候群(薬剤性) ..391
肺結核治療薬...................366
排泄 370
汎血球減少 391
ヒスタミンH_1受容体............380
ヒスタミンH_2受容体 380
非ステロイド性抗炎症薬 367,374
副交感神経 372
副腎皮質ステロイド薬..........373
婦人科系疾患治療薬............365
不整脈(頻脈、徐脈)治療薬 363
ふらつき.......................391
プロドラッグ...................374
プロトンポンプ(H^+,K^+-ATPase) 376
分布 370
ベンゾジアゼピン受容体 379
便秘(薬剤性) 392
ホスホジエステラーゼ(PDE) ..375

ま行

麻薬(医療用) 373
麻薬性鎮痛薬...................362
満月様顔貌.....................392
ミオパチー 392
水中毒.........................392
ムーンフェイス 392
無顆粒球症 392
ムスカリン受容体 379
免疫抑制薬 367
持ち越し効果 393
モノクローナル抗体............377

ら行

ライ症候群.....................393
利尿薬.........................364
類天疱瘡.......................393
レッドマン症候群 393

記号

α_1受容体 378
α_2受容体 378
β_1受容体 378
β_2受容体 378
β_3受容体 378

著者プロフィール

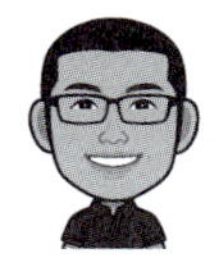

木元 貴祥
(きもと たかよし)
ナース・ライセンススクールWAGON講師

1986年生まれ。大阪医科薬科大学卒。薬剤師・講師。大学卒業後、外資系製薬メーカーにMR職で入社。骨粗鬆症治療薬のセールスランキングが社内1位に輝くなど順調な企業生活を送るが、学生時代に憧れた講師職への未練を断ち切れずに薬学ゼミナール講師に転職、薬理学を担当する。講義を経験するうちに、臨床に携わりたい思いが湧き上がり、その後は調剤薬局に転職。
現在はナース・ライセンススクールWAGONで講師を務める傍ら、様々な書籍の執筆に取り組んでいる。
著書に『薬剤師国家試験のための薬単 試験にでる医薬品暗記帳』(秀和システム)、『薬の使い分けがわかる！ナースのメモ帳』(メディカ出版)、『新薬情報オフライン』(金芳堂) などがある。

ナース・ライセンススクールWAGON
公式LINE

●装丁　古屋 真樹（志岐デザイン事務所）
●校正　株式会社ぷれす

看護学生のための薬単
早引きくすりの事典

発行日　2025年　3月　1日　　第1版第1刷

著　者　木元　貴祥

発行者　斉藤　和邦
発行所　株式会社　秀和システム
〒135-0016
東京都江東区東陽2-4-2　新宮ビル2F
Tel 03-6264-3105（販売）Fax 03-6264-3094
印刷所　三松堂印刷株式会社　Printed in Japan

ISBN978-4-7980-7332-3 C3047